FAIS-MOI PARTIR

Récits de vie. Santé et maladie

Cette collection regroupe des récits de vie et témoignages divers concernant la santé, la maladie et aussi la guérison.

Dernières parutions

Guillaume Robic, *Un AVC et devoir tout recommencer. Le temps de l'autre*, 2024.
Annick Clement, *Une vie presque rêvée, Au cœur de la médecine de l'enfant*, 2024.
Nolwenn Chauvière, *Sur-Vivante. Loin des chimères,* 2024.
Martine Colignon, *Du délire au songe en art-thérapie. Le chemin de Pierre, d'aspérités en avancées*, 2024.
Jean-Sébastien Morvan, *Itinéraire d'un enfant accidenté, Traces, trames, trajectoire*, 2024.
Catherine Bargibant, *Le travail, c'est la santé ? Dans la peau d'une soignante en burn-out*, 2024.
Annie Bléas, *Anamnésie*, 2024.
Alban Plantin, *Lumbago. Le kiné qui ne savait pas soigner son propre mal de dos*, 2023.
Denis Langlet, *Vu de ma fenêtre. Témoignage d'un malade de Parkinson*, 2023.
Benoît Quinquis, *Voyage en Normalaisie. Le pays des gens « normaux » vu par un Asperger* suivi de *Dix signes infaillibles pour ne pas reconnaître un « Aspie »,* 2023.
Benjamin Glémot, *Sortir du silence. Témoignage d'un jeune sourd-implanté*, 2023.
Élizabeth Bougeois, *Paroles de soignantes en période de COVID-19. Les effets loupe de la crise sanitaire sur des pratiques et des ressentis*, 2023.
Maryse Stiernon*, Et maintenant, on fait comment ?,* 2023.
Micheline Thomas-Desplebin, Éléonore Sabarots, *Léo, lumineuse à jamais*, 2023.
Vincent Passerat-Palmbach, *Le petit patient*, 2023.
Marie-Christine Doux, *Fleur profane. Mes amours mystiques*, 2022.
Katouchka Van Ditzhuyzen, *La face cachée de l'inceste. De l'emprise à la femme libre*, 2022.

Jean Gauthier

FAIS-MOI PARTIR

Euthanasie ou mort naturelle, comment choisir ?

L'Harmattan

Du même auteur

Roman historique

Le coureur du soleil, Atlantica-Séguier, 2004.

Témoignages

Points de vue d'éleveurs, Collectif. Atlantica, 2005.

Médecine

Les traumatismes du sport chez l'enfant et l'adolescent, Collectif, Masson, 1997.

L'Enfant et le Sport, Collectif, De Boeck, 1998.

Cardiologie du Sport, Collectif, De Boeck., 2013.

Cœur et Travail, Collectif, Frison Roche, 2013.

Manuel de prévention et réadaptation cardiaque, Collectif, Frison Roche, 2018.

5-7, rue de l'Ecole-Polytechnique, 75005 Paris
http://www.editions-harmattan.fr
ISBN : 978-2-336-46825-9
EAN : 9782336468259

Sommaire

Ceci est un simple témoignage. Celui d'un médecin, d'un fils, d'un mari, d'un citoyen plusieurs fois confronté à l'euthanasie.

Notre plus grande joie n'est pas de ne jamais tomber, mais de nous relever chaque fois que nous tombons.

Confucius

Chapitre I. Mon père

1- La clinique

Dix-sept mai 2002 10 heures.

« Apprends tes leçons ! » Je n'oublierai jamais la voix de mon père. Sa manière inimitable de rouler les mots en r : trois notes montantes, la quatrième qui fléchit un peu et la cinquième qui tombe franchement : « Apprrends tes leçons ! ». Cette musique a rythmé mon enfance pendant que je faisais mes devoirs sur un coin de table mal éclairé de la vieille maison de la rue Balechou dans le quartier de la Hauture à Arles. De la sienne misérable où l'instruction n'avait pas eue sa place, il gardait la conviction que l'école était la solution. Et ces mots plus amicaux que menaçants voulaient me transmettre son espoir et sa confiance dans un bel avenir pour moi à force de travail et de savoir. C'est cette voix si chaleureuse qui est aujourd'hui en train de s'éteindre. Nous sommes chambre 41 au deuxième étage de la clinique Jean Paoli dans mon service de Cardiologie. Je l'aide à s'installer avec difficultés dans le lit médicalisé. Et tristement, je rédige comme pour tout patient son observation : « Gauthier Victorin né le 25.07.1914 à Landos-Haute-Loire ; 87 ans. Diagnostic : cancer de l'estomac ». Encore très en forme au repas du Premier de l'an 2002, il avait les jours suivants ressenti une fatigue inhabituelle et une sensation de blocage alimentaire. Les examens avaient vite confirmé le cancer et indiqué la possibilité d'une chirurgie malgré son âge. Le diagnostic n'avait pas paru l'ébranler. Il en avait vu d'autres au cours de sa longue vie dont il parlait rarement et avec beaucoup de retenue, bien loin de tout dire tant elle avait été difficile. Il avait donc accepté tranquillement l'idée de l'intervention. Moi un peu moins en connaissant les risques. Et au moment où j'allais le perdre, je comprenais combien je tenais à lui. Mais la maladie évoluant, les douleurs devenant insupportables, la nécessité de l'opération s'était finalement imposée.

Il était né à Fourches, un hameau de quelques fermes perdu dans la montagne près du Puy-en-Velay. Landos était le village le plus proche, le chef-lieu. Naître en 1914 n'était pas forcément une bonne idée. Qui plus est en Haute-Loire connaissant la rudesse du climat. La famille exploitait un petit lopin d'une terre hostile dont elle arrachait péniblement de quoi se nourrir pendant les longs mois d'hiver. Des pommes de terre essentiellement. Quand la récolte n'était pas bonne, il fallait se serrer la ceinture. Et quand elle était bonne, c'était à peine mieux. Heureusement, il y avait une vache qui donnait du lait. La guerre était venue bouleverser ce fragile équilibre. Sa mère Marie était enceinte. Marius son père avait tout de suite été mobilisé et était parti sans avoir vu naître son fils. Il n'était jamais revenu. Tué en 1916 avait dit l'armée. Marie avait dû élever seule trois garçons et deux filles. Mon père était le plus jeune. Au bout de quelques années, la ferme n'avait plus assez rapporté pour nourrir tout ce monde et il avait fallu la vendre à bas prix pour payer les dettes. Puis chacun s'était placé dans les environs comme commis, servante ou lingère. Le jeune Victorin s'était retrouvé à neuf ans garçon vacher à Fourches. La séparation avait été dure, car même si la vie était difficile, il se sentait jusque-là protégé par sa mère et ses aînés. Ses employeurs n'étaient pas de mauvaises gens, mais ils n'avaient rien à faire de son chagrin. Il fallait travailler. Dur. Sans salaire. Juste pour la nourriture et le logement. Levé à l'aube, il s'occupait seul d'une dizaine de vaches. Il devait les soigner, les sortir au pré, les traire, préparer le foin, nettoyer l'écurie. Puis aider à la moisson quand c'était la saison. Lorsqu'il n'allait pas assez vite, il recevait un coup de bâton. Pas vraiment méchant mais suffisant pour lui rappeler qui il était. Il se lavait à l'eau du puits. La nourriture était rare. Il n'y avait pas beaucoup de temps pour l'école, de toute façon trop loin à pied, surtout dans la neige. Le soir, il dormait dans l'étable, sur un lit de paille à côté du bétail. Au moins il avait chaud l'hiver. Heureusement, chaque fois qu'elle le pouvait, la maman réunissait la famille. Presque chaque mois. C'était le plus souvent à l'occasion d'une fête de village. Il y avait l'accordéon. On dansait sur la place. Tout le monde les connaissait ; ils étaient logés chez l'habitant, à Pradelles ou à Costaros. Retrouver sa mère qui lui manquait beaucoup était un vrai bonheur. Chacun racontait son quotidien. Lui disait peu de choses et essayait de ne montrer que de la joie. Eux voyaient bien sa maigreur, ses vêtements sales et déchirés. Mais il ne voulait pas les inquiéter et leur mentait sur ses conditions de vie et sa fréquentation scolaire. Le curé du village lui avait donné un livre d'aventures et il avait réussi tout seul à apprendre à lire. Il ne se privait pas de le montrer avec fierté à la famille réunie en lisant quelques lignes de ses chapitres préférés. Un jour, son frère aîné Germain leur apprit qu'il s'était engagé à la mine d'Alès. Et que sa vie avait changé. Le travail était dur mais bien payé. Et s'accompagnait de nombreux avantages pour se loger, se nourrir, se soigner. Dès lors mon père n'eût de cesse de le rejoindre. Mais il fallait avoir treize ans et il n'en avait que onze. Il se mit alors à fréquenter assidument le catéchisme et finit par convaincre le curé de falsifier son acte de naissance. Il put ainsi s'engager comme poulbot, apprenti en quelque sorte, ou manœuvre. La mine de Rochebelle appartenait de père en fils à la famille Thubœuf. Il y avait deux puits au bord du Gardon, le Puits Marie et le Puits Descours. À la mine, il n'y avait pas de sanitaires, pas de poste de secours. Juste quelques bacs en zinc au bord du carreau qui permettaient de s'asperger le visage et les mains. Dans la rivière, près de l'immense crassier de pierre et de terre, des enfants lavaient les boues de charbon pour en faire des mottes qu'ils faisaient sécher, espérant chauffer ainsi leur maison. Pourtant, mon père m'a toujours parlé de la mine comme autant d'années de bonheur. Les conditions de travail étaient très dures pour ces enfants, ces poulbots qui poussaient des wagonnets dix fois plus lourds qu'eux ou qu'on envoyait parfois dépister les poches de grisou munis d'une simple torche, en les enveloppant de draps mouillés sensés les préserver en cas d'explosion. Plus tard, il avait été affecté à la taille : allongé sur le dos dans un boyau étroit, il attaquait au piolet le charbon qui dégringolait sur sa poitrine et qu'il devait repousser jusqu'à ses pieds pour que le poulbot le récupère. Les heures au fond étaient longues, dans une chaleur étouffante. Les blocs de charbon et les madriers le blessaient souvent. Mais cela n'était rien à côté de ce qu'il avait connu à la ferme. Son frère n'était jamais loin. Il y avait des jours de repos. Il mangeait à sa faim. Il avait pour la première fois une chambre pour lui tout seul, avec une douche. Et il gagnait un peu d'argent, qu'il remettait scrupuleusement à sa mère lorsqu'il la voyait. Quelques années se sont passées comme ça. Les conditions de vie des mineurs s'amélioraient un peu. Il y avait maintenant une infirmerie. Des douches. Une cantine. Dans la ville, la vie s'organisait par nationalités. Les Polonais qui avaient fui la répression. Les Marocains qui avaient fui la misère. Les tensions étaient parfois vives. Mais enfin, il y avait les jours de fête, en grande tenue. Et on dansait souvent au bord du Gardon. Puis un jour, une lettre arriva. Avec un drapeau bleu blanc rouge imprimé sur l'enveloppe. Pressentant une mauvaise nouvelle, il avait mis longtemps à l'ouvrir. C'était une convocation. Pour le service militaire. Les belles années étaient terminées.

Les semaines qui avaient suivi le diagnostic n'avaient pas apporté d'éléments nouveaux. La chirurgie qu'il avait affrontée avec détermination avait eu lieu le 28 janvier. Elle s'était déroulée normalement. Le chirurgien avait enlevé les trois quarts inférieurs de l'estomac. Le réveil s'était bien passé. Je l'avais veillé toute la nuit, pendant laquelle il s'était levé seul et avait un peu marché dans la chambre en poussant sa perfusion. Nous avions décidé de ne pas faire de radiothérapie ni de chimiothérapie. Revenu à la maison, le début de sa convalescence était satisfaisant. Puis la situation s'était à nouveau dégradée. Il avait perdu appétit. Maigri très vite. Les douleurs abdominales étaient revenues. J'avais donc dû me résoudre à l'hospitaliser à la clinique avec son accord. Devant moi, il s'allonge lentement. Son corps est terriblement amaigri. Son visage est marqué par l'effort et la douleur. Épuisé, il s'assoupit rapidement. Sans bruit, je tire une chaise près de son lit. Je prends sa main. Dure et calleuse par les années de travail. Décharnée par la maladie. Mais chaude et vivante, empressée de serrer la mienne dans son demi-sommeil. Les yeux fermés, je revois quelques scènes de mon enfance avec lui.

L'été, la famille s'installait dans un petit cabanon loué aux Saintes-Maries-de-la-Mer. Je passais mes journées à nager et à courir dans les dunes avec les compagnons de jeu que je retrouvais chaque année. Mon père nous rejoignait le samedi. J'allais l'attendre à la petite gare où il arrivait par un train qui ressemblait à ceux du Far West que j'avais vus dans les bandes dessinées. Les horaires et les arrêts dépendaient de l'humeur et des amitiés du conducteur, et l'attente pouvait être longue. Il se tenait debout sur le plateau arrière en agitant le bras. Je le retrouvais avec joie. Il prenait ma main et nous rentrions en parlant de notre semaine. Il m'apportait chaque fois un jouet qu'il avait fabriqué avec quelques morceaux de bois et un peu de peinture. C'était le plus souvent un bateau avec sa voile et son gouvernail que nous allions ensuite mettre à l'eau et que nous faisions naviguer pendant des heures. D'autres fois, c'était une épée de pirate ou une canne à pêche. Je ne le quittais pas jusqu'à son départ. Lui me consacrait tout son temps. Et puis, il y avait les moissons. Mon père se louait dans des fermes pour les coupes de foin. Le dimanche, il m'emmenait avec lui. Je me tenais debout coincé entre ses bras qui tenaient solidement le volant du tracteur. Il m'avait confectionné une petite fourche et je savais aligner l'herbe fraichement coupée pour qu'elle sèche avant le ramassage. La poussière se collait à nos corps en sueur et nous allions souvent nous rafraichir à la fontaine du mas en nous arrosant joyeusement. Il y avait aussi la vieille traction avant, achetée d'occasion. Les jours de sortie, nous passions des heures à l'astiquer. Sa conduite prudente faisait de nos promenades une sorte de défilé princier. Et je saluai avec fierté tous les passants que nous croisions avec lenteur.

Vingt mai 9 heures.

Je pousse la porte de sa chambre. Il dort. Comme à chaque fois, je suis bouleversé par sa dégradation physique. Malgré son habituelle maigreur, je l'avais toujours connu solide, fort au travail, jamais découragé. Cette silhouette filiforme, cette ombre sous le drap, ça ne peut pas être lui. Je me refuse à l'admettre bien que j'ai sous les yeux son dossier médical. Les dernières semaines ont été difficiles. Il a perdu près de 20 kilos. Il a beaucoup de mal à s'alimenter et a besoin d'aide pour se lever et marcher. Pourtant, je suis certain qu'il a en lui des ressources morales pour se battre. Les aléas de sa vie l'ont rendu tellement résilient ! En m'approchant de son lit, je l'ai réveillé. Il me regarde un peu étonné puis sourit en me reconnaissant. Et tout de suite, il m'interroge.

– Tu me gardes depuis trois jours. C'est bien long ! Qu'est-ce que tu as prévu pour moi ?

– Du repos, Papa. Des repas que tu aimeras, bien mixés, qui te rappelleront tes soupes de Haute-Loire et qui remplaceront peu à peu les perfusions. Tu dois reprendre des forces avant de rentrer à la maison.

Son sourire est teinté d'un peu d'incrédulité.

– Et pour les douleurs ?

– Ton traitement est prévu. Il devrait être suffisant. Sinon, tu le diras. On peut le renforcer à tout moment.

– Ne tarde pas à me laisser sortir. Tu sais que je n'aime pas laisser ta mère seule trop longtemps.

Il paraît soulagé. Je me penche pour l'embrasser. Comme d'habitude, il me tend son front. Je n'ai jamais vraiment embrassé mon père. Lorsque je m'approche, il s'avance la tête légèrement penchée en avant et nous terminons par une sorte d'accolade à l'africaine, tempe contre tempe. Chaleureuse mais pudique. Ses sourcils sont légèrement froncés comme à chaque geste affectueux. Je m'y suis fait. Il transmet tellement d'amour…

Je le revois dans sa forge, où je me précipitais dès mon retour de l'école. Du haut de l'escalier, j'entendais le bruit régulier de sa masse frappant le métal. Je voyais la lueur rougeoyante au bas des marches. Son atelier était pour moi un émerveillement permanent. Les gerbes d'étincelles, l'odeur du fer surchauffé créaient pour moi un monde surnaturel. Au milieu du brasier, mon père lourdement casqué me faisait un signe de la main. Je m'installais dans un coin aussi près du feu que le permettaient les projections incandescentes. Je pouvais le regarder pendant des heures chauffer, frapper, tordre le long ruban métallique qui devenait selon les jours un dauphin, un flamant, un taureau ou une amphore. D'autres jours, il tenait un chalumeau qui faisait fondre goutte à goutte une longue baguette de cuivre pour assembler les branches d'un chandelier ou d'un lustre. Le plus souvent, il fabriquait des éperons pour les cavaliers de Camargue. Il forgeait deux modèles : le camarguais, tout simple, qui se contentait d'entourer le talon et l'américain plus arrogant, qui montait en col de cygne et se terminait par une molette très agressive. Il aurait aimé que je m'exerce à la soudure mais il avait vite renoncé devant ma maladresse, et m'avait définitivement classé comme intellectuel irrécupérable pour le travail manuel. J'avais bien compris qu'il était déçu car il avait beaucoup à me transmettre dans ce domaine. L'envie de forger le métal ne m'a jamais quitté, même si je n'ai pas pu la réaliser. J'en garde un rapport particulier avec le fer dont je ressens la force vitale. En approchant une sculpture, j'en perçois dans mon corps sa chaleur, son magnétisme. L'acier corten de Bernard Venet vibre et vous parle. Il faut savoir s'en entourer, le caresser… La ferronnerie est un art contemporain majeur qui devrait être montré plus souvent dans les musées. Le Musée d'Art Moderne (MOMA) de New York a donné l'exemple en exposant le sculpteur français Alain Kirili. Dans ma ville d'Arles, la Fondation LUMA établie sur les anciens ateliers SNCF devrait entretenir cette mémoire d'un lieu où des hommes ont beaucoup forgé le fer. Fort heureusement, un prêt généreux vient de permettre l'installation à l'entrée de la ville d'une magnifique composition faite de treize arcs de cercle en acier pesant quarante tonnes créée par Venet, dont le merveilleux savoir-faire mérite d'être ainsi montré à tous.

Vingt-quatre mai 9 heures.

Je fais la visite. Sa situation se dégrade encore. L'alimentation devient difficile. Le poids est le même qu'à l'entrée : 41 kg. Les douleurs semblent augmenter sans être vraiment avouées. Mon père est un guerrier. Il ne commencera à se plaindre que quand ça deviendra intenable. Aujourd'hui, il a encore la force de demander des nouvelles de ses amis, ceux de la belote et ceux de la pétanque. Je lui raconte quelques anecdotes qui le font rire. Je lui ai apporté « Détective », une revue souvent difficile à trouver, mais qu'il a depuis longtemps plaisir à lire. Il me remercie d'un regard un peu désabusé. Je sais qu'il n'en aura pas la force.

Cette période à la mine si heureuse pour lui avait été brutalement interrompue dans sa vingt-et-unième année par cette convocation au service militaire. Trois ans à ce moment-là. Il avait donc quitté Alès pour des cantonnements dans le nord de la France. La vie militaire lui avait paru facile. Il s'était fait quelques amis, avec qui il envisageait de créer un restaurant à Sète après leur service. Le projet n'avait pas abouti et à la fin de son temps, il était retourné à la mine d'Alès. En 1939, sa vie était une nouvelle fois bouleversée. C'était la guerre. Immédiatement incorporé, il était parti au front sans revoir sa famille. Après quelques mois de combat, il avait été fait prisonnier et envoyé en camp en Allemagne. Il y avait retrouvé les conditions de vie de son enfance : froid, faim, brutalités. Son internement avait duré cinq ans et s'était progressivement durci en raison de deux évasions ratées. D'abord affecté dans une ferme proche du camp en raison de son savoir-faire de paysan, il avait ensuite été envoyé par mesure disciplinaire dans une usine d'armement où les conditions de vie étaient beaucoup plus sévères. À la libération, il était rentré en France très affaibli. Sans nouvelle du reste de la famille et ne sachant où aller, il était venu à Arles rejoindre sa sœur ainée Adeline, seul contact qu'il avait retrouvé. Il avait trente ans. Jusque-là, la vie ne l'avait pas épargné, et il savait ce qu'était la faim, la solitude et la douleur. Aussi aujourd'hui, même sur son lit de clinique, son échelle d'évaluation n'est pas celle de tout le monde. J'en tiens compte et j'augmente ses antalgiques. De nos jours, il est devenu habituel de dire qu'on sait rendre la douleur acceptable, qu'on a les moyens de la maitriser. Bien sûr, nous disposons de toutes sortes de médications, antalgiques, narcotiques, morphiniques, pour agir quelle qu'en soit l'intensité. Pourtant, plusieurs expériences médicales dans mon entourage familial et amical m'incitent à penser le contraire. En particulier le suicide d'un proche, ami écrivain philosophe, qui a été un temps mon maître à penser. Il avait su cacher sa maladie à tous et s'est tiré une balle dans la tête en laissant une lettre disant qu'il était allé au bout de sa résistance au mal. Je n'avais rien vu, tout médecin que j'étais. Pendant mon long parcours médical, j'ai souvent constaté que de nombreuses douleurs sont inaccessibles à tout traitement. Et de toute façon, si nous contrôlons la douleur, nous sommes loin de maîtriser la souffrance. La douleur est un phénomène physique brut, qu'on peut analyser, quantifier et combattre. Il n'en est pas de même pour la souffrance, ressenti qui intègre de nombreuses références au passé de chacun et qui agit en affaiblissant la résistance de l'organisme.

Sa sœur Adeline était aide-soignante à l'Hôpital des pauvres, appelé Hôpital Van Gogh. Une poliomyélite dans l'enfance lui avait laissé une franche boiterie. Elle était veuve de guerre avec deux filles en bas âge. Elle avait accueilli ce frère du mieux qu'elle avait pu, en se serrant un peu dans le petit logement de la rue Balechou et en partageant ses maigres ressources. Après quelques semaines de repos, il avait retrouvé des forces. Il avait exploré un peu le quartier et avait sympathisé avec leur voisin. Celui-ci était contremaître aux Ateliers SNCF d'Arles, les plus grands de France pour la réparation des locomotives à vapeur. Ils recrutaient des forgerons. Mon père cherchait du travail. Sur ses conseils, il était allé se former pendant quelques mois à Nevers. Il avait adoré le travail du fer. Et à son retour, il avait été engagé pour forger les roues des motrices. Il était heureux de sa nouvelle vie, épanoui dans ce nouveau travail. Et la fille du voisin ne le laissait pas indifférent. Elle allait devenir ma mère.

Trente mai 9 heures.

Je prends connaissance de son bilan biologique. La fonction du foie commence à s'altérer. L'alimentation et l'hydratation se réduisent de jour en jour. Il faut se résoudre à installer un gros cathéter dans une veine du cou pour permettre une réhydratation et un apport nutritionnel continus. En même temps, les douleurs abdominales sont de moins en moins contrôlées par le traitement. Je dois recourir à la morphine.

2- La morphine

La morphine est le premier médicament de la douleur par effet sédatif. Elle a été découverte au début du siècle dernier par un étudiant en pharmacie allemand qui s'intéressait aux propriétés d'endormissement de l'opium extrait du pavot. Il a su le cristalliser et l'a expérimenté sur lui-même et son entourage. Il a vite constaté l'efficacité sur la douleur, mais aussi les nombreux effets nocifs à partir d'une certaine dose, en particulier l'accoutumance. La morphine n'a été réellement utilisée comme anti-douleur qu'à partir de 1967. D'autres plantes sont venues ajouter leur effet antalgique comme l'acide salicylique de la feuille de saule découvert en 1929. De nos jours, on a plus facilement recours au midazolam, un hypnotique sédatif facile d'utilisation et peu coûteux. En général, une dose horaire de 1 mg de morphine en continu est suffisante pour obtenir une sédation douloureuse non létale. Toutefois, outre le côté législatif et le prix, la faible disponibilité de ces médicaments dans le monde constitue un obstacle à leur utilisation. 80 % de la population n'y a accès que de façon insuffisante et cela malgré les conventions internationales censées garantir pour tous l'accès aux médicaments essentiels dont ils font partie. 40 % des pays n'en ont pas du tout. 30 % en ont dans quelques services isolés. Seule une vingtaine en dispose assez facilement. En France, les pharmaciens sont maintenant habilités à délivrer le midazolam aux médecins de ville qui prennent en charge les patients en fin de vie, alors que le produit n'était jusque-là qu'hospitalier. Sont à disposition dans ces pays nantis d'autres opioïdes tels la buprénorphine, 30 fois plus puissante que la morphine, le fentanyl, 100 fois plus puissant ou l'oxycodone plus addictogène. Bien sûr, il y a d'autres médicaments de la douleur avant d'en arriver aux opioïdes. Et malgré cet arsenal, toutes les douleurs ne sont pas contrôlées.

Quatre juin 9 heures.

Ses douleurs nécessitent des perfusions de plus en plus rapprochées. La situation est difficile pour moi. Il s'agit de mon père. Malgré la charge émotionnelle, je dois remplir mon rôle de médecin. Si je suis là aujourd'hui à décider de son traitement, c'est grâce à lui. C'est par son travail qu'il m'a permis de suivre les études longues et couteuses de médecine puis de cardiologie. Pour exercer ensuite dans cette clinique où il est hospitalisé et dont je suis maintenant chef de service. C'est un établissement de petite taille, très bien équipé et très performant, avec une gestion humaine bienveillante pour le personnel et les patients. Je peux y pratiquer la réanimation cardiaque en toute efficacité. Mais aujourd'hui, c'est mon père que je soigne. Je suis affecté par la précarité de son état et je ne dois pas me laisser perturber dans mes choix.

À son arrivée à Arles, il lui avait fallu quelques mois pour récupérer un état de santé acceptable. Il avait alors commencé à travailler comme forgeron aux Ateliers SNCF puis avait épousé ma mère. J'étais né quelques mois plus tard. Nous vivions tous ensemble, parents et grands-parents. Nous n'étions pas riches mais nous étions unis. J'étudiais avec enthousiasme. J'avais un intérêt particulier pour les sciences. Après le bac s'est posée la question de la poursuite de mes études. J'avais très envie de faire médecine, projet ambitieux pour un modeste fils d'ouvrier. Je comprenais que les frais occasionnés seraient sans doute trop pour ma famille. J'en parlais toutefois à mon père. Il avait dû y réfléchir car il m'a répondu tout de suite.

– Ce sont des études longues et difficiles. Tu auras l'endurance ?

– Oui Papa.

– Tu es sûr de ton choix ?

– Oui Papa.

– Alors vas-y.

J'étais fou de joie. Au fond de moi pourtant, je sentais naître un remords. Je savais les sacrifices que cela représentait pour lui. Il allait devoir faire deux métiers. Effectivement, à partir de là, il a intensifié le travail de forge à la maison. Je l'entendais tard le soir frapper sans relâche sur son établi. Il travaillait pour un bourrelier qui lui commandait des éperons. Les magasins de souvenirs lui demandaient des figurines, gardians, arlésiennes, taureaux, flamants, amphores. Les décorateurs, des bougeoirs, des lustres, des porte-revues. Il soudait aussi des radiateurs pour des entreprises de construction. À la saison, il s'engageait pour aller faire la fenaison. Grâce à lui, j'ai pu faire ces études de médecine à Montpellier, puis la spécialité de Cardiologie. Neuf ans au total ! Il ne s'est jamais plaint. Et travaillait de six heures du matin à tard dans la nuit. Il circulait en solex, dont il avait toujours deux ou trois exemplaires qu'il réparait sans cesse. Par souci d'économie, il n'utilisait le moteur que dans les montées ! Je me souviens du jour où l'ayant doublé en voiture, étonné de le voir pédaler, je m'étais arrêté pour lui demander s'il était en panne. Il m'avait rabroué. Bien sûr, pour l'aider, j'ai fait dès que cela a été possible des remplacements de médecin. Le premier et le plus long dans le quartier où j'étais né, ce qui était pour lui et pour moi chargé d'émotions. Son fils soignait ses voisins ! Un évènement pour la Hauture ! Dès le début de mes études, j'avais compris que le meilleur moyen de le remercier était de les réussir. Et pour cela, par son courage et sa ténacité, il m'a servi de modèle. Je revois son visage émerveillé lorsque j'ai soutenu ma thèse dans la salle capitulaire de la Faculté de Montpellier, tellement solennelle avec ses boiseries et ses portraits de doyens. Les longues capes rouges rehaussées d'hermine, le cérémonial, tout ceci le dépassait mais je sentais sa fierté. Et il pouvait l'être car c'est lui qui l'avait rendu possible. Bien sûr par son soutien, mais surtout par son exemple. Grâce à lui, j'ai pu transmettre à mes trois fils ces valeurs essentielles d'humilité et de travail qu'il avait portées toute sa vie. « Force travail » disent les Provençaux. Beaucoup de travail. C'est là le secret. Bien loin de ce préalable exponentiel de bien-être professionnel réclamé avec force par notre société moderne qui s'avèrera vite un obstacle à la performance en diluant la détermination et le dévouement. En France le travail est souvent perçu comme un lieu de souffrance. En France seulement, qui devient peu à peu le pays du non-travail. L'État-assistance nous a rendus profondément individualistes. Et pourtant, un homme ne se réalise vraiment que lorsqu'il est capable de se libérer de son moi. Et qu'il sait mieux donner que recevoir.

Sept juin 19 heures.

Les douleurs se sont intensifiées. J'ai ajouté la morphine 1 milligramme par heure à son traitement. C'est la dose antalgique. J'espère qu'elle sera suffisante pour le calmer. Si ça n'est pas le cas, je n'aurai pas beaucoup de solutions.

Neuf Juin 18 heures.

Je suis assis contre son lit. Il semble somnoler. Je regarde son corps amaigri. Les traits tirés de son visage. La peau tendue sur son front, presque transparente. Je sais que je vais le perdre. En même temps, je sais qu'il ne me quittera jamais. Un murmure rompt soudain le silence de la chambre.

– C'est toi ?

Je prends sa main.

– Comment te sens-tu ?

– Bizarre. Un peu comme dans un rêve.

– Tu vas mieux tu sais.

Il ébauche un sourire incrédule.

– Écoute-moi. Je n'ai pas peur. Je regarde la mort chaque jour. Elle devient familière. Je regretterai seulement de ne plus revoir les enfants, mon jardin. Et puis je supporte mal ma faiblesse. Jusque-là, mes forces ne m'avaient jamais abandonné.

Il s'essouffle rapidement. Je le remonte un peu sur ses oreillers.

– Je me fais du souci pour ta mère. Promets-moi de t'en occuper.

– Tu sais bien que je serai là.

Il ne dit plus rien même si j'ai l'impression qu'il veut ajouter quelque chose. Il s'endort rapidement. Je quitte la chambre sans faire de bruit. Je pense à son attitude face à la mort. L'a-t-il vraiment familiarisée ? Peut-on croire qu'il ne la redoute pas ? Comment réagit-on lorsque la mort se présente ?

3- Nier la mort

La société moderne dans sa grande majorité tend à nier la mort. Ou à la craindre. Dans tous les cas, elle évite d'en parler. Elle l'appelle sommeil éternel. Au Japon, la mort est tabou. Aux États-Unis, la sensibilité collective est faible. On escamote la mort. Ailleurs, on met en avant son caractère irrémédiable. On n'insiste pas sur le chagrin, on supprime les rites, on donne un caractère innocent et quasiment enjoué à l'événement, considéré presque comme anecdotique. On disparait socialement. Pas de vague. Pas de transmission matérielle et spirituelle. Pas de deuil. La phase ultime est l'incinération : pas de corps, pas de tombe. Dans les médias, la mort est un fait divers qu'on relie à la violence des circonstances. La mort est collective plutôt qu'individuelle. En montrant la mort de façon excessive, l'image la banalise. Les jeux vidéo l'aseptisent. On y tue sans émotion. En cas de catastrophe, on met en place une cellule psychologique. Le deuil devient affaire de spécialistes. La souffrance dérange notre société. Elle n'a pas de compréhension de la mort et ne prévoit ni acclimatation, ni apprentissage. Quelle régression depuis le Moyen Âge où le salut était collectif et les tombes communes et chrétiennes ! Pourtant, la crainte de la mort a suscité parmi les plus anciennes civilisations l'intervention de nombreux rituels de passage : ainsi le Livre des morts des pharaons égyptiens ou celui des bouddhistes tibétains. Tous destinés à l'exorciser. Ou à préparer à un au-delà. L'idéologie apostolique du dix-huitième siècle encourageait la pensée quotidienne de la mort dans la perspective du salut. Au même moment, ses philosophes prônaient au contraire le divertissement pour s'y rendre insensibles. Pascal, moraliste de ce siècle écrivait : « Les hommes n'ayant pu guérir la mort, la misère, l'ignorance, ils se sont avisés, pour se rendre heureux, de n'y point penser. Les divertissements de tous ordres le détournent de découvrir sa petitesse dans l'infini ». Notre société, sans vision à long terme, vit et consomme les ressources de la planète sans se préoccuper du lendemain et encore moins de sa propre fin. Pour quelques-uns toutefois, engagés dans une démarche spirituelle, la mort n'est pas un terme puisqu'existe l'espérance d'une vie future. Ceux-là sont plus attentifs à l'avenir de cette terre. Pour tous il semble opportun de parler de la mort afin de ne pas être dans le déni. La parole peut commencer dès la petite enfance, par exemple à l'occasion du décès d'un parent. La mort des autres permet toujours une prise de conscience. Chacun pourra alors mieux comprendre sa propre mort et mieux accompagner la fin de vie de ses proches. Et plus facilement accéder à une véritable compassion pour les malades en grandes difficultés. La compassion relève d'une volonté personnelle d'aider au soulagement de la souffrance. Elle suppose une forte capacité de se mettre à la place de la personne qui souffre afin de lui transmettre réconfort et apaisement.

J'essaye d'imaginer ce que mon père pense de la mort. Il ne semble pas s'en inquiéter. Au cours d'un voyage en Égypte, un archéologue m'a montré un hiéroglyphe qui portait l'inscription « MOUT » et m'a expliqué sa double signification : « MORT », mais aussi « MÈRE ». Un seul mot pour exprimer la mort et la vie. Mourir pour renaître. Cependant, mon père n'est pas croyant. C'est par sa seule force intérieure forgée par beaucoup d'adversité qu'il semble réussir à l'apprivoiser. Il ne l'occulte pas. Il n'en fait pas un accident comme certains pour éloigner leur angoisse. Comme sont réconfortés ceux qui ont la foi et qui croient à l'immortalité de l'âme. Pour moi qui suis biologiste, la vie et la mort sont étroitement intriquées. À cet instant, dans chacun de nos organismes, des milliards de cellules sont en train de mourir et des milliards d'autres sont en train de les remplacer en dépensant une énergie folle. Notre surface intestinale se régénère en cinq jours, notre rétine en dix jours, notre peau en un mois, nos globules rouges en quatre mois. Dans notre corps, aucune cellule n'a plus de dix ans. Beaucoup de ces cellules continueront à fonctionner pendant de longues heures après le décès. Il n'y a donc pas la vie d'un côté, la mort de l'autre. Pourtant ce soir quand je l'interroge, je sens à son silence que mon père a renoncé à la vie.

Douze juin 10 heures.

Quand je rentre dans sa chambre, il est assis sur son lit, le regard déterminé. Il me fait signe d'approcher. Il parle très doucement et je dois presque coller mon oreille à ses lèvres.

– Promets-moi une chose.

– Dis-moi.

– Quand je te le demanderai, fais-moi partir.

Il me l'a dit dans un souffle, comme s'il avait honte de sa demande. Elle est si soudaine, si inattendue, que je ne lui réponds pas tout de suite. Lorsque je m'éloigne de lui, je vois à son visage qu'il parait soulagé. Son regard m'interroge avec une telle intensité qu'il doit lire le tumulte de mes pensées.

– Tu es sûr ?

– Oui. Promets-moi.

– Tu te rends compte que c'est difficile pour moi.

– Oui, mais il n'y a qu'à toi que je peux le demander.

Je garde le silence. Longtemps. Dans ma tête défile tout ce qui m'interdit d'accepter. Mon amour pour lui. Mon engagement de médecin. Ma formation de réanimateur, qui m'a entraîné à toujours lutter jusqu'à la dernière chance de survie. La réanimation est une croisade, surtout en cardiologie. Vous y entrez avec enthousiasme. Sans savoir que pendant des années, vous n'aurez plus aucun répit. Que vous allez sans cesse être obsédé par la recherche d'une solution encore meilleure, encore plus rapide aux énigmes que pose parfois l'électrocardiogramme d'un patient. Que vous y penserez jour et nuit même après avoir quitté votre service. Cette quête ne vous abandonne jamais et devient mentalement épuisante. Ne pas perdre le malade, parfois même au prix de quelques acrobaties thérapeutiques. Ne jamais renoncer. Sans qu'en aucun cas on parle d'acharnement. C'est un monde où on va au bout de ses moyens, au bout de ses idées, dans un contexte d'urgence qui ne laisse pas le temps de réfléchir à tout ce qu'est le patient en dehors de sa pathologie. Qui révèle parfois chez le médecin des capacités cachées. Un monde tout entier tourné vers la vie. Dans ce qu'elle a de plus fragile. Mais aussi avec toutes les ressources inconnues qu'elle décèle parfois. C'est de ce monde que je viens, très loin des controverses sur l'euthanasie. Et pourtant, malgré ma formation, malgré mes convictions et mon respect inconditionnel pour la vie, je m'entends lui répondre :

– D'accord. Je le ferai.

Il n'a plus la force de me dire merci mais ses yeux transmettent son soulagement. Je le serre dans mes bras pour lui cacher mes larmes. Je quitte sa chambre un peu étourdi. Appuyé à sa porte, j'essaye de comprendre ce qui m'a poussé à lui dire oui contre toutes mes convictions. Mon père est un taiseux. Nous n'avons jamais beaucoup parlé tous les deux. Mais j'ai appris à deviner ses sentiments sur son visage, et tant bien que mal, nous nous comprenons. Je le voyais tellement actif malgré les années que je n'avais jamais imaginé pour lui une telle fin de vie, pourtant si proche aujourd'hui. Je ne crois pas que sa demande soit motivée par la peur de souffrir. Il connait bien trop cela pour s'en inquiéter. Je crois plutôt qu'il ne supporte pas sa diminution physique. Le fait de ne plus être maître de son corps. Et certainement la crainte de devenir une trop lourde charge pour ma mère. Je peux comprendre tout cela. Mais je vais devoir y répondre en faisant une chose que tout mon être refuse et a toujours refusé.

4- Sédation

Pourtant, que demande mon père au fond ? Une sédation suffisamment forte pour l'endormir et peu à peu arrêter toutes ses fonctions. Il s'agit de diminuer chimiquement la vigilance du patient pour réduire ou annuler toute perception douloureuse. Cela peut aller jusqu'à la perte de conscience. Certains parlent de somnolence prolongée. D'autres, plus sincères, de coma transitoire ou prolongé. Transitoire parce qu'après avoir endormi le patient, on peut le réveiller pour le réévaluer. Dans la triste année 2020, c'était le cas des victimes du syndrome respiratoire aigu sévère du SARS-CoV 2 qu'on devait placer sous respiration assistée. Mais si on prolonge une forte sédation, on va au décès. Ce sera le cas pour mon père. Je ressens toute l'hypocrisie de cette situation qui ne dit pas son nom. C'est pourtant de l'euthanasie. Tous les médecins savent qu'un organisme affaibli ne supportera pas longtemps d'importantes doses de morphine. Deux jours, trois tout au plus. Pourtant, certains l'utilisent en connaissance de cause de leur propre initiative. En réalité ce n'est pas une sédation, mais une mort différée, une euthanasie passive. En 2002, pour la fin de vie de mon père, l'encadrement législatif n'était pas très important et le mot euthanasie faisait peur. Depuis toujours, le vocabulaire qui entoure la fin de vie gêne et inquiète : parler de la mort est tabou. Son nom est rarement prononcé ou écrit par les institutions. Il ne figure jamais dans les lois Léonetti de 2015 et 2016. Le terme administratif est *décès*, qui élimine l'affectif. *Euthanasie* est mal vu ; trop brutal. Un homme en tue un autre, quelles que soient les raisons et les circonstances. Au contraire, *aide active à mourir* est beaucoup moins violent. Mais alors trop incitatif, presque trop attractif pour les opposants. L'académicien Erik Orsenna a été chargé par l'État d'animer une cellule de réflexion destinée à faire des propositions de vocabulaire. Ainsi *aide active à mourir* n'a pas grande logique car une aide passive serait inutile. L'euthanasie passive est en fait une aide active à mourir, hypocritement occultée. De nombreuses euthanasies passives sont tacitement pratiquées par les médecins confrontés à des situations extrêmes favorisant des prises de décision pouvant entraîner la mort. Et que dire du suicide assisté alors qu'il doit normalement être empêché sous peine de poursuites pour l'accompagnant ? *Sédation profonde et continue* a alors semblé plus acceptable. Depuis la loi du 2 février 2016 qui exige pour une sédation continue maintenue jusqu'au décès une décision collégiale impliquant la volonté du patient préalablement exprimée, l'avis des médecins, celui de la famille ou de la personne de confiance si le malade ne peut pas s'exprimer, la présence d'une souffrance réfractaire associée à un pronostic vital engagé à court terme, ou une décision d'arrêt des traitements pouvant entraîner une recrudescence douloureuse, les décisions sont facilitées. Mais à ce moment-là, la loi ne pouvait pas m'aider. Et de toute façon, les directives ne l'auraient pas emporté sur mes convictions. Je devais donc concilier ma promesse avec mes certitudes d'homme et de médecin.

Dix-neuf juin 15 heures.

Mon père est allongé sur son lit. Son visage est si pâle qu'il se confond avec le drap. Ses yeux me fixent avec force. Sa main me fait signe. Je m'approche. Il s'agrippe à mon bras. Nos visages se touchent. Ses lèvres murmurent :

« C'est le moment. Fais-moi partir ».

Je reste tétanisé contre lui en le serrant dans mes bras. Lorsque je me redresse, son regard est là pour me rappeler ma promesse. Cette promesse que je lui ai faite quelques jours plus tôt. Un jour de grande douleur. Je m'étais laissé convaincre, contre toutes mes convictions de médecin. Et maintenant il me regarde avec angoisse. Je suis incapable de parler. Je peux seulement lui faire signe de la tête que je me souviens. Puis je quitte sa chambre. Dans le couloir, j'ai du mal à marcher. Je m'appuie un instant contre le mur. Des larmes coulent sans que je puisse les retenir. Mon cœur se serre. Je n'aurais jamais cru que ce moment viendrait. Et maintenant, je dois faire face à ce déchirement. Trahir toute une vie d'engagement médical pour ne pas décevoir ce père que j'aime et qui m'a tant donné. J'ai enfin la force de gagner mon bureau. Là, assis devant la feuille de prescriptions, je garde les yeux fermés très longtemps. Je revois ces moments de complicité toujours retenue où il me transmettait son affection. Son regard amical posé sur mes devoirs lorsqu'il rentrait harassé du travail. Son plaisir lorsqu'il posait devant moi des jouets qu'il avait fabriqués avec ses mains si habiles. Toute sa vie était tournée vers moi. Cette vie qu'il me demande aujourd'hui d'abréger. Techniquement, c'est simple. Il me suffit d'inscrire sur le cahier, en face de son nom : « Morphine injectable passer à 3 mg par heure pendant 3 jours à partir du 19 juin ». Et de signer. C'est une prescription contre la douleur. Mais je sais que cette dose est trop forte pour son organisme affaibli par le cancer. Il ne la supportera pas longtemps. Au bout de quelques heures, il va perdre définitivement conscience. Peu à peu le médicament poursuivra son effet et la mort surviendra en quelques jours. Deux ou trois habituellement. Rarement plus. Comme dans un sommeil profond. Pourtant je n'arrive pas à écrire. Je referme le cahier. Et que dire à ma mère ? Je dois réfléchir encore.

Beaucoup souscrivent à l'idée qu'abréger ses souffrances est mieux pour le patient. Pourtant, je ne suis pas persuadé que choisir l'euthanasie pour un parent soit une preuve d'amour. Il y a peu de différences entre sédation prolongée et euthanasie passive. On arrête les traitements, on donne des antalgiques et des sédatifs à hautes doses pour mettre le malade en coma et provoquer sa mort en quelques jours. Tout au plus en sédation conserve-t-on une hydratation et une alimentation artificielles. On sait pourtant peu de choses de l'état de conscience d'un patient sous sédation. Le coma est une altération sévère de la conscience sans qu'il y ait mort cérébrale ; les fonctions végétatives basales respiratoires et cardiovasculaires restent assurées. Elles ne dépendent pas directement du cerveau, mais du tronc cérébral qui se situe plus bas vers la moelle épinière. Le coma n'est pas non plus le seul stade d'altération de la conscience. Le médecin peut être confronté à un état végétatif, où ne sont présents que quelques mouvements réflexes comme ceux des yeux, à un état de conscience minimale où sont présents des gestes non réflexes comme l'ouverture des yeux avec poursuite visuelle toutefois sans possibilité réelle de communication et bien sûr à un état de mort cérébrale. Cette diversité de situations rend difficiles les décisions, d'autant qu'il est impossible de prévoir leur évolution. Celle-ci dépend souvent de la cause. Celles qui ont entraîné une hypoxie cérébrale sont de mauvais pronostic. Les causes traumatiques un peu moins. Les causes médicamenteuses provoquées sont évidemment inéluctables. Quelques investigations peuvent aider le médecin dans ses choix : cliniques comme le score de Glasgow cotant jusqu'à 15 les réponses verbales, oculaires et motrices, sachant qu'un score toujours inférieur à 5 au troisième jour est péjoratif ; technologiques comme l'enregistrement électrique de l'activité du système nerveux. Quand la situation se prolonge, l'état végétatif sera considéré comme permanent au bout de trois mois si la cause n'est pas traumatique et de douze mois s'il y a eu un traumatisme cérébral. Les méthodes d'imagerie cérébrale en se perfectionnant devraient permettre de mieux pronostiquer le devenir de ces patients et aider à une meilleure prise de décision. Par exemple lorsqu'on va pratiquer un prélèvement d'organes, on doit attendre un état de mort cérébrale. Mais est-ce que nous faisons en nous-mêmes la réflexion qu'à ce moment-là, il n'y a habituellement pas eu d'arrêt cardio-respiratoire irréversible chez le donneur ? Qu'en penser ?

Dix-neuf juin 20 heures.

J'entre sans bruit et referme la porte de la chambre que la veilleuse éclaire faiblement. Il dort. Il paraît minuscule dans le grand lit médicalisé. Je m'assois près de lui sans le réveiller. Le moment de la décision est venu. Je viens lui dire au revoir. Je ferme les yeux pour revivre encore ces moments de complicité et de tendresse qu'il a su me donner, toujours pudique, sans exubérance. Je le revois penché sur sa forge me faire un signe amical avec le métal rougi qu'il tenait dans ses pinces. Il me paraissait alors arriver d'un autre monde pour se pencher sur moi avec amour. Il me montrait en riant dans un nuage de fumée la figure qu'il venait de tremper dans l'eau. Lorsque je rouvre les yeux, il est réveillé et il m'observe. Il a dû voir un sourire sur mon visage car il sourit à son tour. Il sait pourquoi je viens. Je prends sa main dans la mienne et je la serre. Nos regards se croisent longtemps et se disent ce que les mots n'auraient pas su exprimer. J'entends ses préoccupations. Ses recommandations. Les dernières. Bien sûr je prendrai soin de ma mère. Bien sûr je prendrai soin des enfants. Je le serre dans mes bras. Je pose mes lèvres sur son front, comme d'habitude. Toujours en silence, nous nous disons au revoir. Je sors de la chambre sans quitter son regard. Je vais directement à la salle de soins. Je prends le cahier de prescriptions. J'écris : Morphine 3 milligrammes horaire à compter de ce jour en face de son nom. Je signe. Sa vie s'arrêtera dans deux à trois jours. Aujourd'hui encore, plus de vingt ans après, je le regrette. Et je n'ai toujours pas surmonté ce problème moral qui me perturbe souvent. Plus j'y pense, plus je me dis que je lui ai ôté une partie de sa vie, certes courte, mais peut-être précieuse. Et que j'ai pour cela trahi mon engagement de médecin.

Vingt juin 17 heures.

À la visite, il somnole. Il ne répond pas aux sollicitations. L'infirmière me confirme qu'il n'a plus appelé. La morphine agit. Il est en état végétatif. C'est le but de la sédation. Il ne souffre plus. Il garde ses fonctions vitales. C'est une nouvelle phase qui peut durer plusieurs jours. Assis près de lui, je prends sa main. Je réfléchis longuement. Je peux encore changer la prescription. Il se réveillera. J'hésite. Je ne me sens pas bien avec ce que j'ai fait. J'ai envie de lui parler. De lui dire ce que je ne lui ai pas dit. Pas assez dit. Le remercier pour tout ce que je lui dois. Lui demander pardon de les avoir un peu négligés ma mère et lui dans le tumulte de ma nouvelle vie. Lui dire que je l'aime. J'ai envie de me persuader qu'il m'entend. J'ai envie d'écouter sa voix encore une fois. De sentir son regard amical se poser sur moi. Puis j'ai l'impression qu'il serre ma main comme pour me rappeler ma promesse. Je quitte la chambre lentement après l'avoir embrassé. Je sens encore un peu de chaleur sur son front. Je n'ai rien dit à ma mère.

Vingt-et-un juin 11 heures.

Je suis à Saint Félicien dans le Massif Central. La course cycliste l'Ardéchoise attire chaque année des centaines de participants venus du monde entier. Pour le cardiologue du sport que je suis, c'est l'occasion de faire passer des messages de santé publique autour de l'activité physique. Je suis venu pour ça à l'invitation des organisateurs. Tout en sachant que mon père allait mourir. J'ai suivi le conseil que je donne aux familles qui sont dans cette situation d'accompagnement d'un mourant. La première question qu'on pose à un médecin, c'est combien de temps ça peut durer. Question à laquelle il ne peut évidemment pas répondre précisément. Aussi je leur conseille personnellement de ne rien changer à leur vie en dehors du temps qu'elles consacrent au malade. Fort de ce principe, je n'avais pas annulé ma participation. Et à 11 heures, alors que j'animais une table ronde, arrive l'appel de la clinique m'annonçant son décès. Mon premier sentiment a été le regret de ne pas avoir été auprès de lui à ce moment-là. Une autre pensée est allée à ma mère, seule dans l'épreuve. Je suis rentré aussi vite que j'ai pu. Je suis arrivé au moment où on le ramenait dans sa maison. Nous avons descendu son lit dans la grande pièce du rez-de-chaussée et je l'ai veillé seul pendant trois nuits. Ma mère n'avait pas voulu rester et elle n'est jamais revenue dans cette maison.

5- Première absence

Mon absence à son décès fait partie de mes regrets. C'est une situation qui s'est reproduite à plusieurs reprises dans ma vie. Comme si une force extérieure avait guidé mes choix. Je savais qu'il allait mourir et je suis parti. C'est inexplicable et impardonnable. Tout le monde s'attendait à ce que je sois là. Le motif de l'empêchement était dérisoire : une conférence grand public à 200 kilomètres de chez moi ! L'absence est une fuite. L'absence est un leurre. Elle est faussement libératoire. Plus tard, elle devient une blessure.

RITES DE FIN DE VIE DU CROYANT

Mon père est mort sans les rites de fin de vie du croyant. Pour les catholiques, il y a le sacrement des malades, application d'huile sainte sur le front et dans les mains, apportant la guérison intérieure. L'extrême-onction est aussi une onction d'huile sainte donnée par un prêtre associée à une imposition des mains sur la tête, avec une communion. Pour les musulmans, la shahada est une profession de foi qui accompagne l'agonie. Pour les bouddhistes, la présence familiale est indispensable pour apporter la sérénité au mourant car ses dernières pensées vont influencer sa renaissance. Pour les juifs, il est important de faire sa dernière confession et de transmettre ses dernières recommandations. Chez les hindous, le fils ainé prépare la crémation. Pour les athées, qui ne croient pas en Dieu, les proches aident le malade à évoquer le sens qu'il a donné à sa vie. Pour les agnostiques, qui ne croient ni en Dieu ni en la métaphysique, il n'y a rien à faire. Pour tous, le mourant est respecté comme le sera le défunt.

6- Première nuit de veille

Il est allongé sereinement sur son lit, dans ce costume bleu qu'il mettait rarement, mieux rasé que jamais, les mains jointes sur sa poitrine comme pour nous signifier qu'il avait terminé sa tâche. Il avait tellement travaillé dans sa vie qu'elles sont usées, déformées, décharnées maintenant. J'entends parfaitement sa voix dont plusieurs dizaines d'années de vie en Provence n'avaient pas réussi à changer l'accent. Je revois son visage les matins de composition ou d'examen. Il était plus angoissé que moi et c'est moi qui le rassurai. Son enfance l'avait rendu pessimiste. Il retrouvait le sourire en cas de bon résultat. Il ne parlait pas beaucoup mais ses yeux disaient tellement de choses. Je me souviens de son regard le jour de ma soutenance de thèse à Montpellier. Il exprimait un immense soulagement. Comme si sa mission était accomplie. Il regardait bien au-delà de cette salle solennelle pour remercier sans doute son être suprême personnel.

Les nuits de veille sont longues. Le sommeil y est rare. C'est un moment de recueillement et de réflexion. D'analyse aussi. Ai-je bien agi ? Oui du point de vue de mon père. Non à mon point de vue. Installé dans le fauteuil qui était le sien, où il s'asseyait pour lire ou regarder la télévision dans ses rares moments de repos, je repasse toutes les étapes de ma décision. Je me dis que sa demande m'a surpris. Je n'avais pas du tout envisagé de mettre fin à sa souffrance de cette façon. Il m'obligeait à mettre de côté mon engagement médical. À être seulement un fils capable d'aider son père. Il se doutait qu'il me mettait dans l'embarras. Que j'aurai un combat intérieur. Il savait que je pouvais refuser. Mais il avait tant fait pour moi ! Tant d'heures de dur labeur pour pouvoir me soutenir, m'accompagner ! Il ne s'est jamais plaint, et j'imagine pourtant combien il devait être fatigué au soir de ses doubles journées de travail. Tant de sacrifices ! Tant d'amour donné ! Aujourd'hui, il avait fait son choix : partir avant d'être trop déchu. Ne pas être un fardeau pour nous. Et à son tour, il avait demandé mon aide. Comment ne pas lui dire oui ? Mais combien la fin de vie est difficile aussi pour l'entourage !

Mort naturelle

Pourtant, la mort est une étape naturelle de la vie. Ce n'est pas un échec médical ou humain. La personne en fin de vie est un être vivant à part entière jusqu'à son dernier souffle. En contradiction, une enquête européenne publiée en 2002 rapporte que les décisions médicales intervenant sur la fin de vie sont nombreuses, représentant dans les pays européens une moyenne d'un quart des décès, ce qui est très important. Elles se prennent auprès du patient, sans se référer à l'euthanasie et sans respecter le moindre protocole préalable. Il s'agit de décisions volontaires d'arrêt, de limitation ou d'abstention de traitements, qu'on peut assimiler à de l'euthanasie passive, autorisée en France mais sous certaines conditions d'appellation (sédation), et nécessitant l'observation par le médecin d'un certain nombre de règles. La loi est là pour protéger de certaines dérives : demandes injustifiées de certaines familles, attitude activiste de certains médecins… Dans toutes ces circonstances, il ne s'agit pas de morts naturelles mais de morts provoquées. L'Observatoire national de la fin de vie indique que 80 % des décès ont lieu hors du domicile. 75 % en milieu médical, dont 25 à 50 % liés à des décisions médicales : arrêt des soins, euthanasie passive et active, suicide médicalement assisté. Il reste peu de place pour la mort naturelle. Les habitudes ont changé. On ne veille plus les morts en famille. Les enfants ont rarement l'occasion de les voir. On ne porte pratiquement plus le deuil. On interrompt peu ses activités. Il n'y a donc plus de soutien social à cette occasion, visites d'amis, encouragements professionnels. Autrefois se succédaient immuablement veillée funèbre, convoi mortuaire, église, cimetière. De nos jours, c'est l'hôpital, le cimetière, la crémation. Il y a moins de rites autour de la mort. La mort n'est pas taboue, elle est seulement ignorée. L'espérance de vie a fortement augmenté. Les enfants meurent moins. Par le passé, on mourait collectivement de maladie infectieuse, peste, choléra… La médecine a interrompu ce cycle. De nos jours, on meurt individuellement de maladie dégénérative ou cardiovasculaire. Toutefois en 2020, la pandémie COVID nous a brutalement ramenés dans ce passé de mort collective infectieuse. Les images de cercueils entassés dans des fosses communes marqueront pour longtemps les mémoires. Qui ne devront jamais oublier que la négligence d'un seul homme dans un laboratoire a mis le monde à genoux. Toutefois, à voir les comportements collectifs sitôt la pandémie un peu ralentie, on peut craindre une rapide évolution vers le déni de l'évènement. Sauf pour les familles des dizaines de millions de morts.

Le jour qui se lève éclaire doucement son visage à travers l'imposte de la porte d'entrée. Il parait serein. A-t-il trouvé la paix intérieure qu'une vie difficile ne lui avait pas vraiment permis de connaître ? Ses traits détendus semblent dire que oui. La première nuit s'achève, laissant beaucoup de questions sans réponse. Que ce serait-il passé si j'avais refusé ? Est-ce que j'aurais dû en parler avant de me décider ? À ma mère ? À mes fils ? Le refus aurait-il de même provoqué des regrets ? Quelles seront mes réactions dans les prochains mois ? Est-ce que le choix du fils effacera les tourments du médecin ?

7- Deuxième nuit de veille

La journée a passé très vite. Rien que des formalités. Je retrouve la grande maison abandonnée. Seul dans la pièce faiblement éclairée par quelques bougies, je marche longuement autour du lit où repose son corps. J'ai préféré ne pas être entouré pour ces nuits de veille. Peut-être pour garder quelques heures d'intimité avec lui. Et qui sait, recevoir un message muet ? C'était leur salle à manger, avec le coin télévision. Ils ont posé trois photos sur le poste. Trois photos de moi. Sur la première, prise à Dakar, je suis en survêtement tricolore entouré d'une cohorte de jeunes footballeurs africains. À côté de la photo, le petit drapeau bleu et jaune de la FIFA. Elle me rappelle la longue période de ma vie consacrée à la grande Fédération internationale de football. Période qui m'avait inexorablement éloigné de mes parents.

FIFA

L'opportunité est venue d'une pratique assidue de la cardiologie du sport, qui m'avait permis de me rapprocher d'athlètes et d'équipes régionales dans de nombreuses disciplines. Et de suivre la préparation de l'équipe de France de football à Font-Romeu avant la Coupe du Monde 1982 en Espagne, ce centre médico-sportif en altitude dépendant de la Faculté de Médecine de Montpellier. Le hasard des invitations pour le match d'ouverture du tournoi à Barcelone m'avait placé à côté d'un sénégalais cap-verdien enjoué, Rito Alcantara, qui allait devenir un ami très proche. Pharmacien formé à Montpellier, il était installé à Dakar. Marié à une Toulonnaise, capitaine de l'armée française, président de la Croix-Rouge africaine, il était aussi président de la Commission médicale de la Fédération internationale de football, la FIFA, alors assez peu médiatisée. Fervent supporter de l'équipe de France, il suivait tous nos matchs. Nous nous sommes revus régulièrement tout au long de la compétition jusqu'à ce terrible France-Allemagne de Séville. Quelques semaines après le tournoi, il m'écrivait que les observateurs de la FIFA avaient constaté d'importants effets de la déshydratation sur les joueurs au cours de matchs dont certains s'étaient parfois déroulés par 40 °C de température : perte de poids jusqu'à trois kilos en quatre-vingt-dix minutes, malaises avec palpitations, pour certains nette baisse de forme pendant et après la compétition… Il savait que je m'intéressais aux troubles du rythme cardiaque liés à l'effort chez le sportif en bonne santé. Nous en avions parlé pendant nos rencontres. J'avais été alerté quelques mois plus tôt par une arythmie très sévère survenue chez un professionnel de haut niveau au cours d'une épreuve d'effort sur le vélo où il était arrivé fortement déshydraté après une journée de travail très physique en ambiance chaude. L'explication retenue était l'effondrement de paramètres biologiques tels que le potassium et le magnésium en l'absence de toute anomalie cardiaque. Rito me disait les préoccupations de sa Commission médicale d'autant qu'à ce moment-là, les joueurs n'étaient pas autorisés à boire pendant les matchs, aberration d'une réglementation trop rigide à forte connotation anglo-saxonne. Il espérait que je puisse lui fournir un rapport médical mettant en évidence les risques de la déshydratation chez le footballeur. Il aurait alors des arguments pour faire changer cette règlementation. J'ai accepté avec enthousiasme et vite mis en place un protocole pour tester le sang et les urines avant et après le match, la sueur en fin de partie, le poids, les constantes cardiaques et biologiques chez trois groupes de footballeurs : professionnels, Alès en Cévennes ; amateurs, Athlétic Club Arlésien, et des jeunes en centres de formation. J'ai été aidé en cela par les biologistes de la Faculté de Montpellier. Ce travail qui a duré deux ans a mis en évidence d'assez importantes perturbations métaboliques, en particulier ioniques pouvant être à risque rythmique cardiaque chez ces jeunes hommes. Il a permis à Rito et à sa Commission médicale d'obtenir une permissivité de boissons pendant les matchs internationaux. Permission effective dès la Coupe du Monde suivante au Mexique en 1986 où l'on a vu apparaître les berlingots d'eau envoyés aux joueurs sur le terrain. Après cela, j'ai continué comme expert médical de la FIFA à titre personnel, coopté régulièrement par son comité exécutif tous les deux ans. J'ai pu ainsi travailler pendant seize années auprès de ce grand président qu'était Jean Havelange. Il avait lancé le programme FUTURO d'aide aux pays en difficulté. Il était proposé aux plus défavorisés du classement de l'ONU. Les missions duraient dix à quinze jours afin d'identifier leurs besoins. Les experts réunissaient les différents intervenants de chaque pays pour un audit des problèmes et des besoins spécifiques. La FIFA mettait ensuite à leur disposition des moyens humains et financiers pour la réalisation et le suivi de leurs projets. Et ses médecins initiaient autour du football des programmes de santé pour les plus jeunes comme le dépistage des cardiopathies congénitales et de l'hypertension artérielle. Le plus bel exemple est l'action mise en place à Dakar autour des tournois de rue Navétanes, grâce à l'ami Abdoul Kane, cardiologue tellement compétent et dévoué à son pays, avec un programme d'échographie ambulatoire au bord des terrains à la recherche de valvulopathies congénitales. Et la création d'orphelinats médicalisés au Niger, avec l'association SOS Villages Enfants, destinés aux jeunes victimes de guerres civiles. J'ai ainsi visité de nombreux pays francophones de par le monde, en particulier la vingtaine de pays africains qui parlent encore le français. Et ceux d'Asie du Sud-Est. Avec parfois des situations tendues, comme au Cambodge où les Khmers rouges refoulés dans les montagnes menaçaient les familles des médecins qui travaillaient avec nous ; au Tchad où les milices d'enfants-soldats lourdement armés barraient les routes pour trouver quelques subsides, rendant difficile la circulation vers les villages ; au Togo où nous avons subi les terribles discours anticolonialistes du Président Eyadema ; à Haïti sous embargo américain à la suite d'un coup d'État militaire qui avait chassé son Président Aristide. C'était alors la grande FIFA ! Ces missions se sont interrompues en 2000, deux ans après le départ de Jean Havelange et n'ont jamais repris sous la présidence très controversée de Sepp Blatter, dont nous avions pourtant soutenu l'élection. La belle aventure humaniste s'est arrêtée et la corruption est revenue. Pendant dix-huit ans, ces déplacements m'ont éloigné d'Arles pendant de longues périodes. Je voyais peu mes parents. Les communications à partir des pays que je visitais étaient souvent difficiles. Je me rendais compte que je devenais pour eux une sorte d'extra-terrestre vivant sur une autre planète mais je ne mesurais pas bien à quel point je leur manquais. Ils avaient alors reporté leur affection sur leurs petits-enfants Christophe et Benjamin.

Plus tard, j'ai continué mes voyages africains avec le Club des Cardiologues du Sport. Nous l'avions fondé en 1993 avec une vingtaine de collègues répartis sur toute la France. Nous souhaitions faire passer des messages de santé à travers l'activité physique, comme les 10 Règles d'Or d'une bonne pratique, et faire de la Cardiologie du Sport une spécialité à part entière. Ce que nous avons réussi puisqu'il existe maintenant un diplôme et que chaque congrès de Cardiologie en intègre toujours une session très fréquentée. J'avais tout de suite mis l'accent sur l'intérêt d'une internationalisation. Ainsi, nous avons pu soutenir nos collègues africains au Sénégal, au Burkina, au Togo, au Bénin, au Niger. Sous l'impulsion d'Abdoul Kane à Dakar, la spécialité s'est développée en Afrique. Les expériences ont été nombreuses, certaines surprenantes. Je me souviens d'une extraordinaire séance de dépistage de l'hypertension artérielle dans un village du Niger qui devait durer une journée et qui s'est poursuivie pendant plus de quatre jours pour répondre à l'affluence des villages voisins. Et nous avons pu vivre un hallucinant Tour cycliste du Burkina Faso tout en faisant à chaque étape des électrocardiogrammes et des échographies aux coureurs. Toutes ces données associées à beaucoup d'autres recueillies dans le monde nous ont permis de différencier les caractéristiques ethniques du cœur des sportifs, d'une grande variabilité et d'éviter ainsi bien des erreurs d'interprétation de leurs particularités électriques.

La lueur tremblotante des bougies me rappelle l'atmosphère surréaliste des cases africaines. Mon métier m'a permis de rencontrer beaucoup de populations très différentes. En échangeant avec elles, j'ai découvert l'extrême diversité des positions spirituelles face à la mort. La pensée africaine est largement dominée par le culte des ancêtres. J'ai pu collectionner quelques objets de ses traditions religieuses. Beaucoup ont trait à la mort. Les marchands qui se sont malheureusement emparés de ces statues magnifiques pour les profaner en salles de vente appellent ça l'art funéraire. La plupart des objets qu'ils présentent n'ont aucune authenticité malgré la belle présentation qu'ils en font pour attraper les nigauds qui les achètent très chers. Cette statuaire est en réalité un langage entre la vie et la mort, entre le présent et l'au-delà, loin de toute préoccupation artistique. Les effigies vont être habitées par les ancêtres. On les a ornées de tatouages et d'emblèmes pour qu'ils s'y sentent bien. Elles sont installées à une place centrale dans la case. On a ménagé de petites fentes pour les yeux, afin que l'ancêtre puisse voir. Et agir, car il est là pour donner sa force aux vivants. Il protège la famille, favorise la fertilité et la fécondité. On lui présente les demandes les plus variées. On lui offre des fruits de la récolte et du gibier de la chasse. Il participe donc au quotidien des vivants. Chez les Fang de la forêt équatoriale, la figure de défunt est assise sur une boite à reliques qui contient son crâne et ses os. Elle incarne pour eux l'esprit protecteur et les forces vitales de l'ancêtre qui vont bénéficier à sa famille. Chez eux, la mort n'est pas considérée comme un phénomène naturel. Elle est suspecte et il faut chercher sa cause dans des actes malveillants ou dans le non-respect des évènements essentiels de la vie sacrée. Il existe des rites initiatiques destinés à s'insurger contre la mort. Les corps sont enduits de kaolin, blanc, couleur de la mort. D'autres initiations africaines comportent des expériences de mort symbolique créant une sorte de reconnaissance entre les vivants et les morts, mettant en jeu la parole des ancêtres. Les exemples sont innombrables. On est en présence de la spiritualité, qui est la somme des croyances et des comportements humains face aux évènements de la vie, de la naissance à la mort. Elle peut être religieuse, tissant alors des liens avec Dieu par l'intermédiaire de rites. Elle peut être aussi philosophique, permettant par exemple de se relier aux morts par des postures propres à chaque ethnie. Souvenons-nous que le *spiritus* latin veut dire souffle, respiration, donc vie, mais aussi sentiment, esprit, âme. Ainsi, la spiritualité de la mort ramène à la vie ! Chaque groupe questionne sur le monde des vivants et des morts, sur la vision de l'humanité, sur la vie après la mort. Les réponses sont différentes. Il en est d'ailleurs de même au niveau individuel. Mais tous recherchent le bien-être spirituel, la paix avec soi-même et avec les autres en fin de vie. Trop de mourants sont dans le désespoir, dans le souhait d'en finir. En Afrique, la spiritualité se penche sur le passage dans le monde des esprits. Les croyances traditionnelles restent fortes et sont pratiquées conjointement avec l'islam ou le christianisme. Chaque geste, chaque évènement a sa propre signification. La religion traditionnelle africaine entend un dieu unique, des esprits intermédiaires avec l'humanité, et des forces spirituelles qui agissent sur la vie humaine. Il y a une force vitale dans tout ce qui existe. La magie est partout. Les ancêtres reviennent veiller sur leur famille et encourager sa foi. On les remercie par des sacrifices et on leur adresse des prières. Au final, la spiritualité d'un peuple crée sa culture, qui est la représentation qu'il se fait de la vie et de la mort, du monde, de l'au-delà. Le passage de la vie à la mort n'entraîne pas un véritable éloignement. Bien sûr, on passe du visible à l'invisible, mais on reste connecté. On croit à la vie après la mort. Ce culte des ancêtres exprime bien la croyance en un au-delà. Même si les athées professent que la vie n'a ni sens ni but et que nous sommes là seulement pour reproduire et conserver l'espèce, l'absence de preuve d'un au-delà ne veut pas dire qu'il n'existe pas. Au contraire, toutes les grandes religions affirment son existence. Au Caire, où je me rendais régulièrement au siège de la Confédération africaine de football, j'ai pu approcher les vestiges de cette extraordinaire civilisation pharaonique qui avait maintenu ce pays au plus haut pendant des siècles. J'ai vu les fresques du Livre des morts égyptien. Elles décrivent le défunt naviguant dans une barque solaire pour échapper au monde souterrain. Il renait peu à peu, retrouvant la parole pour s'exprimer devant ses juges. Puis il se transfigure en s'identifiant au dieu soleil Ré et à Osiris, et atteint enfin les champs paradisiaques pour proclamer « Je suis hier, aujourd'hui et demain ». Donc éternel. Au Népal où nous avions créé un dispensaire avec quelques amis, j'ai rencontré la diaspora tibétaine qui avait fui la répression chinoise. Le Livre des morts tibétain décrit les différentes étapes qui amènent la conscience à la renaissance puis à la réincarnation. L'esprit du défunt est d'abord confronté à des visions lumineuses représentant la sagesse des Bouddhas. Puis il renait dans un corps mental. Enfin, après qu'aient été comptabilisées ses bonnes et mauvaises actions, il est réincarné en fonction de ses mérites. Chez les bouddhistes, la vie après la mort est donc exprimée par la réincarnation. Pour les hindous, la mort est une souffrance. Beaucoup espèrent une renaissance qui leur apportera une vie meilleure. Tous seront réincarnés. Mais seuls quelques-uns pourront découvrir grâce au yoga leur Moi véritable et se libérer de ces réincarnations pour parvenir à un anéantissement total réservé aux plus méritants. Pour les Égyptiens, les bouddhistes et les hindous, le cercle représente la naissance, la mort, la renaissance, le cycle éternel de la vie et de la mort. Ainsi en témoigne Ouroboros, le serpent égyptien de l'éternité, qui se mord la queue en réalisant un cercle parfait symbole du temps infini. Le judaïsme accepte la mort comme naturelle et voulue par Dieu. Elle n'est qu'une étape vers une vie future, une résurrection promise à la fin des temps annoncée par la venue du messie. Pour l'islam, la mort est le destin de tous, en attendant une résurrection menant à une autre vie qui pourra être éternelle après l'expiation des péchés. La religion chrétienne s'appuie sur la résurrection du Christ. Les autres prophètes, Bouddha, Mahomet, sont morts. La résurrection du Christ a libéré les hommes de leur propre mort et leur a donné l'immortalité de l'âme : « Je suis la Résurrection et la Vie. Celui qui croit en moi ne meurt jamais ». Hors religion, la théorie quantique considère que la matière est dérivée de la conscience. La conscience n'est pas produite par le cerveau, qui n'en est qu'un récepteur. Elle peut donc exister en dehors du corps, peut-être même après la mort. C'est la théorie du biocentrisme qui prétend que la conscience a précédé l'univers matériel. Et qui par analogie, évoque l'existence de l'âme, suscitant bien des controverses. Mais toujours, pour exister, une croyance doit s'appuyer sur une culture. La foi en religion s'appuie sur la culture chrétienne, judaïque, bouddhiste, musulmane… Après tout, culturel et cultuel sont si proches !

8- Troisième nuit de veille

La seconde photo a été prise au Japon sur le circuit de Formule 1 de Suzuka. Je porte la tenue de l'écurie Ligier et je m'entretiens au bord de la piste avec le pilote Pédro Diniz avant le départ du Grand Prix. À côté de la photo se trouve une petite maquette de la Ligier de 1996 qui a gagné le Grand Prix de Monaco. Quelques années plus tard en effet s'est présentée pour moi une autre opportunité dans le sport professionnel avec la Formule 1 automobile, synonyme de voyages encore plus nombreux et lointains.

FORMULE 1

Mon travail consistait à surveiller sur le plan médical et à conseiller sur le plan de la performance plusieurs pilotes de Formule 1. J'ai commencé en 1995. Les pilotes étaient brésiliens : Pédro Diniz, Roberto Moreno et Rubens Barrichello. Sponsorisés par la firme Parmalat, qui avait longuement hésité à rester sur la Formule 1 après la mort accidentelle l'année précédente de son pilote vedette Ayrton

Senna. La firme avait une forte implantation au Brésil où mon nom lui avait été suggéré par les gens du football. Ma mission consistait à gérer leur santé, leur préparation physique et mentale, leur diététique aussi bien à Monaco où ils habitaient que sur tous les circuits du championnat du monde, où je les accompagnais. Quinze ou seize par an à ce moment-là, les destinations les plus lointaines étant l'Australie, le Japon, le Brésil, l'Argentine. Les écuries étaient Forti Corse, Arrows, Ligier puis Jordan pendant trois années qui m'ont permis d'apprécier la convivialité de cette famille irlandaise. Le sponsor avait changé en 1996. Parmalat avait été remplacé par le motoriste Mugen Honda, l'occasion d'une expérience toute nouvelle avec les japonais, parfois un peu déconcertante. Il y a eu la belle victoire d'Olivier Panis à Monaco en 1996 pour l'écurie Ligier-Honda, que Hirotoshi Honda, fils du fondateur de la firme, devenu un ami, a eu l'élégance de fêter vingt ans après en invitant en 2016 à Monaco tous les membres de l'équipe victorieuse en 1996 et en ramenant pour quelques jours la voiture d'Olivier jusque-là précieusement conservée dans son musée au Japon. Il y eut d'autres pilotes : Damon Hill alors Champion du Monde en titre en 1997, Heinz-Harald Frentzen, Ralf Schumacher, Jenson Button… Mon père savait toujours où j'étais puisqu'il suivait les courses à la télévision. Mais pour lui, le montagnard de Haute-Loire, le mineur des Cévennes, le forgeron des Ateliers d'Arles, c'était un autre monde. Et pour ma femme et mes enfants, l'absence était difficile à supporter. J'ai arrêté les circuits en 2001. À ce moment-là, le Circuit Paul Ricard en Provence venait d'être acheté par Bernie Ecclestone, grand patron de la Formule 1. Après un temps de réflexion, il avait décidé d'en faire un circuit d'essais privés, avec succès puisqu'il était occupé trois cents jours par an, et un centre d'Excellence pour la Fédération internationale de l'automobile (FIA). Expert pour ce centre, j'ai pu effectuer des recherches sur les effets de la vitesse sur le corps humain, en collaboration avec les médecins militaires de Toulon qui travaillaient sur la même problématique pour les pilotes de chasse aérienne. En particulier la vision latérale, les effets de la force gravitationnelle et la communication des informations sur la visière des casques. Redevenu ainsi plus sédentaire, j'ai pu me rapprocher de ma famille. Et recommencer à communiquer avec mon père. Il ne parlait pas beaucoup. Mais il transmettait tellement d'amour, qu'il cachait pudiquement sous des manières bourrues.

Une constante chez lui était de réprimander celui qui lui faisait un cadeau, dont « il n'avait pas besoin ». Ou de froncer les sourcils en cas de gestes affectueux. Selon notre rituel « africain », c'est sur le front que je l'embrassais sur son lit de clinique. Pourtant sans qu'il ne me l'ait jamais dit, je sais qu'il était fier de ce que je faisais. Je n'oublierai jamais sa gravité attentive pendant ma prestation de serment de médecin. Je lui dois tout cela. Sans lui, sans son travail acharné, je n'aurais jamais pu faire ces études de cardiologie. C'est lui qui m'a donné cette force de travail, fondement de notre famille. Il est pour moi et mes trois fils un exemple. Je regrette de ne pas lui avoir assez dit combien je l'admirais. Combien je le respectais. Et cette terrible année 2002 est arrivée trop vite. Mon père croyait-il en une vie après la mort ? Il ne semblait pas manifester une foi particulière. Et que pensait-il de l'âme ?

Le jour se lève sans que j'aie dormi un seul instant. Ces trois nuits se sont passées dans une véritable intimité avec lui. Au-delà de la mort, il continuait de me transmettre sa bienveillance. Je le ressentais dans l'obscurité de la pièce. Je lui ai parlé et il m'a répondu. Il m'en a dit plus sur son enfance, dont par pudeur il cachait habituellement la dureté. Beaucoup plus sur sa guerre et sa captivité, sur lesquelles il éludait toutes les questions. Nous nous sommes dit beaucoup de choses que nous avions tues pendant sa vie. Il m'a parlé de ses fantasmes amoureux, une surprise pour moi. Je lui ai parlé de mes absences, que je regrettais tellement. Je lui ai dit combien j'admirais sa volonté. Et surtout combien je l'aimais. Maintenant, il me fallait affronter ses obsèques.

SÉPULTURES

Donner une sépulture est une habitude très ancienne. Les premières tombes retrouvées datent du paléolithique, il y a plus de 200 000 ans, avec Néanderthal. Il s'agissait alors de protéger les corps des prédateurs. La première tombe aménagée avec l'intention d'honorer le défunt date de 50 000 ans, au Kurdistan iranien où le squelette d'un néanderthalien recouvert par sept espèces de fleurs différentes reposait sur une litière d'éphédras hallucinogènes attestés par les pollens retrouvés. Au Néolithique avec Sapiens apparaissent les tumulus. La toilette du mort vient des Grecs des premiers siècles.

L'embaumement et la momification ainsi que les sarcophages datent de l'Égypte antique. Depuis toujours, on recueille et on enterre les corps des guerriers morts sur les champs de bataille. Les rites funéraires sont en relation avec la vision du monde des différentes communautés. Aux traditions ethniques s'ajoutent les volontés parfois exprimées par le défunt, selon qu'il est croyant ou agnostique.

L'inhumation en terre est l'enterrement le plus ancien et le plus classique. Puis vient la crémation qui prend de plus en plus de place. Certaines collectivités pratiquent l'inhumation en mer comme les marines militaires. D'autres la cryomation qui utilise l'azote liquide pour refroidir le corps à – 200° et le rendre cassant afin de le pulvériser. Ou l'aquamation où il se décompose dans une solution alcaline avant qu'on réduise le squelette en poussière. La poussière pouvant être conservée dans une urne au même titre que des cendres. Enfin l'anthropophagie existe encore sous diverses formes. Vraie comme chez les Waris du Brésil, symbolique par consommation des cendres comme chez les Indiens nomades Guayaki du Paraguay. Le zoroastrisme, considérant le corps et la matière comme dégradés et seul l'esprit comme pur, laissait les corps se dessécher en haut d'une tour du silence pour que les vautours les décharnent, leur évitant la souillure de la terre. Certains peuples de l'Himalaya perpétuent cette tradition.

De nos jours, l'inhumation en terre se fait dans une concession louée ou achetée dans un cimetière. Et en l'absence de concession, en terre commune. On peut être enterré dans une propriété privée après accord de la préfecture. La tombe devient le domicile du défunt et peut être considérée comme un endroit où l'esprit ou l'âme se sépare du corps. L'idée de préservation de l'âme est donc souvent associée. La crémation n'apparait qu'à l'Âge de Bronze. Elle est la règle chez les hindouistes. On note une proportion de plus en plus grande de crémations dans beaucoup de pays : 100 % des décès au Japon, 90 % en Suisse, 70 % en Allemagne, 40 % en France en 2020. Elle a pour certains l'objectif d'empêcher le retour de l'âme du mort dans son corps. Le feu l'emporte vers le ciel et lui confère l'immortalité. L'idée du devenir de l'âme s'est sans doute transformée. Au contraire, l'islam interdit l'incinération car ce qui peut blesser un vivant peut blesser un mort. La législation française reconnait aux cendres le même statut que le corps entier. Elles ne peuvent donc pas rester la maison. L'urne doit être enterrée, ou les cendres doivent être dispersées, selon les vœux du défunt ou dans le jardin du souvenir présent dans chaque cimetière. L'entourage participe au rituel. La main gauche est la main de la mort, avec laquelle on se frappe la tête. On se couvre les cheveux de limon. Le visage de kaolin, couleur blanche du deuil en Afrique et en Asie. Où il vaut mieux éviter les blouses blanches sur les lieux de soins. Des pleureuses professionnelles sont parfois présentes. Leur métier existe depuis l'Égypte des pharaons et a survécu au catholicisme. De nos jours, « Rent a mourner » est une société anglaise florissante. Ses figurantes sont chargées par leurs cris et leurs lamentations de rendre la cérémonie encore plus intense, plus grandiose. Des sacrifices humains ont pu accompagner les obsèques, comme en Côte d'Ivoire où la rumeur rapporte que les guerriers baoulés qui portaient le cercueil du Président Houphouët-Boigny ont été enterrés vivants avec lui à Yamoussoukro en 1994. Le rituel peut associer d'autres manifestations selon les époques et les communautés : maquillage du visage, exposition du défunt, convoi funéraire, cérémonie religieuse, repas de funérailles, période de deuil, commémorations. Le deuil le plus long est celui des Dogons, une ethnie du nord du Mali, vivant au bord de hautes falaises. Le corps une fois lavé est déposé dans une crevasse à proximité du village. Quelques mois après sont organisées des funérailles en hommage au défunt dont l'esprit peut alors quitter sa maison, tout en restant à proximité. Puis tous les cinq ans est programmée une cérémonie collective où les esprits des personnes décédées pendant cette période peuvent rejoindre les ancêtres. Le défunt est parfois nanti de signes religieux mais aussi de victuailles et d'objets usuels dont il aura besoin dans l'au-delà. Et de monnaies pour payer certains passages. Arles était un lieu de sépulture très recherché depuis le quatrième siècle car on croyait que le Christ s'y était rendu et agenouillé. Une chapelle de l'Agenouillade existe encore, un peu oubliée, à l'emplacement de l'ancien cimetière des Alyscamps. Les défunts étaient placés dans une barque qui descendait le Rhône. Ils tenaient une pièce d'or dans leurs mains pour rémunérer le fossoyeur à leur arrivée. Certains enterrent leurs défunts très vite. Avant le coucher du soleil chez les musulmans. Le jour du décès en Israël. D'autres comme les bouddhistes ne touchent pas le corps pendant trois à quatre jours pour ne pas gêner l'envol de la conscience. Ils n'expriment aucune douleur pour que le mort reste serein. Des cérémonies de prières et d'offrandes ont lieu chaque semaine pendant deux mois, temps nécessaire à sa réincarnation. Certaines nations indiennes pratiquent un rite initiatique au décès, avec un jeûne total du groupe pendant plusieurs jours. Les Sioux peignent rituellement le visage du mourant. D'autres tuent son cheval car c'est lui qui doit le conduire au monde des esprits. Selon sa notoriété, l'entourage peut faire de sa tombe un tombeau, voire un mausolée. Les pyramides égyptiennes sont les sépultures des pharaons. À partir du quatrième siècle, on a construit en terres chrétiennes des oratoires et des églises au-dessus des tombes afin que les morts soient plus près des saints.

Beaucoup de mammifères ont une conscience de la mort et enterrent leurs défunts, comme les éléphants qui les recouvrent de feuilles de palmes. Les chimpanzés pratiquent le toilettage, la veillée funèbre, utilisent des branchages pour recouvrir les dépouilles et connaissent une dépression collective en relation avec le décès. Les dauphins et les orques dansent et chantent autour du corps qu'ils maintiennent à flot de longues heures en le protégeant des prédateurs.

Bien sûr, le défunt est dans la tombe. Il est mort mais il n'est pas disparu. Son esprit a quitté son corps et continue de participer au quotidien de ses proches. Ce que certains redoutent parfois... Il est présent dans la parole des vivants. La mort n'est pas l'absence. Le rituel funéraire est donc un passage plutôt qu'une fin. Il se conclut au cimetière. Rassemblement, solidarité, derniers gestes, formes d'au revoir apportent-ils un réconfort ? Oui si on considère la brutalité des premiers décédés du Covid, enveloppés dans une housse et inhumés dans des fosses communes sans présence de la famille au nom de la précaution sanitaire. On a bien vu le désarroi des parents. Le rituel permet donc de commencer le deuil. La mémoire, les affects, l'imaginaire vont se mettre en action. Mais d'abord il y a les obsèques.

9- Obsèques

Elles ont eu lieu dans l'intimité, comme il le souhaitait. J'ai toujours eu des difficultés avec les cimetières. Ils transmettent tellement de tristesse. Témoignent de tellement d'oublis. De solitude. J'assiste rarement aux obsèques de proches. Ce qui ne m'empêche pas de prier pour eux. Au Moyen-Age, l'Église pourtant peu soucieuse des corps les prenait en charge dans des fosses communes pour leur assurer un salut collectif. La tombe individuelle est apparue plus tard, répondant au besoin des individus de mieux se protéger et aux familles de mieux se reconnaitre. Les visites aux cimetières de la Toussaint sont un phénomène assez récent. On mourrait le plus souvent au domicile. La famille se rassemblait autour du mourant qui pouvait lui transmettre ses volontés. Le cérémonial religieux se déroulait de façon immuable. De nos jours, la majorité des décès a lieu en établissement de soins. La famille n'est pas toujours rassemblée assez tôt pour les transmissions. Les rituels religieux sont abrégés. Le personnel médical est partie prenante. Les crémations sont de plus en plus nombreuses. C'est en quelque sorte une façon d'abolir le corps et sa sépulture. Peu à peu, la communauté est de moins en moins concernée par la mort, qui s'annule socialement. Un tweet compassionnel remplace le plus souvent une main tendue, une étreinte amicale, un bras passé autour de l'épaule. Seuls quelques hommes survivent dans la conscience collective, pour des raisons diverses, honorables ou délictueuses. Par leurs choix d'images, les médias entretiennent l'illusion que la mort ne nous concerne plus. Ils montrent le plus souvent et en abondance des morts violentes survenant dans des contextes extraordinaires : guerres, agressions, catastrophes naturelles ou provoquées. En quelque sorte des mort-spectacles loin de notre quotidien, qui ne nous touchent pas vraiment. Cette manipulation s'est brutalement interrompue avec la pandémie COVID qui les a obligés pendant de longues semaines à montrer en continu des morts anonymes dans des hôpitaux, morts individuelles devant lesquelles chacun de nous s'est senti concerné, morts menaçantes par leur proximité. Comment sera traitée l'information à l'avenir ? Une exigence de transparence est née et le public sera sans doute plus attentif et plus critique vis-à-vis de journalistes habiles à manipuler le sensationnel. Mais aujourd'hui, c'est mon père qu'on enterre. Le dernier baiser à la maison. Le cortège. La messe. L'absoute et son chant de délivrance. Les fleurs. La terre qui tombe. Le soutien à ma mère. Le cœur serré pendant des heures. Enfin le silence. Maintenant il est dans sa tombe, près du mur du cimetière. De là, il peut apercevoir le sommet de la Tour Luma, imaginée par le célèbre architecte Frank Gehry. C'est une construction récente en briques d'acier inoxydable qui a pris place dans les anciens Ateliers SNCF réhabilités par mécénat, et surtout l'atelier des forges où il a travaillé toute sa vie. Comme un clin d'œil. Une sorte de boucle. Rassurante. Je suis sûr qu'il entend la sirène qui marquait le début et la fin du travail et qu'ainsi il organise sa journée comme il l'a toujours fait. Lorsqu'il a arrêté de forger, il s'est passionné pour le jardinage où il retrouvait sans doute un peu de son enfance. J'avais un grand terrain qu'il avait transformé en potager. Il avait consciencieusement arraché les fraisiers et les framboisiers pour cultiver des pommes de terre comme il le faisait en Haute-Loire avec ses frères et sœurs. Il avait sûrement l'impression qu'il garantissait notre subsistance pour l'hiver comme là-bas ! Assez peu préoccupé de leur goût, il laissait grossir ses légumes le plus possible pour pouvoir les montrer avec fierté. Et pour cette activité, il avait adopté les mêmes horaires qu'à l'usine ! Mon père était unique.

10- L'âme

Pendant son sermon, le prêtre a parlé de l'âme. S'adressant à mon père, il a dit : « Ton âme va retourner à Dieu. Elle a soutenu ton corps tout au long de ta vie. Elle t'a aidé à maitriser tes émotions. Elle a entretenu ton esprit. Elle t'a donné cette sagesse bien connue de tous ici ». Pas sûr que les philosophes aient été d'accord. Non pas tant sur son existence, que presque tous reconnaissent. Plutôt sur sa dualité avec le corps dans laquelle ils sont empêtrés depuis Aristote. L'âme est-elle séparée du corps pendant la vie ou au contraire y a-t-il une unité de l'âme et du corps ? Que devient l'âme après la mort ? Se sépare-t-elle du corps, et alors devient-elle éternelle ? Et au fond, qu'est-ce que l'âme ? Le concept est très variable : un principe de vie, des pensées, une forme matérielle ou non, immortelle ou non. Pour le philosophe grec antique persuadé que l'âme et le corps ne font qu'un, l'âme se définit par ses fonctions : végétative car elle donne la vie, sensitive car elle donne les sentiments, motrice car elle donne le mouvement, intellectuelle car elle donne l'intelligence. En somme, une forme prise dans la matière. Au contraire, pour le médecin philosophe musulman médiéval Avicenne, qui a marqué aussi bien le monde arabe que le monde latin, l'âme est immatérielle et le corps est son outil pour développer l'intellect. L'aspect religieux est porté par le théologien du treizième siècle Thomas d'Aquin, partisan de l'unité. Pourtant, l'âme est capable de subsister en dehors du corps, exprimant ainsi toute sa spiritualité. Et bien sûr elle est immortelle. Comme en attestait déjà le philosophe athénien Socrate qui voyait la mort comme une migration de l'âme d'un lieu à un autre. Les anthropologues ont une vision globale de l'anatomie et de la psychologie. Ils ont recherché depuis le dix-huitième siècle les interactions entre l'âme et le corps. Leur science de l'âme envisage sans certitude formelle un réseau de fibres nerveuses dans le cerveau responsables de la sensibilité. L'âme sentirait donc à l'aide des nerfs. Ils ne se prononcent pas pour l'immortalité. Pour les chrétiens et les musulmans, l'âme va effectivement continuer à vivre dans un lieu dédié appelé paradis. Pour les religions orientales, l'âme se réincarne comme le corps. Pour les Amérindiens, un homme a au moins deux âmes, l'une libre qui peut quitter son corps, l'autre qui lui est attachée et qui meurt avec lui. L'âme libre gagne le monde des esprits après la mort. Le défunt est placé dans une couverture. S'il est dans un cercueil, on ne le ferme pas complètement pour ne pas emprisonner son âme. Ensuite on l'enterre sous un tas de pierres ou on l'incinère. Certains le placent sur un échafaudage ou dans un arbre. Il n'y a pas de véritable deuil car le mort est considéré comme faisant toujours partie du monde des vivants. Pour l'homme moderne, outre le corps et l'âme, il faut évoquer l'esprit. Pour ceux qui ne croient pas à l'âme. Après tout, les derniers mots du Christ sur sa croix n'ont-ils pas été : « Père entre tes mains, je remets mon esprit » ? Mon esprit. Pas mon âme. L'apôtre Paul a résumé la pensée biblique : la vie d'un croyant ne peut se passer d'une dimension spirituelle. C'est par l'esprit que l'homme est relié à Dieu, l'âme reliant le corps à l'esprit. L'esprit est une composante immatérielle humaine supportant la pensée et l'ensemble des activités mentales. Elle implique la raison et les émotions. Elle influence les comportements. Les neurosciences cognitives tentent d'expliquer pour l'instant sans grand succès que l'esprit fait partie du cerveau. Pour certains, l'esprit est la conscience. Il serait alors le simple résultat d'une activité neuronale. La conscience exclusivement issue de la matière ? Penser n'est pas une activité comme une autre. Les états d'esprit ne sont pas forcément les états du cerveau. Pour l'instant, les pensées ne se matérialisent pas sur l'électroencéphalogramme ou sur l'imagerie par résonnance magnétique. Un philosophe contemporain comme Peter Hacker s'élève fortement contre cette conception exclusivement naturaliste de l'esprit. La célèbre citation de mon confrère Rabelais vient à point pour nous éclairer : « Science sans conscience n'est que ruine de l'âme ». Qu'a-t-il voulu nous dire ? Sans doute que la science ne peut pas tout expliquer. Qu'elle devrait être soumise à la morale. Et au minimum qu'on ne doit pas se tromper de concept en commençant sa recherche. Si l'esprit est immatériel, il sera difficilement mesurable. La vie quotidienne implique l'âme dans de nombreuses citations : « En mon âme et conscience ». En toute sincérité. Elle est reliée à la recherche de la vérité. « Grandeur d'âme ». Elle implique la générosité, l'indulgence. « Perdre son âme ». Perdre sa substance, son originalité. Au sens religieux, perdre sa spiritualité. « Forger son âme ». « J'aime mieux forger mon âme que la meubler », disait Montaigne, signifiant par là qu'il ne faut pas s'encombrer d'un savoir inutile mais qu'il vaut mieux exercer son intelligence. « Rendre l'âme ». Expression datant du quatorzième siècle où l'âme représentait le souffle de vie. Rendre l'âme, c'est rendre son dernier souffle. L'âme anime le corps. Le corps et l'âme ne font qu'un. Toutefois la localisation anatomique supposée de l'âme a évolué au cours des siècles. Car chaque époque a voulu lui donner un support matériel. Au moins à partir des anatomistes grecs Hérophile, Erasistrate et bien sûr Galien. Avant eux, l'âme n'était qu'une notion philosophique chez les Orientaux et même chez les Égyptiens. Hérophile a situé l'âme sur le plancher du quatrième ventricule cérébral. Galien a soutenu sa théorie du pneuma véhicule de l'âme. Le pneuma est une chaleur vitale circulant dans les artères, passant par le cœur et les poumons. Pour lui l'âme est dispersée dans ce pneuma. Il n'a pas été contesté pendant plus de mille ans. Au Moyen Âge, la médecine de charité pratiquée par les religieux n'a pas eu le temps de s'interroger sur sa localisation anatomique. À partir de la Renaissance, c'est souvent le cerveau qui est cité comme siège de l'âme. Dans son troisième ventricule pour Léonard de Vinci en 1500. À l'intérieur de la glande pinéale, l'épiphyse des noyaux hypothalamiques, qui sécrète la mélatonine, chef d'orchestre des rythmes biologiques, pour Descartes en 1600. Dans le corps calleux, ce pont fibreux entre les deux hémisphères pour Lapeyronie en 1700. Mais aussi dans le cœur pour Césalpino en 1500. Et même l'estomac pour Van Helmont en 1600. Avec le développement des connaissances scientifiques, l'idée de la localisation de l'âme dans le corps humain est peu à peu abandonnée. La philosophie et la religion sont-elles opposées concernant l'âme ? Aristote a eu beaucoup de mal à la définir. Il est persuadé que l'âme et le corps ne font qu'un. Thomas d'Aquin affirme aussi que le corps et l'âme sont étroitement liés. Le corps joue un rôle dans les manifestations psychiques. L'âme n'est pas que la pensée. Il n'y a donc pas de véritable clivage. Pendant un séjour à Haïti, j'ai pu approcher des pratiquants du vaudou. Le vaudou doit être considéré comme une religion, à la fois animiste et chrétienne, initiée dans l'ancien royaume du Dahomey. Elle s'appuie sur des dieux donnant la puissance et la bienveillance. Des rites permettent d'entrer en communication avec eux, parfois à travers une transe. C'est aussi une culture, loin de l'image de sorcellerie que lui ont donnée les médias occidentaux. Cette communauté initiatique qui angoisse et fascine par ses aspects irrationnels pense qu'après la mort, l'âme est ramenée vers l'Afrique, terre de départ de ses ancêtres conduits en esclavage.

11- Les mois suivants

Les mois suivants n'ont atténué ni la douleur ni la culpabilité. Pour un homme, la mort du père a une signification particulière. Elle le laisse au-devant d'innombrables responsabilités, en particulier familiales. Insensiblement une mutation s'opère, visible au regard des autres. Il devient à son tour le recours, celui vers qui on se tourne en cas de difficultés. C'est une situation nouvelle parfois inconfortable, mais qu'il convient d'assumer. Peu à peu, un questionnement s'installe, presque quotidien, dont il faut trouver les réponses. Et lui, qu'aurait-il fait ? Alors plutôt que de regretter son absence, il est possible d'établir un dialogue avec celui qui est parti, lui redonnant ainsi une certaine présence. Mais ce dialogue quotidien n'atténue pas vraiment la douleur. Bien sûr, le travail est là pour chasser la tristesse. Pourtant, en exerçant mon métier de réanimateur, en luttant chaque jour pour maintenir en vie des patients menacés, je suis renvoyé à cette décision regrettable de 2002. À ce choix de conscience. J'ai décidé contre mon gré. Et plus de vingt ans après, je ressens une sourde colère contre moi. Pas de remords. Pas l'envie d'oublier. Mais celle de revenir en arrière certainement. Je n'aurais peut-être pas fait le même choix. Ce dont mon père avait le plus besoin, c'est d'être mieux accompagné. Sans doute ne lui ai-je pas assez parlé ? J'aurais pu mieux partager avec lui ses derniers instants. Les vivre plus près de lui par les gestes, les regards, les mots. Même si mon père était plutôt taiseux. En fait, j'ai été son médecin plutôt que son fils. Je ne lui ai finalement apporté que cette rupture chimique qui l'a soulagé mais qui l'a éloigné de moi, de nous. D'une certaine façon, je lui ai enlevé la vie. Son dernier souffle aurait dû lui appartenir. Et qui sait si sa forte nature ne lui aurait pas donné un sursis ? Je lui ai fait perdre une chance de voir encore quelques sourires d'êtres aimés, de sentir quelques caresses affectueuses, d'entendre des mots qui lui auraient fait plaisir. Les derniers sont sans doute les plus précieux. Au-delà de cette tendresse, la proximité de la mort est sans doute la meilleure opportunité d'apaiser les conflits. La meilleure et la dernière. Qui peut dire que dans les jours que je lui ai enlevés, il n'aurait pas prononcé des paroles importantes pour son entourage, qui auraient peut-être changé sa façon de voir sa mort, plus apaisée ? Et qui auraient compté pour lui et les autres. Est-ce que j'ai tué mon père ? Ou est-ce que j'ai simplement précipité sa mort ? Ce n'était pas vraiment de l'euthanasie. L'euthanasie, c'est choisir une drogue qui va tuer instantanément. Pourtant le ressenti est identique. J'ai ôté la vie, rompu mon engagement de médecin. D'un autre côté, j'ai le sentiment irrationnel d'être intervenu dans un dessein supérieur. Mais lequel ? L'amour filial ne justifie pas d'enlever la vie. Alors suis-je à la recherche d'un pardon ? Dieu pardonne toujours. Le plus difficile est de se pardonner à soi-même. Je n'ai pas réussi. Je pensais que ne pas l'exprimer était la cause du tourment intérieur. L'exprimer ne soulage pas plus. C'est un supplice, une prison éternelle. À la fois bourreau et victime, je ne me sens pas libre de mon passé, et je dois chaque jour affronter mon propre regard. J'aimerais pouvoir aller sur la tombe de mon père avec la même allégresse que les Mexicains. J'ai pu assister à leur fête des Morts à l'occasion d'un voyage taurin à Aguascalientes. C'est une fête nationale. Multimillénaire. Il y a d'abord la fête pour les enfants, puis celle pour les adultes. Les tombes sont fleuries de soucis orangés et sont très visitées. Les familles s'y rencontrent et organisent des repas joyeux, bien arrosés pour certaines, avec chants et danses. On échange des pâtisseries sucrées en forme de tête de mort. Les déguisements sont nombreux, évoquant presque toujours le squelette. Les maisons sont décorées. On construit des autels pour honorer les ancêtres, avec photos et objets personnels. Les bougies sont partout. On promène l'effigie en papier mâché de la Catrina, squelette féminin richement vêtu de dentelles. Pour le mexicain, la mort ne sera pas très différente de la vie comme le pensaient leurs lointains ancêtres aztèques. Elle est familière. Il n'y a pas de raison d'avoir peur. Le Destin décide. L'âme mexicaine plutôt morbide montre une certaine indifférence face à la mort. Toutefois ces rituels marquent l'attachement et le respect pour les membres de la famille disparus. Tous du plus jeune au plus vieux participent à la fête. Cette formidable célébration collective nous fait comprendre qu'il faut parler de la mort, parler à la mort, ne pas être dans le déni. Et cela dès l'enfance. Encore qu'avec leurs consoles de jeux, les enfants apprennent à tuer sans émotion. À éliminer. Sur l'écran, la mort n'a pas de réalité. Elle est aseptisée et indolore. Comment ensuite les familiariser avec la mort réelle ? Si on ne les a pas sensibilisés dès l'enfance, il est possible à tout moment d'expliquer que la mort nous concerne tous, que sa survenue n'est qu'une question de temps, et qu'il faut s'y préparer sans crainte excessive. Cette réflexion influencera alors certainement notre façon de vivre. Pourtant le rapport au temps fait naître un désir d'immortalité, une recherche de l'éternité, même sans conviction religieuse. Les amoureux ne se disent-ils pas vouloir s'aimer toujours ? Dans certaines circonstances, il est encore plus important de parler de la mort. Dans le deuil en particulier. Afin de surmonter ses émotions successives que sont la douleur, le refus, la colère, la tristesse. Pour parvenir à l'acceptation, souvent attestée par la possibilité de parler sereinement du disparu. Encore la parole. Il est donc important de parler de la mort tout au long de sa vie afin de ne pas être dans le déni. Chacun pourra alors mieux comprendre sa propre mort. Mieux accompagner la fin de vie d'un proche. Et accéder à une véritable compassion pour les malades en grandes difficultés. La compassion relève d'une volonté personnelle d'aider au soulagement de la souffrance. Elle suppose une capacité forte de se mettre à la place de la personne qui souffre et de lui faire sentir qu'on partage sa douleur. Afin de lui transmettre réconfort et apaisement.

Pour mon père, où est la vérité ? Est-ce celle de la raison, qui allait vers un arrêt des souffrances ? Est-ce celle du respect filial, qui me commandait de répondre à sa demande ? Est-ce celle de la fidélité au serment, qui m'interdisait de le faire ? Je ressens encore cette fausse liberté de dire oui ou non, ce libre arbitre égaré. Avec le recul, je constate que les arguments s'équilibrent. Je pourrais expliquer chaque décision. La justifier. Cela ne donne pas l'absolution. Et mon ressenti est que je regrette mon choix. C'est bien le regret qui l'emporte. Le regret est une émotion. Il a peu de chance d'être accessible à la raison. Cette émotion est négative et douloureuse. Justifier mon choix aurait pu l'atténuer. Mais c'est impossible. Dire que j'ai accepté la volonté de mon père n'est pas suffisant. D'autres possibilités existaient. Mieux l'aider à vivre ses derniers instants. J'ai été trop présent en tant que médecin et pas assez en tant que fils. Ma décision n'était pas forcément la bonne. Je repasse dans ma tête tout ce que j'aurais pu faire. Lui parler comme à mon père et non comme à mon patient. Organiser autour de lui une chaîne d'amitié au lieu de le surprotéger en tant que malade. Convier les personnes qu'il avait envie de voir sans trop l'avouer. Peut-être organiser ses soins au domicile, malgré les difficultés et le peu de commodités de la maison. Est-ce que cela aurait été mieux pour lui ? Je pense que oui. Et cela aurait été mieux pour moi aussi. Je me rends compte que ces dernières années, je n'ai à aucun moment pensé que ma décision était pour lui la meilleure. En somme, je ne lui ai pas rendu service. Nous avons perdu tous les deux. J'ai pris ma décision dans un contexte fortement émotionnel, pas assez raisonné. Elle n'était pas justifiée. Je n'arrive pas à m'en libérer. Et toute la permissivité apportée par les lois successives ne pèse pas lourd face à ma conscience. Je suis sûr maintenant qu'au-delà de sa forte diminution physique, c'est la peur de devenir une charge trop lourde pour nous qui a provoqué la demande de mon père. Ce qui accentue mes regrets car si je l'avais compris, j'aurais pu lui expliquer qu'il n'en était rien. Au lieu de cela, j'ai trahi mon serment de médecin, même s'il est parfois ambigu : « Je ferai tout pour soulager les souffrances. Je ne prolongerai pas abusivement les agonies. » Mais aussi : « Je ne provoquerai jamais la mort délibérément. » C'est le serment sous sa forme moderne. Celui de l'Association médicale mondiale, confédération d'associations professionnelles fondée en 1947 est encore plus radical : « Je veillerai au respect absolu de la vie humaine ». Ce serment, je l'ai toujours honoré. Encore plus en tant que réanimateur. Obsédé par le maintien de la vie à tout prix, jusqu'au bout des possibilités médicales même les plus atypiques. Plus de vingt ans après, je n'ai pas fait ce deuil. Sa perte n'est pas pour moi un deuil classique, mais un deuil aggravé. C'est ma responsabilité dans cette perte qui continue de m'accabler. De manière irrémédiable puisque je ne peux plus rien y changer. Je me révolte toujours contre mon choix. Je n'arrive pas à m'affranchir de ce sentiment de culpabilité. Et surtout pas à l'exprimer clairement. Tout est intérieur. La culpabilité, c'est transgresser une règle : c'est mon cas, le médecin protège la vie. C'est transgresser une norme morale, c'est mon cas, tu ne tueras point. C'est avoir du remords, c'est mon cas. Je parle à mon père mais il n'y a pas de dialogue. Je devrais peut-être lui écrire comme les Égyptiens qui font des lettres à leurs disparus. En parler à un consultant. Je ne l'ai jamais vraiment fait. Ce qui n'a pas pu se dire avant ne se dira jamais. Que me répondrait-il ? Regretterait-il sa demande ? Ou persisterait-il à me remercier ? Quoi qu'il en soit, le doute sera toujours là. « Tuer le père » se dit souvent dans le sens de s'affranchir d'une dépendance. Pour moi, l'expression prend son sens premier.

12- Les lois jusqu'en 2002. Les institutions et le monde politique

Les années suivantes ne m'ont pas apaisé. J'ai cherché de l'aide autour de moi. Je me suis interrogé sur le soutien qu'apportent les institutions à un médecin qui doit faire face à une situation de fin de vie. Le Code de la Santé publique la définit comme les moments qui précèdent le décès d'une personne en phase avancée ou terminale d'une affection grave ou incurable quelle qu'en soit la cause. J'ai d'abord regardé vers les hommes politiques tout en restant attentif aux aspects juridiques. Au décès de mon père en 2002, ils n'étaient pas très présents et le cadre législatif était pauvre. La première loi donnant accès à la sédation et aux soins palliatifs est la « loi Kouchner » du 9 juin 1999. Elle visait à soulager la douleur et accompagner le malade et son entourage. Une « loi Kouchner 2 » du 4 mars 2002 est venue renforcer la première loi et lancer un plan de développement des soins palliatifs. Elle donnait au patient la possibilité de s'opposer aux investigations et traitements. Elle ne parlait pas d'euthanasie. Ainsi, elle ne répondait pas au problème éthique qui se posait déjà au médecin pour les personnes en fin de vie. J'ai vite compris que les lois ont bien des difficultés à intégrer ce problème éthique. Elles proposent un cadre, pas toujours très explicite, pour autoriser certaines pratiques ou légitimer les conditions d'une décision. Mais elles sont loin de répondre à toutes les questions qui se posent au moment du choix, et la réflexion reste largement ouverte. Celle-ci est susceptible de faire évoluer la loi mais des limites persisteront. L'éthique pourrait faciliter la réponse mais légitimité éthique ne signifie pas légalisation, loin de là. Ainsi, certains médecins perçoivent mal l'autorisation qui leur est faite de donner la mort au prétexte de soulager la douleur. C'est contre leur serment, leur éthique de soignant, qui est de lutter pour la vie du patient, et leur morale forgée par la confiance que leur témoignent les malades. Ils se méfient des dérives que peut permettre cette liberté de tuer chez certains de leurs confrères, faussement confortés dans l'idée qu'ils auraient une mission sociétale.

SOIGNANTS TUEURS

On a vu régulièrement émerger au cours des dernières années des soignants tueurs qui, forts de leur pouvoir médical et se réclamant d'une mission, tuent chimiquement pour « rendre service » aux malades et à la société. L'argument qu'ils donnent systématiquement est qu'ils devancent la loi pour « la faire avancer ». Ainsi, l'infirmier allemand Niels Högel reconnait avoir assassiné par injection de médicaments 100 patients en coma ou sous respiration artificielle, âgés de 34 à 96 ans, entre 2000 et 2005, en utilisant cinq médicaments différents. On lui en attribue 300. Toujours prêt à intervenir, il passait pour un excellent réanimateur, un Rambo du secourisme. Avant lui, Donald Harvey a tué de la même façon 87 patients entre 1970 et 1987. Plus récemment, en France, un anesthésiste a été soupçonné d'empoisonner des patients pour renforcer sa réputation de réanimateur grâce à la justesse de ses interventions. Certains médecins témoignent de ce qu'ils ont aidé « à partir » plusieurs dizaines de patients, comme ce médecin généraliste du Vaucluse retraité et militant qui se targue d'une centaine d'interventions. Ils procurent les produits, les injectent ou aident les patients à se les injecter. Ils se positionnent comme simples exécutants. Toutefois désobéir pour être en avance sur les lois à venir, un peu comme ceux qui pratiquaient l'avortement avant la Loi Veil, peut vite conduire à des dérives. La médiatisation de leurs actes dans le contexte actuel de grande incertitude institutionnelle semble les protéger. Là encore, les lois se montrent impuissantes. Qu'ont-elles apporté après 2002 ?

13- L'affaire Humbert

C'est l'affaire Humbert qui a réellement interpellé les politiques pour la première fois. Vincent Humbert, tétraplégique, muet et aveugle à la suite d'un accident de la route en 2000 mais parfaitement conscient, écrit en 2003 au Président de la République Jacques Chirac une lettre lui demandant « le droit de mourir », droit refusé. À la date anniversaire de son accident, le 24 septembre 2003, sa mère ajoute des barbituriques à sa perfusion, le plongeant dans le coma. Au bout de deux jours, son médecin arrête le respirateur artificiel et Vincent meurt le 26 septembre. Poursuivis par la justice, la mère et le médecin bénéficient d'un non-lieu en 2016. Cet épisode a suscité la loi Léonetti de 2005 sur la fin de vie. Elle évoque l'euthanasie et l'acharnement thérapeutique.

14- Euthanasie

De nombreuses notions nouvelles apparaissent ainsi dans le débat. Et d'abord l'euthanasie citée nommément. Étymologiquement, le mot grec *euthanatos* désigne une mort naturelle sans souffrance. C'est le cas dans l'Antiquité. À partir du dix-septième siècle, apparaît la notion de soulagement chimique de la douleur. Jusqu'à notre époque où elle devient mort provoquée. Les termes qui définissent l'euthanasie, volontaire, active ou passive sont nombreux et il convient de lever leur ambiguïté. L'euthanasie est active lorsqu'un tiers administre une substance provoquant une mort très rapide. L'euthanasie est passive lorsqu'on renonce aux traitements, qu'on arrête l'hydratation et l'alimentation artificielles, et qu'on administre des antalgiques et des sédatifs à hautes doses, susceptibles de mettre le malade en coma et de provoquer sa mort au bout de quelques jours. Enfin, l'euthanasie est volontaire lorsque le malade a donné son accord, soit directement soit par anticipation. Jusqu'à la « mort douce », il y a une différence entre « Laisser mourir » et « Faire mourir ». Laisser mourir, c'est arrêter les soins pour permettre à la mort de survenir d'une façon qu'on peut qualifier de naturelle. Pour beaucoup, ceci ne doit pas être considéré comme une euthanasie passive, même si la jurisprudence la qualifie ainsi pour l'autoriser, mais plutôt comme un laisser-faire naturel. Faire mourir c'est ajouter à l'arrêt de la thérapeutique curative l'administration de produits analgésiques ou sédatifs. Pour certains médecins, leur administration a pour but de lutter contre la douleur. L'ambigüité commence lorsqu'on décide de leur dosage. De manière parfaitement connue de tout le milieu médical, on sait qu'à partir d'une certaine dose, un analgésique ou un sédatif va devenir létal dans un délai de quelques heures ou quelques jours chez un patient fragilisé. C'est le double effet, parfaite hypocrisie médicale, puisqu'en les dosant fortement sous prétexte de calmer la douleur, on sait qu'on accélère la fin de vie. Par le biais de cette méthode, beaucoup pratiquent donc en toute légalité au prétexte du confort du patient une euthanasie passive proche d'une euthanasie active même si le décès est un peu différé. L'administration assumée de sédatifs ou antalgiques à des doses supérieures aux recommandations a bien un but létal.

Les animaux sont souvent source de compréhension pour les comportements humains. Pratiquent-ils l'euthanasie ? En situation de danger, ils éliminent parfois les sujets handicapés par maladie ou blessure pour ne pas pénaliser le groupe mais il n'y a sans doute pas l'idée d'abréger leurs souffrances. Certaines espèces pratiquent le cannibalisme sur les plus faibles. Mais la plupart du temps, la mort naturelle est respectée. Et surtout, beaucoup d'entre elles manifestent de l'empathie, comme chez les singes primates, chez qui la mère peut se consacrer totalement à son petit lorsqu'il est handicapé par une blessure pendant que les autres femelles du groupe prennent en charge la fratrie. On est donc loin d'une élimination volontaire, mais beaucoup plus proche d'un soutien collectif.

L'euthanasie active est très controversée en Europe. Elle est légale dans des pays comme les Pays-Bas et la Belgique, qui l'ont autorisée dès 2001 et 2002, le Luxembourg en 2008, l'Espagne en 2021, le Portugal en 2023 ; toutefois, l'Europe compte 50 pays. Le Parlement européen n'a pas adopté de position précise. Dans le monde, la Colombie, le Canada, le Québec, la Nouvelle-Zélande et quelques états américains l'ont légalisée ; le Monde compte 197 pays. L'euthanasie n'est donc autorisée que dans bien peu de pays. Elle est le plus souvent pratiquée par un médecin sur demande volontaire et réfléchie d'un patient souffrant d'une souffrance physique et psychique insupportable résultant d'une affection incurable. Demande écrite du patient, consultation d'un autre médecin, souffrance persistante sans solution, délai d'un mois minimum entre la demande écrite et l'euthanasie, contacts avec l'entourage sont le plus souvent nécessaires. L'aide médicale à mourir représente 2,3 % en moyenne des décès en 2023 dans les pays concernés, 4,8 % aux Pays-Bas et 8 % au Québec. A-t-elle été bénéfique pour leur société ? On se rend compte dans ces pays qu'il y a un certain abandon de la responsabilité collective vis-à-vis des mourants. Et que les demandes de personnes en souffrance augmentent, pour des raisons de moins en moins évidentes. Avec une dérive vers le suicide assisté.

Qui sont les patients qui demandent l'euthanasie ? Deux pathologies se détachent : le cancer, l'état dépressif sévère. Pour les signes cliniques, ce sont la souffrance physique, les difficultés alimentaires puis les difficultés motrices. On prend ainsi conscience de l'importance de l'alimentation en fin de vie. Pour le psychique, la peur d'être un fardeau pour la famille, la peur de l'image qu'on va donner aux autres, le sentiment d'inutilité et la crainte que les souffrances deviennent intolérables. Et surtout combien sont-ils ? L'enquête « Fin de vie en France » de l'Institut national d'études démographiques (INED) en 2010 jamais actualisée s'appuyait sur 14 080 questionnaires de 40 questions envoyés à des médecins certificateurs. 4723 étaient exploitables ce qui est significatif. 44 personnes sur 2200 ayant fait l'objet d'une décision médicale en fin de vie ont demandé explicitement l'euthanasie, soit 1,8 %. C'est très peu. En annexe, 16 % des personnes décédées avaient à un moment ou un autre envisagé d'accélérer leur mort sans donner suite. Il y a donc une disparité entre une intention passagère et la réalité d'une décision. En 2014, une enquête hospitalière sur 2157 patients en soins palliatifs a retenu 9 % de souhaits de mourir mais seulement 3 % de demandes véritablement formulées d'euthanasie. Elles concernaient surtout des femmes hospitalisées depuis longtemps et prenant un lourd traitement antidépresseur. En 2022 est publiée une enquête portant sur 5 centres de soins palliatifs en Bourgogne et environ 4000 patients. L'estimation de demande d'euthanasie est de 0,7 %. Donc en grande diminution par rapport aux chiffres précédents. Et toutes les enquêtes montrent que seulement 10 % des demandes initiales sont maintenues. Aux Pays-Bas, qui comptent environ 18 millions d'habitants, 8720 personnes ont été euthanasiées en 2022. En se référant aux différentes enquêtes menées, les demandes effectives en France se situeraient à moins de 1 % des patients en soins palliatifs. L'Atlas des soins palliatifs et de la fin de vie en France publié en 2023 par le Ministère de la Santé liste le nombre de patients pris en charge en soins palliatifs en 2019 : 138 227 en Lits Identifiés Soins Palliatifs, 37 189 en Unités de Soins Palliatifs, 5000 environ en Unités de Soins de Longue Durée, 10 000 environ en Ehpad, 10 000 environ en Résidence Autonomie, 45 378 en Hospitalisation à Domicile auxquels il convient d'ajouter 40 000 environ en soins libéraux. Au total 285 794 patients en soins palliatifs environ. Ainsi, la demande initiale maximale estimée d'euthanasie aurait été de moins de 3000 patients. Et les demandes maintenues sans doute moins importantes. Ces chiffres sont très faibles. Disproportionnés par rapport au nombre de malades en soins palliatifs, près de 300 000 sans compter les 300 000 autres qui auraient dû en bénéficier, soit près de 20 fois plus, et par rapport à l'emballement médiatique que suscite le futur projet de loi. Cet emballement est soutenu par de nombreuses associations. En Angleterre, la Voluntary Euthanasia Society of Britain existait avant la deuxième guerre mondiale. Aux États-Unis la Euthanasia Society of America a été créée en 1938 et deviendra Society for the right to die en 1974 puis Choice in Dying en 1991 avec 700 000 adhérents. La France a été plus tardive. L'Association pour le droit de mourir dans la dignité a vu le jour en 1980 et revendique 75 000 adhérents. Elles militent toutes pour la légalisation de l'euthanasie et du suicide assisté. Mais au vu des chiffres réels, on se trompe de débat. Le véritable débat, c'est le soutien palliatif en fin de vie. Lorsque la pression de l'entourage familial et médical sur la décision du patient diminue, que les soins palliatifs sont correctement mis en place, améliorant leur ressenti par l'attention qu'on leur porte, la plupart des demandes ne persistent pas dans le temps. En 2023, 200 millions de personnes dans le monde ont légalement accès à l'euthanasie. On se rend compte que d'innombrables questions se posent dans les pays où elle n'est pas autorisée, mais aussi dans les pays où elle existe. Si on légalise l'euthanasie active, ça ne sera qu'un moyen supplémentaire donné au médecin. À lui de dire s'il doit l'utiliser ou non. La loi le laissera une fois de plus seul face à la décision. Elle ne changera donc rien de fondamental. L'euthanasie n'est pas qu'un problème médical légalisé, c'est en réalité un problème sociétal. C'est à la société qu'il appartient de partager la responsabilité de la décision et de sa mise en œuvre. L'exécutant du geste létal ne devrait pas être un médecin. Celui-ci doit être libre d'accepter ou de refuser. Et si un geste létal est envisagé, il ne devra pas être une exigence, mais seulement une demande.

15- Le suicide assisté

Le suicide assisté est autorisé depuis 1942 par la Suisse alors qu'elle interdit toujours l'euthanasie. De la même façon, il est permis en Autriche, en Allemagne, en Italie. À la demande explicite du patient, le médecin se contente de prescrire ou de fournir les substances qui lui permettront de se donner la mort. Un tiers médical ou non peut aussi fournir la substance mortelle et l'environnement du geste. La Suisse revendiquait par exemple 215 suicides assistés en 2015 devant passer progressivement à 1000 par an en moyenne. La seule condition légale pour ce pays est l'absence de « mobile égoïste » à la demande, c'est-à-dire que la mort ne profite pas à celui qui assiste le candidat ; les cinq associations accompagnantes ont ajouté quelques règles comme la maladie incurable validée sur dossier médical par leurs médecins conseils et la persistance de douleurs non contrôlées. Mais les pathologies invalidantes du grand âge et les maladies psychiques ne sont pas exclues. Ces associations étant auto-proclamées, on peut douter de leur capacité à se réguler. Un business florissant s'est vite développé : vente de livres sur les méthodes de suicide aux États-Unis, sites Internet accessibles à tous se référant à la mort dans la dignité et proposant l'envoi de médicaments létaux ; prix selon l'âge, car il faut des doses plus importantes pour les gens âgés. Par exemple pour le nembutal, la dose mortelle à 60 ans est de 250 ml et coûte 599 euros et à 30 ans 100 ml à 380 euros. Mourir plus jeune permet d'économiser ! Alors que l'euthanasie est illégale dans la plupart des états américains, l'Oregon qui l'a légalisée ainsi que le suicide assisté par médecin en 1994 diffuse des émissions TV pour expliquer les mélanges de médicaments létaux à mettre dans son café ! Des « cliniques » accueillent les candidats comme en Suisse pour un prix moyen de 15 000 dollars et une association défendant le droit à mourir donne leurs adresses à l'étranger. Ces associations achètent des pages entières de publicité dans la presse afin de promouvoir ces dispositifs. Cette marchandisation doit absolument être contrôlée. Elle est génératrice de dérives par une communication incitative excessive et l'extension illimitée des pathologies candidates. Au Canada, en 2020, un cuisinier en dépôt de bilan décide de se reconvertir dans la vente de produits chimiques par internet. Il s'intéresse à un additif alimentaire pour viandes transformées, le nitrite de sodium E250, fixateur de la couleur rose. Celui-ci est un produit létal, qui bloque la respiration en transformant l'hémoglobine en méthémoglobine, arrêtant ainsi la libération de l'oxygène dans les tissus. Il décide de vendre des kits de suicide à des populations cibles comme les suicidaires ou les auto-mutilés. Il est finalement soupçonné de 88 décès au Royaume-Uni dont un de 16 ans et potentiellement de 1200 dans 40 pays et inculpé d'homicide. Il plaide non coupable en affirmant qu'il n'a fait qu'apporter une aide au suicide. En France, le suicide n'est plus réprimé depuis le code Napoléon de 1810, même si le droit au suicide ne figure ni dans le Code civil ni dans la Constitution. Ce droit s'il était exprimé signifierait qu'un individu a le droit de disposer de lui-même, ce que l'Etat ne veut pas car il considère l'individu comme son bien. L'aide apportée à un suicidant n'est pas non plus réprimée pourvu qu'elle soit passive. Toutefois, si elle devient effective sous forme d'une aide matérielle, elle pourrait devenir condamnable (inculpation pour meurtre ou assassinat) même si le demandeur est consentant. Et toute personne qui assisterait à l'intervention serait passible de poursuites pour non-assistance à personne en danger. Ce sont ces deux aspects que la future loi pourrait modifier de manière bénéfique. En effet, on ne peut pas empêcher une personne qui souhaiterait en finir avec la vie de le faire avec aide mais il serait judicieux qu'il n'y ait aucune conséquence judiciaire pour les assistants. On pourrait alors admettre le suicide assisté, sans le promouvoir, dans un parcours qui n'impliquerait aucun médecin, mais plutôt une structure publique dédiée, avec des exécutants bénévoles ou contractuels. Bien entendu, la provocation au suicide et la publicité pour les produits et méthodes concernées resteraient interdites.

Les membres du gouvernement et leur chef ont un temps évoqué dans leur réflexion le modèle de l'Oregon. Cet état côtier de l'ouest américain autorise depuis 1997 le suicide assisté par son « Death with Dignity Act ». La condition est un pronostic vital estimé médicalement à 6 mois. Le médecin pourvoyeur du produit n'est pas tenu d'assister à l'acte. En 25 ans, on comptabilise 2454 suicides, en augmentation de 13 % par an. Une enquête universitaire indépendante a fait le bilan de cette procédure. Elle a constaté de nombreuses dérives dans les demandes, qui ne respectent pas toujours l'existence d'un pronostic vital. Certaines concernaient l'arthrite, l'anorexie mentale, des séquelles de chute et même une hernie ! Elle s'interroge donc sur la qualité de la consultation médicale décisionnelle. Elle a déploré l'absence d'archives véritables, ne permettant pas d'évaluer les motivations finales des demandeurs. La peur d'être un fardeau semble exister dans la moitié des cas. Actuellement, seuls 8 états sur les 50 que comptent les États-Unis ont rejoint l'Oregon. L'euthanasie reste illégale dans tous les états.

16- L'acharnement thérapeutique

L'acharnement thérapeutique est subjectif d'un patient à l'autre, d'un médecin à l'autre, d'une famille à l'autre. Il est maintenant souvent considéré comme une perversion du pouvoir médical. Pendant ma longue pratique de réanimation cardiaque, il me semblait que c'était un devoir. On n'avait pas la notion d'acharnement thérapeutique mais seulement la conviction de devoir aller jusqu'au bout de nos possibilités même si les chances de succès étaient minces. Je me souviens dans des situations désespérées avoir tenté des traitements habituellement contre-indiqués, avec parfois un effet salvateur. En allant au-delà des voies explorées, on apprenait pour les prochains patients. Il est sûr qu'en renonçant à l'acharnement thérapeutique, le médecin abandonne en partie son pouvoir médical et laisse la place à une mort aussi naturelle que possible, à peine infléchie par les traitements précédents. Mais un simple arrêt des soins ne devrait surtout pas être assimilé à une euthanasie passive. Ceci a une grande importance. En effet, les partisans de la légalisation de l'euthanasie active argumentent que l'euthanasie passive n'est qu'une étape dans le processus de fin de vie et que l'étape suivante est obligatoirement l'euthanasie active, qu'il conviendra donc d'autoriser. Il faut comprendre combien il est dur pour un médecin de décider de ne pas soigner. Ce problème d'acharnement se pose depuis l'Antiquité. Le médecin égyptien qui venait d'examiner un malade se prononçait ainsi : « Je traiterai » ou « Je ne ferai rien ». Et la notion même d'acharnement thérapeutique n'est pas la même pour un individu sans connaissances médicales que pour un médecin, en particulier si c'est un réanimateur pour qui la frontière de l'acharnement sera certainement franchie plus tard que par un médecin sans expérience de l'urgence. Au circuit automobile Paul Ricard, un mannequin interactif très perfectionné permet de simuler de nombreuses situations médicales. Il est destiné à l'entrainement des médecins de circuits automobiles aux différentes situations traumatiques qu'ils sont susceptibles de prendre en charge. On peut aussi le configurer en urgence médicale, comme un infarctus ou un accident vasculaire cérébral. Le mannequin exprime ses symptômes. Les ordinateurs affichent toutes ses constantes médicales. Les médecins disposent d'une pharmacie virtuelle. À eux de faire le diagnostic et de choisir le bon traitement. Ils y parviennent presque toujours. Mais la plupart du temps, le malade est mort depuis plusieurs minutes. Cet exercice est proposé pour enseigner l'importance du temps en réanimation. Lorsqu'un patient arrive en urgence extrême, croyez-vous que le réanimateur a le temps d'engager une réflexion philosophique sur son âge, son avenir, ses désirs et ceux de son entourage ? Non. Il le soigne aussi vite qu'il peut et en utilisant la totalité des moyens dont il dispose aussi longtemps que c'est nécessaire. Il n'y a pas de place à la moindre interrogation existentielle. Chacun a sa propre vision de l'acharnement, souvent basée sur son vécu, son expérience. Il est donc temps que la morale vienne au secours de l'éthique, qui montre là sa limite. Pourquoi mettre en cause le discernement d'un médecin qui ne fait qu'utiliser son savoir au service d'un malade, ce qui est strictement sa mission ? Il ne dépasse pas les limites de son engagement. Il respecte sa propre éthique. Il est certes moral de prendre en compte les souffrances du malade en fin de vie. Mais n'est-il pas moral aussi de prendre en considération le trouble du médecin devant la brutalité des décisions non médicales qu'on lui demande de prendre ? On attribue au médecin beaucoup plus de pouvoir qu'il n'en a et surtout qu'il n'en revendique.

17- Éthique et morale

Pour le philosophe, l'engagement humain détermine les comportements moraux. Qu'est-ce que le bien ? Une action ? Un objectif ? Un espoir ? Quel est le fondement de la morale ? Pour le grec Platon 400 avant JC, c'était l'aspiration à un monde idéal. Pour Spinoza, philosophe du dix-septième siècle, c'était la connaissance d'un Être suprême. Pour Voltaire au dix-huitième, la morale est partout la même « parce qu'elle vient de Dieu ». Pour Nietzsche au dix-neuvième, il y a la morale des forts et celle des faibles. Elle peut donc être religieuse, basée sur l'obéissance. Elle peut être ouverte, basée sur les émotions. Elle est spécifique à l'homme, même si l'animal est capable de solidarité. Elle est reliée à la liberté, celle de choisir entre le bien et le mal ou celle de ne pas avoir de morale du tout. Elle ne peut être qu'universelle.

Le philosophe grec Aristote a le premier utilisé le terme *ethikos* trois siècles avant JC. Dérivé d'*ethos* qui signifie *manière de vivre*, et plus précisément la demeure et l'ensemble des habitudes d'une personne, il l'employait dans son livre de rhétorique pour étudier l'individu et la société. C'était pour lui une réflexion sur les comportements et la responsabilité de l'homme dans ses actes. Il a pu établir des principes éthiques comme une partie de la philosophie et non comme une science. Une philosophie morale des comportements humains, dans le cadre d'une collectivité, impliquant certaines valeurs. Générales, par exemple environnementales ; professionnelles, par exemple disciplinaires ; personnelles, par exemple relationnelles. Au dix-huitième siècle, Emanuel Kant insiste sur la notion de devoir, en appelle à des principes moraux universels et prône la raison plutôt que l'émotion. Il s'intéresse aux qualités morales de l'acte et de celui qui l'accomplit. De nos jours, l'éthique est d'abord une réflexion sur les moyens nécessaires pour parvenir au progrès quel que soit le domaine en établissant certaines limites. Elle devrait reposer sur la raison et permettre d'établir un système de valeurs, guide de comportement pour l'homme. Pourtant c'est difficile lorsque la culture matérialiste moderne s'oppose à la culture humaniste plus traditionnelle. Et dit que l'homme a des besoins plutôt que des droits. Jusqu'à, pour certains, sacrifier parfois leur liberté à leur bien-être. Heureusement beaucoup restent attachés aux valeurs éthiques, comme la justice qui donne à chacun son dû et le respect qui permet à chacun de vivre en communauté quelles que soient sa couleur de peau et sa religion. Leur discernement s'appuie sur les acquis de toutes leurs expériences passées. Les questionnements sont nombreux : progrès scientifiques, nouvelles technologies, finance, ressources naturelles, climat… La réflexion sur l'euthanasie en fait partie. Elle devrait être confiée à ceux qui en ont une expérience plutôt qu'à des personnes tirées au sort, pour la plupart profanes dans ce domaine. Car la réflexion appelle immanquablement la responsabilité et il s'agit bien là d'une responsabilité éthique. Des décisions suivront la réflexion, avec le risque qu'elles s'appuient uniquement sur des convictions sans se soucier des conséquences. En l'occurrence une loi inutile qui risque de fracturer la société.

Éthique et morale s'appuient sur des valeurs. Le terme latin *mos* ne signifie pas seulement mœurs, mais aussi principes, règles, lois, et encore usage, coutumes, mode de vie. Tout ce qui fait les fondements de la morale si on y ajoute ses expériences et ses idéaux. Les valeurs de la morale sont absolues, comme les croyances et les dogmes d'une religion. La morale est une discipline. Elle fait en quelque sorte partie de la philosophie. C'est un ensemble d'obligations et d'interdits inconditionnels. Celles de l'éthique sont relatives, plutôt reliées à des entités profanes, politiques, économiques, sociales. L'éthique est mieux adaptée aux normes de la vie moderne et prend donc progressivement le dessus sur la morale. Elle est opportuniste et relativiste, variant avec les innovations technoscientifiques. C'est ainsi pour les conceptions de la vie et de la mort qui suivent en parallèle les avancées de la biologie. Ses interdits et recommandations ne sont jamais définitifs. Elle s'accorde avec un peu de retard au mouvement des découvertes, mais aussi aux mentalités et comportements sociaux. Au contraire de la morale qui est indifférente à l'histoire, l'éthique est instable. Par exemple, il ne peut pas y avoir une morale française et une morale belge. Ne pas tuer, prendre soin de sa famille, faire preuve de solidarité sont des valeurs universelles. Mais pour l'euthanasie, il y a bien une éthique française et une éthique belge, qui sont différentes. Il serait pourtant préférable pour la bioéthique que la morale prenne le pas sur l'éthique afin d'éviter tout dérapage. Et la loi complique cette situation. Quand donc nos lois s'adapteront-elles à nos réalités ? Combien il est difficile de bien agir ! La morale s'inscrit dans les apports du passé, l'observation de la nature et les fruits de la culture. Elle est biologique et savante, lui permettant d'être généralisée. Elle énumère des principes comme « Tu ne tueras point ». Pervertis par certains pays et quelques religions qui encouragent le meurtre. Malgré cela, elle reste normative et ne se négocie pas. Le sens moral distingue le bien du mal, et idéalise la loyauté et la justice. Il est spontané. Il est en partie inné et en partie acquis par la vie sociale et ses apprentissages. Il faut seulement se méfier de l'adhésion à certaines morales collectives qui pourraient être déviantes comme l'a été le nazisme. À l'échelle du monde, les valeurs communes sont beaucoup plus nombreuses que les disparités. On peut difficilement ignorer ou transformer son sens moral. On transige plus facilement avec son éthique.

Face aux débats et aux nombreuses questions qui se posent, on peut se tourner vers la société civile pour voir si elle nous apporte aide et éclaircissements, car le problème de l'euthanasie en plus d'être politique est un sujet philosophique, religieux, scientifique en particulier bioéthique mais aussi populaire.

18- Société civile et euthanasie

Les philosophes et les Droits de l'Homme

Les institutions de promotion et de protection des Droits de l'Homme pourraient peut-être nous aider là où les politiques l'ont fait de façon insuffisante. Toutes les parties prenantes dans le domaine de la fin de vie revendiquent la dignité du patient pour étayer leurs convictions. Cette dignité qui est à la base des Droits de l'Homme. Ceux-ci sont universels donc légitimes et ne nécessitent aucune loi. La Déclaration universelle des droits de l'homme date de 1789. Elle ne comporte aucune référence à la santé. Le 10 décembre 1948, l'Assemblée générale des Nations Unies rédige une nouvelle déclaration signée par 50 états. Elle indique que « Tous les êtres humains naissent libres et égaux en dignité et en droits » et à l'article 25 « Toute personne a droit à un niveau de vie suffisant à assurer sa santé ». C'est la première fois que le mot santé est prononcé dans un document à l'échelle internationale. Avant cela, en France, la protection de la santé apparaît dans la Constitution de 1946. Actuellement, des conventions européenne (1950), américaine (1978) et africaine (1986) sont censées protéger le droit à la santé des individus. Pour l'Union européenne, le Traité de Lisbonne du premier décembre 2009 garantit au chapitre solidarité l'accès aux soins de santé. Dans l'Antiquité, le Code d'Hammourabi 2000 ans avant JC évoque la protection du malade : tout chirurgien ayant commis une faute était mutilé d'un bras ! Confucius 500 ans avant JC invoque la nécessaire compassion pour l'autre. L'Épitre des Droits de l'imâm Ali ibn el Hussein 800 ans après JC, repris ensuite par l'islam, ne parle pas de santé dans une liste de 50 droits. Il en est de même dans la Charte africaine de Mandé en 1200 après JC. De nos jours heureusement, la vision africaine du monde Ubuntu, renforcée à cause de l'apartheid, est une philosophie sociétale basée sur la compassion, la dignité et l'harmonie.

Nés de la Révolution française et de ses idéaux, les Droits de l'Homme se veulent universels. Mais attention : Droits de l'Homme veut bien dire droits de la personne et non droits d'un individu appartenant à une communauté. *Persona* signifie ce qui appartient à un seul, à la différence de *Indivis* indissociable, qui sous-entend sociétés, communautés, réunions. Ce sont donc des droits naturels et non des droits de communautés établis par des lois ou des conventions. Ainsi tous les êtres humains devraient en bénéficier. Parmi ces droits, au premier plan la dignité. Sans référence à un quelconque droit à mourir. Avec quel avenir ? Qu'en sera-t-il de la dignité lorsque l'Homme sera dépassé par la machine et asservi par l'intelligence artificielle comme le prédisent les post-humanistes ? Saurons-nous convertir la dignité en données numériques afin que les ordinateurs l'analysent en termes mathématiques et statistiques ? La crainte dans un tel système, ne devrait-on pas dire un nouvel ordre, est que la personne disparaisse, noyée dans un regroupement de données qui privilégiera la communauté. Et il en sera de même pour la dignité. Mourir dans la dignité est un slogan revendicatif de beaucoup d'associations qui militent pour l'euthanasie mais qui pourrait bien alors ne plus rien vouloir dire. Au-delà des institutions, les philosophes ont parlé de la mort. Bossuet écrit dans son *Sermon sur la Mort* destiné à Louis XIV : « Ô Mort, nous te rendons grâces des lumières que tu répands sur notre ignorance ! Toi seule nous convaincs de notre bassesse, toi seule nous fais connaitre notre dignité. Si l'homme s'estime trop, tu sais déprimer son orgueil ; si l'homme se méprise trop, tu sais révéler son courage ». Il rappelle ainsi à son souverain que le sens moral conduit parfois la conscience à préférer la souffrance et le sacrifice contre les lois de la nature quand le devoir l'exige. Montesquieu nous glace dans *Les Lettres Persanes* : « Il faut pleurer les hommes à leur naissance, et non pas à leur mort ». Pour le philosophe grec Épicure, la mort n'est rien pour l'homme. Privé de sensations, son corps et son âme disparaissent. C'est la même approche matérialiste que celle de Sartre pour qui la mort est le projet qui détruit tous les projets avant de se détruire lui-même. De nos jours, le célèbre écrivain philosophe Umberto Eco écrit que « le plus beau moyen de régler des comptes avec la mort est de philosopher ». Il la traite avec humour en choisissant comme épitaphe pour sa tombe : « Attends. Attends. Je ne peux pas. Je ne peux pas » et en conseillant de se persuader tout au long de son existence qu'on vit dans un monde d'abrutis (il dit de « couillons… ») et qu'il n'y a aucun regret à vouloir le quitter (les quitter…) ! Le psychanalyste Freud évoque une pulsion de mort, que d'autres ont appelée Thanatos, qui semble pousser l'homme vers l'autodestruction. Dans cette notion de pulsion se retrouvent le retour à un état antérieur mais aussi l'accession au repos absolu, anorganique. Elle s'oppose à une pulsion de vie (Eros), qui l'envoie vers une autoconsolidation de lui-même. C'est peut-être une clé pour les accompagnants qui peuvent renforcer cette pulsion positive. Une autre psychanalyste, Mélanie Klein indique que cette pulsion de mort est présente dès le début de l'existence humaine, induisant une angoisse permanente en chaque individu.

Au total, cette quête philosophique est une déception. On attendait des philosophes qu'ils dépassionnent le débat. Qu'ils définissent clairement les bénéfices éventuels de l'euthanasie pour la communauté, au-delà de la protection de la liberté individuelle de choix et à défaut de l'avoir inscrite dans les Droits de l'Homme. Au contraire, ils sont partagés, entre ceux qui défendent le droit à mourir et ceux qui pensent que nous ne nous appartenons pas. La plupart reconnaissent que c'est une décision solitaire. Mais ils ne disent pas de façon unanime si le droit à mourir est un droit de l'Homme.

LES HUMANISTES

Que disent les humanistes ? D'abord tournés vers la seule traduction de textes anciens grecs et latins, ils ont acquis des connaissances telles qu'ils peuvent proposer une vision nouvelle du monde avec l'Homme plutôt que Dieu au centre de l'Univers. Il faut faire confiance à l'être humain capable de gagner sa liberté et de choisir sa vie. Mais que pensent-ils de la mort ? Érasme interroge : « Quels sont ceux qui se sont tués par dégoût de vivre ? Des familiers de la Sagesse. La folie et ses plaisirs leur font oublier leur misère et espérer le bonheur si bien qu'ils quittent la vie avec regrets pour la dure nécessité de la mort ». Rabelais à la veille de partir écrit : « Tirez le rideau. La farce est jouée ». Machiavel pense que « le présent nous accable, le futur nous menace, et l'on souffre autant de la crainte de vivre que de celle de mourir ». Le plus engagé est l'humaniste anglais Thomas More qui décrit (en latin) en 1516 dans son *Utopie* une société rationnelle avec des hôpitaux dans lesquels les médecins aident les malades incurables à mourir. Mais il s'agit d'un monde imaginaire, « utopique » au sens d'irréalisable. L'Église ne lui en a pas voulu puisqu'elle l'a sanctifié ! Et il a convaincu son collègue philosophe Francis Bacon qui affirmait que l'euthanasie fait partie de l'art médical. Ensemble, ils en ont imposé la terminologie à la Renaissance. Pour la plupart des humanistes contemporains, le pragmatisme s'impose. Une action qui ne fait de tort à personne n'est pas délictueuse. Alors pourquoi pas l'euthanasie ?

LES SOCIOLOGUES

Une partie de la société civile veut choisir quand et comment mourir. Ce n'est pas forcément une conquête sociale. Les sociologues s'interrogent sur un risque d'inégalité pour les populations les moins favorisées qui pourraient être menacées par une économie de subsistance. Ils anticipent de nombreux questionnements. Pourra-t-on finir uniquement parce qu'on en a assez de vivre ? Un médecin qui aurait euthanasié un patient pourrait-il être poursuivi par l'entourage ? Si l'euthanasie est autorisée, n'y aura-t-il pas un risque de renforcer les théories d'élimination ? À partir du dix-huitième siècle, la science a cherché à classer et hiérarchiser le genre humain, engendrant les conquêtes coloniales et les destructions nazies. De nos jours heureusement, l'étude du génome humain a écarté ces théories raciales en démontrant l'unité génétique de notre espèce. Et l'éthique et la morale sont là pour appuyer les découvertes scientifiques.

LA RELIGION

Si le monde politique et l'arsenal législatif n'aident pas beaucoup les médecins confrontés à la fin de vie, qu'en est-il de la religion ? Bien que je sois croyant, elle n'a en rien influencé mes décisions. L'anthropologue Laëtitia Atlani-Duault a interrogé treize grandes autorités religieuses pour son livre *Religion et fin de vie*, mais les principaux cultes ont du mal à se faire entendre en l'absence d'unanimité. La position de l'Église catholique s'est raffermie avec le pontificat du Pape François. Il s'est exprimé assez brutalement le 20 mai 2019 : « Il faut prier pour ceux qui vivent dans un état de grave handicap. Protégeons toujours la vie, don de Dieu. Ne cédons pas à la culture du déchet ». La Conférence des Évêques de France recommande de ne pas s'engager sur la voie de l'euthanasie et estime que « même dépendant, un patient n'est pas en fin de vie ». Un père jésuite demande s'il faut aussi arrêter les soins pour les 1700 patients actuellement en état de mort cérébrale et hospitalisés en services de cérébrolysés. Plus généralement, l'Église catholique rappelle ces moments intenses d'intimité entre celui qui va partir et ceux qui restent, dont personne ne devrait être privé. Elle insiste sur la nécessaire généralisation des soins palliatifs avec participation de la famille et de l'entourage. Au cours de sa visite apostolique à

Marseille à l'automne 2023, le Pape François a été très explicite. Avant son voyage, il avait dit qu'« on ne peut pas demander aux soignants de tuer leurs patients ». Devant les participants aux Rencontres méditerranéennes, il a fait un plaidoyer « pour une vie digne jusqu'à son terme » et fustigé « la perspective faussement digne d'une mort douce ». Au cours de la messe au Stade Vélodrome, il a éclairé ses propos dans son homélie : « Aujourd'hui, on efface la vie des grands-parents parce qu'ils sont vieux, qu'ils ne servent plus. Il faut être attentifs à ces colonisations idéologiques qui ruinent la vie humaine. Sinon ça finira avec cette politique de la non-douleur, d'une euthanasie humaniste qui n'est que de la mauvaise compassion ». Et dans l'avion de retour, il a martelé « qu'avec la vie, on ne joue pas, ni au début, ni à la fin ». De nombreuses pages de la Bible parlent de la mort. L'Apocalypse de Jean dit : « La mort ne sera plus ». C'est la promesse d'une résurrection finale. Et pour les chrétiens, leur corps appartient à Dieu.

Que disent les autres religions ? La Commission Ethique et Société de la Fédération protestante de France estime que l'arrêt des soins « permet à la mort de s'installer naturellement ». Pour les musulmans, une vie végétative entretenue par une machine n'est pas une vie au sens théologique, permettant d'autoriser l'euthanasie passive. Le grand rabbin de France a appelé à la prudence dans le cas Lambert, évoquant une « histoire de violence intrafamiliale plutôt qu'un problème éthique ». Donc peu d'aide à espérer de la plupart de ces religions compte tenu de leurs disparités. Heureusement il y a le bouddhisme. Dans les années 70, j'étais proche d'un groupe de grands reporters photographes, dont beaucoup de correspondants de guerre. Ensemble, nous avions créé à Arles en marge du festival officiel le Festival Off de la photo pour montrer les images de leurs reportages. Ce festival a perduré pendant plus de vingt ans et l'idée a été reprise par le Festival de la Photographie de Perpignan. L'un d'entre eux était revenu du Népal avec le souhait d'y créer un dispensaire sur les premières pentes de l'Everest. Touché par la sincérité et le dénuement de ce peuple de montagnards, il voulait lui venir en aide en créant aussi une école avec le dispensaire. Ce que nous avons fait dans le hameau de Talamarang. C'est là, à l'occasion de tournées médicales dans les villages d'altitude que j'ai pu approcher la diaspora tibétaine qui avait fui la répression chinoise. Et rencontrer les médecins ayurvédiques se réclamant du Dalaï Lama. Leur conception de la vie et de la mort s'appuie sur le bouddhisme, religion qui croit en une vie après la mort sous forme de réincarnation, humaine, animale et même végétale. Pour Bouddha, toute existence est sacrée. Détruire la vie risque d'enlever cette possibilité de réincarnation. Les recommandations pour la fin de vie sont inscrites dans *Le Livre de la Mort Tibétain.* Il insiste sur la nécessité de mourir consciemment, raisonnablement soulagé de toute douleur, mais pas au point de perdre son entendement. Car la spiritualité qui entoure la mort est très importante. Mourir apaisé, après avoir réglé tous ses problèmes. Toutefois, le bouddhisme n'est pas une religion fortement dogmatique ; les lamas contemporains condamnent l'acharnement thérapeutique, mais plutôt parce que l'agitation autour du mourant empêche les bonnes conditions spirituelles indispensables à un départ apaisé. Pour eux, c'est au domicile que ces conditions sont le mieux réunies. Et ils ne manquent pas de rappeler que même en situation apparente de coma, la perception des mouvements, des voix, du toucher reste possible, encourageant ainsi l'entourage à continuer à parler au malade. Le Dalaï-lama évoque l'existence d'un corps mental pouvant « vivre » plusieurs jours après la mort du corps physique et raconte que la décomposition du corps des grands maîtres spirituels est beaucoup plus lente que celle du commun des mortels. Ces grands enseignants insistent sur la nécessaire compassion qui doit entourer le mourant, en particulier sur le plan psychologique, moral et bien sûr spirituel. L'Asie du Sud-Est, Laos, Thaïlande, que j'ai visitée plus tard dans un contexte médical n'est pas différente. « Il n'y a point de hasard » dit l'ange au Zadig de Voltaire qui faisait l'expérience du monde. « Tout est épreuve, ou punition, ou récompense, ou prévoyance. Admets qu'il y a un Être Supérieur, de qui la forme et la matière dépendent ». Le regard de Dieu empêche l'euthanasie.

Les Scientifiques

Tuer ou laisser mourir ne sont-ils pas finalement peu différents du point de vue éthique ? Le médecin doit s'interroger honnêtement sur son intention. Le plus souvent, il s'agit bien d'abréger la vie du patient. Et la vie, ça n'est pas rien. L'Ordre des Médecins trop longtemps silencieux vient enfin de déclarer en 2023 après 9 mois de réflexion de ses Conseils Départementaux et Régionaux « qu'il serait défavorable à la participation de médecins à un processus qui mènerait à une euthanasie ». L'Académie de Médecine s'est tardivement prononcée la même année en faveur du suicide assisté sous conditions et contre l'euthanasie. Pour les scientifiques, l'état de conscience est caractérisé par l'éveil et une bonne perception de l'environnement et de son propre corps. La question de l'altération de la conscience se pose au moment de prendre une décision. Peut-on alors s'aider des neurosciences pour une évaluation objective de cet état ? L'électroencéphalogramme montre bien quelques altérations mais les variations individuelles altèrent la significativité. L'imagerie par résonance magnétique (IRM) fonctionnelle dans cette option permet de mesurer le degré de complexité des signaux cérébraux, appelé entropie : plus cette complexité est élevée et plus le sujet est éveillé. Au contraire, plus elle diminue et plus la conscience est altérée. En somme, le cerveau ne vit bien que dans l'agitation et le désordre. Même si les progrès sont considérables, ce concept est pour l'instant expérimental. Encore faut-il maintenant établir une échelle de valeurs fiable pour l'interprétation. On pourra alors mesurer l'état de conscience minimal qui constituerait le seuil de l'état végétatif synonyme d'irréversibilité. Einstein a écrit : « La mort n'est pas la pire chose de la vie. Le pire, c'est ce qui meurt en nous quand on vit ». Il disait qu'un problème sans solution est un problème mal posé. Ce pourrait être le cas de l'euthanasie. Il y a encore beaucoup de vie dans les situations de mort apparente.

LA BIOÉTHIQUE

La Convention d'Oviedo est un traité multilatéral signé en 1997 par 35 pays « pour la protection des droits de l'homme et de la dignité de l'être humain à l'égard des applications de la biologie et de la médecine ». C'est le seul instrument juridique international contraignant pour les signataires dans ce domaine. Il concerne la médecine de tous les jours, la recherche biomédicale, la génétique, les transplantations, le consentement éclairé, le droit au respect de la vie privée, et le droit à l'information. Il affirme la primauté de l'intérêt de l'être humain sur l'intérêt de la science. Il écarte toute discrimination en relation avec la génétique. Il interdit à la recherche de modifier le génome et d'utiliser des embryons humains. Il instaure le consentement éclairé avant une intervention et l'information du patient sur son état de santé. 29 pays sur 47 membres du Conseil de l'Europe l'appliquent. En France, elle n'est entrée dans le droit que le 7 juillet 2011 grâce à la loi sur la bioéthique. Cette loi prenait des dispositions sur les greffes d'organes, la conservation d'ovocytes, les embryons humains, la neuroscience et les cellules souches hématopoïétiques. Elle faisait suite à celle de 1994 qui protégeait les éléments et produits du corps humain en cas d'utilisation expérimentale et à celle de 2004 qui renforçait la protection des données à titre personnel. La bioéthique se base sur le respect de la personne. Ses lois concernent la recherche, la procréation médicalement assistée, les transplantations d'organes et la fin de vie. Elles préviennent les dérives des nouvelles technologies biomédicales. Pour la fin de vie, la bioéthique doit faire respecter des règles morales dans le cadre d'une autodétermination des corps. Elle doit surtout rechercher des solutions consensuelles au débat suscité par la volonté de chacun de disposer de son corps. Pour l'instant, elle s'en tient à l'euthanasie passive.

LE MONDE POLITIQUE ET LA SOCIÉTÉ

D'une manière générale, les gouvernements ont toujours voulu mettre la main sur l'éthique pour s'en recommander. Pourtant, la loi et l'éthique ne font pas bon ménage. Qu'on le veuille ou non, la loi n'est pas toujours morale, en particulier quand elle vise à préserver les intérêts d'un groupe d'individus. Un bon exemple est la loi électorale. Elle est toutefois contrainte par la société de tenir compte de l'éthique, même si elle ne l'accepte vraiment que si elle peut l'intégrer, la dominer, la réduire. Mais peut-on vraiment intégrer des normes éthiques à la loi ? Il n'y a qu'à regarder le scepticisme et les objections que soulèvent à chaque nouvelle parution les lois dites de bioéthiques. On se rend compte sans difficulté que la loi ne fait que transformer l'éthique en un simple code de conduite, ce que bien entendu elle n'est pas. Et on peut très facilement manquer à l'éthique tout en respectant ces bonnes conduites. L'éthique est bien un ensemble de valeurs guidant des comportements. Elle soutient l'action responsable des personnes. Elle n'est pas ce que veut en faire le droit, une éthique présente dans la loi, donc comminatoire, ce qui est antinomique.

LE MONDE ARTISTIQUE

La littérature

Touché par l'angoisse, le monde artistique s'intéresse à la mort. Dans *Les Fleurs du Mal*, Baudelaire, après avoir recherché de par le monde tout ce qui aurait pu donner un sens à sa vie, se tourne finalement vers la mort qu'il trouve attirante. Albert Camus au contraire, touché par des scènes de mort collective, écrit : « Si la seule solution est la mort, nous ne sommes pas sur la même voie. La bonne voie est celle qui mène à la vie, au soleil. On ne peut avoir froid sans cesse ». Et aussi « Le grand courage, c'est encore de tenir les yeux ouverts sur la lumière comme sur la mort »

La musique

En musique, Mozart meurt d'une fièvre rhumatismale aiguë le 5 novembre 1791 alors qu'il est en train d'écrire son Requiem, la messe des morts. C'est une étrange coïncidence. Beaucoup de compositeurs célèbres ont écrit une messe pour les défunts : Verdi, Brahms, Berlioz, Fauré, Britten… Le texte chanté évoque un *Jour de colère*, un jour de révolte contre l'injustice de la mort. Mais les interprétations ne sont pas les mêmes selon les compositeurs : Fauré en parle comme d'une délivrance heureuse et d'une aspiration au bonheur d'un au-delà. Pour Brahms, la mort est romantique. Pour Mozart, elle est terrifiante. Comme s'il pressentait la brutalité imminente de sa propre fin. L'écriture musicale est ainsi très différente d'un compositeur à l'autre. Il en est de même de l'écoute, la perception de l'auditeur étant dépendante de ses états d'âme. On pourra trembler avec Mozart et rêver avec Brahms. Le lieder *Au soleil couchant* est le testament musical de Richard Strauss : « Il va être l'heure de dormir : Viens que nous ne nous égarions pas dans cette solitude. Oh paix immense et sereine, si profonde à l'heure du soleil couchant ! Comme nous sommes las d'errer ! Serait-ce déjà la mort ? »

La peinture

La représentation picturale de la mort est parfois brutale. L'emblématique Jean-Michel Basquiat, figure majeure du street-art, en est certainement un des meilleurs témoins. Les squelettes dynamiques occupent une grande partie de son œuvre, les os étant soigneusement dessinés et souvent identifiés. Comme si le peintre avait vécu en toute familiarité avec la mort. Sa dernière toile *Riding with the Death*, un squelette avançant à quatre pattes chevauché par un homme noir, semble prémonitoire de sa mort par overdose quelques semaines plus tard. *Riding* est inspiré d'un tableau de Léonard de Vinci, peintre qu'il admirait beaucoup pour la précision de ses dessins d'anatomie. L'année précédente, il avait peint un triptyque pour son ami Andy Warhol, idole du Pop Art, qui venait de décéder au cours d'une intervention chirurgicale : *Gravestone* représente trois vieilles portes ; la porte du milieu, qui porte le titre *perishable* évoque le passage vers un au-delà. Toute une série de tableaux intitulés *Eroica* porte l'inscription *man dies : un homme meurt*. La mort est donc omniprésente dans son œuvre. Le corps est constamment représenté comme mortel. Sans doute pour évoquer sa propre situation de toxicomane toujours proche de la rupture conditionnée par ses excès. Et ainsi s'habituer à la mort inévitablement précoce qui a été la sienne. Beaucoup de peintres sont familiers avec la mort et la représentent sans réticence. Ils ne seraient sans doute pas embarrassés par l'idée d'une mort provoquée.

Le cinéma : « Non. Tout ne s'est pas bien passé »

La mort au cinéma a son summum : *Le septième sceau* d'Ingmar Bergman. Un chevalier suédois retour de croisade rencontre la Mort. Elle lui propose une partie d'échecs qui lui permet de rester en vie tant qu'il gagnera. Il profite de ce temps pour chercher des réponses aux questions qu'il se pose sur le sens de la vie. Et il redécouvre des joies oubliées, des plaisirs simples. Il finit par perdre. Mais ce sursis lui a permis d'obtenir quelques réponses à ses interrogations. Le cinéma met régulièrement en situation mourants et accompagnants. Le superbe film de Pédro Almodovar *Parle avec elle* est une évocation singulière de la fin de vie et de son accompagnement. Un infirmier prodigue quotidiennement ses soins en clinique à une jeune femme dans le coma depuis des années. Il la perfuse, la masse et surtout il lui parle. Longtemps. Avec tendresse. Avec amour. Dans la clinique, il rencontre un homme désespéré qui veille sur sa fiancée, une torera blessée dans l'arène et qui est elle aussi dans le coma. Il le conseille sur l'attitude qu'il devrait avoir auprès d'elle.

Garder le contact. La caresser. Lui parler. « Parle avec elle. Dis-lui ! ». « Elle ne peut pas m'entendre ». « Le cerveau de la femme est un grand mystère. Encore plus dans cet état-là ». Le film américain *La vérité sur Jack* met en scène un médecin qui a inventé une machine avec laquelle les patients peuvent se faire eux-mêmes l'injection létale. Attaqué en justice, celui qu'on a surnommé Dr Death gagne, mais perd finalement le droit d'exercer. Le film *Intouchables* de Toledano et Nakache retrace la vie de Philippe di Borgo, aristocrate tétraplégique, et de son aide à domicile, un jeune sénégalais ex-taulard qui va lui rendre sa propre estime et lui redonner le goût de vivre. Deux êtres que tout oppose et qui deviennent amis à force de respect l'un pour l'autre. En 2021 sort le film *Tout s'est bien passé* adapté du roman du même nom. Son thème en est le suicide assisté : une fille aide son père à mourir sur sa demande. Le roman est un témoignage. On se rend compte à quel point le cinéma relève de la fiction lorsqu'il veut défendre une cause. Et l'humour a rarement sa place dans de telles situations. Car dans la vie auprès d'un mourant, tout ne se passe pas toujours aussi bien. Dans la mienne en tout cas, tout ne s'est pas bien passé !

LE MONDE SPORTIF

Le monde sportif est concerné dans les sports à risque, comme les sports mécaniques, l'alpinisme, la plongée sous-marine. En général, la notion de danger est bien maitrisée. Elle déclenche une réflexion technique, une méthode, des comportements. Mais elle est rarement reliée à la mort. À l'accident oui. Comme partie intégrante et inévitable de l'activité. Comme un contretemps qu'il faut savoir accepter. Mais pas la mort. En 1992, j'ai pu suivre à la COMEX de Marseille la plongée fictive record de Théo Mavrostomos : 701 mètres, soit 70 fois la pression atmosphérique ! Comme un poids de 80 kilos sur la poitrine. Treize jours en caisson hyperbare pour un séjour total de quarante-trois. Ses deux compagnons de plongée l'avaient abandonné depuis longtemps. Lorsqu'on lui demande s'il avait eu peur de mourir car les derniers jours étaient si difficiles que l'équipe lui demandait d'arrêter, il répond seulement : « J'étais dopé à l'idée de réussir ». Il savait pourtant qu'en cas de problème, il aurait fallu plusieurs jours pour intervenir compte tenu des paliers de décompression à respecter. On ne récupère pas un plongeur profond en quelques jours. Au contraire, on peut ramener un cosmonaute de l'espace en quelques heures. Le 17 août 1996, nous sommes au cosmodrome de Baïkonour au Kazakhstan pour assister au lancement de l'astronaute française Claudie André-Deshays, plus tard Haigneré, pour la mission spatiale Cassiopée. Elle va décoller vers Mir à bord d'une fusée russe Soyouz. La présence dans son staff du Centre national d'études spatiales (CNES) de Toulouse et une relation amicale avec le cardiologue et cosmonaute russe Oleg Atkov nous avaient ouvert à deux reprises les portes de la Cité des Etoiles, centre d'entraînement des cosmonautes proche de Moscou, puis celles de la base de lancement. En arrivant à Baïkonour, sorte de steppe désertique avec de nombreux pas de tir en ruine, nous nous demandions comment une fusée allait pouvoir décoller de cet endroit. Et nous avions en mémoire les vingt-deux morts recensées en mission spatiale. Notre astronaute n'a pas tremblé. Elle a rigoureusement suivi le « Protocole Gagarine », premier homme dans l'espace, obligatoire pour tout cosmonaute en Russie : quelques jours avant le vol, elle avait planté un arbre symbole de vie dans l'Allée des Héros, elle avait regardé la veille le western russe *Le soleil blanc du désert* et le jour du départ, elle avait signé la porte de sa chambre à l'Hôtel des Cosmonautes, sorte d'auberge de jeunesse, puis versé une bouteille d'eau sur la roue arrière droite du camion qui l'amenait à la fusée pour simuler le pipi de son illustre prédécesseur. Derrière le hublot de sa combinaison, on devinait son visage transfiguré. Elle était ailleurs, très loin de toute pensée morbide. Ainsi les sportifs à risque nient la mort même s'ils acceptent la blessure et dans une moindre mesure le handicap.

LE MONDE TAURIN

La troisième photo sur le téléviseur de mon père a été prise au milieu de mon élevage de taureaux de combat. Comme les pilotes de Formule 1, les toréros sont confrontés quotidiennement à la mort. Ils l'occultent, intégrant seulement comme faisant naturellement partie de leur parcours la blessure par la corne. Comme une simple parenthèse inhérente à leur activité. D'inévitables immobilisations qui ne compromettent pas leur carrière. Aussi, la survenue d'un décès dans ces activités déstabilise fortement cette attitude. Ils sont alors portés à poser beaucoup de questions à leur entourage. Même si on est opposant à la corrida, il faut bien reconnaître que cette pratique est chargée de sens. Et que la mort y est omniprésente. Celle du taureau. Mais aussi celle de l'homme dont la fragilité face à la violence animale est évidente. Il y a une vulnérabilité du toréro vécue consciemment. Chaque rencontre peut conduire à l'irréparable. A-t-il cependant la sensation d'avoir vaincu la mort lorsque le combat s'achève ? Non car sans cesse un autre combat l'attend dont il ne connait pas l'issue. Une forme d'angoisse est donc constamment présente, largement dominée par l'adrénaline du combat et par toutes les sensations bénéfiques que procurent les succès et le public.

LE MICRO-TROTTOIR

J'ai interrogé autour de moi des amis et des inconnus, en leur posant cette question : si dans le cadre d'une loi la société vous désignait pour euthanasier les patients éligibles, seriez-vous volontaires ? Je n'ai eu aucune réponse positive, même de ceux qui étaient partisans de l'euthanasie et étant entendu que le geste ne concernerait pas leur famille. À l'évidence, c'étaient des réponses de bien-portants atteignant là la limite de leurs arguments et ouvrant soudain les yeux sur les difficultés réelles de la mise en pratique. Finalement, on se rend compte que le médecin est bien seul face aux décisions qu'il doit prendre puis assumer.

19- La dignité

La dignité est un droit fondamental pour toute personne, reconnaissant son indivisibilité. Son corps, son esprit, sa raison, sa conscience ne sont qu'une seule entité. Elle ne peut être considérée ni comme un objet ni comme un moyen. La perte d'une de ses fonctions ne peut en aucun cas remettre en cause son intégrité. Même si elle a perdu la raison ou la mémoire, elle n'en reste pas moins un être humain à part entière comme en atteste son histoire. Même abandonnée sur son lit de souffrance, souillée et battue, elle garde sa dignité en tant que personne qui a un vécu et un avenir pourtant compromis. La dignité est intangible. Rien ne peut l'atteindre quelles que soient les circonstances.

Et pourtant, les partisans de l'euthanasie avancent l'argument de la perte de dignité pour justifier leur demande. Demander à mourir dans la dignité voudrait donc dire que certains l'ont perdue. On a vu que c'est impossible. Dès sa naissance, un être humain est respectable en tant que personne. C'est le fondement de la dignité. Celle-ci ne dépend ni de sa race, ni de son sexe, ni de son lieu d'origine, ni de sa famille. Le respecter, c'est considérer chaque être humain en ce qu'il a d'unique, à protéger de toute exploitation. C'est reconnaître et accepter ses différences. Plus tard, ce respect reste dû quelles que soient son histoire, ses valeurs, ses croyances. Il lui sera inaliénable quels que soient son âge, son état physique, son handicap, son statut social, riche ou pauvre. La dignité suppose aussi le respect de l'intégrité physique et morale de la personne. Même le pire criminel ne la perd pas ; on ne le torture pas ; s'il a froid et faim, on l'assiste ; s'il est malade, on le soigne. Elle reste présente après la mort. C'est elle qui fait d'un être humain une personne, avec sa raison et sa morale propres, et pas seulement un individu, simple membre d'un groupe, dépendant d'une morale commune. La raison accrédite la dignité de la personne en tant qu'être humain. La reconnaissance de la dignité d'autrui comme égale à la sienne. La dignité n'est pas l'honneur, qui se définit par rapport au regard de ses semblables et à une morale clanique. Ainsi, l'argument du « droit à mourir dans la dignité » des défenseurs de l'euthanasie n'a donc pas de fondement. Il voudrait dire que l'âge et la maladie décident de la dignité. En somme que l'état physique permettrait d'évaluer son degré. Alors qu'elle est immuable et ne peut disparaître. La dignité n'est pas une simple image de soi. Il peut arriver que le malade semble perdre le sentiment de dignité. En réalité, il s'agit d'un simple ressenti. C'est la diminution de certains acquis qui le déclenche : moins d'autonomie, sentiment de vulnérabilité… En effet, la conscience de soi s'appuie sur des évènements vécus et mémorisés qui donnent confiance mais qui peuvent manquer dans certaines circonstances. La dignité elle-même n'est pas perdue pour autant. Il appartient à l'entourage du patient de ramener sa confiance, d'accomplir les gestes d'assistance de telle manière qu'ils n'humilient pas mais transmettent de l'empathie, d'être à l'écoute attentive de tout ce qu'il a à transmettre, de lui faire sentir qu'il compte en tant que personne et pas seulement en tant que malade. Parfois, c'est le ressenti de l'entourage qui fait croire à la perte de dignité dans certaines circonstances outrageantes pour le malade. Là encore, il suffit le plus souvent que ses conditions de vie s'améliorent grâce aux soins à la personne pour que le ressenti des proches disparaisse. La dignité est naturelle. On la conforte en maintenant jusqu'au bout l'environnement familial et social, ce qui peut passer par un aménagement du logement et une organisation du relationnel habituel, qu'il soit amical, associatif ou professionnel. C'est le principe du « Mourir vivant », objectif de tous les soins palliatifs. C'est aussi la dignité fondamentale des bouddhistes qui considèrent que toute vie est sacrée. Qu'est-ce qui est le plus digne ? Pouvoir mourir quand les capacités ne sont plus fonctionnelles ou respecter la vie jusqu'à son terme ? De plus, si l'on regarde les pays où l'euthanasie a été légalisée, beaucoup ne se réfèrent pas à la dignité comme argument. La Belgique et les Pays-Bas s'appuient sur la compassion, le respect de l'autodétermination et la force majeure. La Suisse pour le suicide assisté sur l'absence de « motif égoïste ». Le *dignitas* latin n'exprime pas seulement l'estime, mais aussi le mérite et la considération. Le mérite, c'est justement ce qui rend digne d'estime. Il est possible qu'il ne soit pas justifié dans certaines circonstances. La considération, c'est l'attention qu'on porte à une personne quelle que soit sa situation. Il arrive qu'elle fasse défaut. Des atteintes à la dignité sont donc possibles. Elles surviennent fréquemment dans les rapports humains. Elles sont caractérisées dans le droit pénal. Celui-ci mentionne en particulier les discriminations. C'est le cas lorsque la personne malade ou handicapée est négligée ou maltraitée. Mais en aucun cas ne sont mentionnées la souffrance réfractaire ou la perte d'estime de soi comme discriminatoires. Et dans tous les cas, une atteinte à la dignité d'une personne ne la lui fait pas perdre car elle lui est intimement attachée. Le premier article de la Déclaration universelle des droits de l'Homme est formel : « Tous les êtres humains naissent libres et égaux en dignité et en droits ». Ainsi, la dignité ne peut être ni perdue ni abandonnée, même si parfois elle est bafouée. Elle n'est pas dépendante d'autrui. Elle doit être protégée et respectée par tous.

Si vous trouvez l'enfer, continuez à avancer.

Winston Churchill

Chapitre II. Ma mère

Après la mort de mon père, ma mère n'avait plus voulu retourner dans la maison familiale. Je l'avais alors gardée près de moi dans le mas où je vivais à quelques kilomètres d'Arles. Elle n'aimait pas trop cette grande bâtisse sans voisinage et trop éloignée de ses centres d'intérêt habituels. Elle avait d'elle-même pris contact avec la Mère supérieure du couvent Saint-Césaire où elle avait pendant de nombreuses années visité des malades et assisté aux offices. Elle avait facilement obtenu une place et était partie s'y installer malgré tous mes efforts pour la retenir. Elle s'y trouvait bien et partageait ses journées entre d'interminables bavardages qu'elle adorait et ses dévotions. Elle avait de nombreuses visites. Je la voyais presque tous les jours en venant consulter mes malades. Au mois de novembre 2005, elle a présenté quelques vomissements, très inhabituels pour elle habituellement dotée d'un solide appétit. Je lui ai rapidement fait passer un bilan qui a montré un cancer de l'œsophage. Peu à peu, elle a constaté une gêne pour avaler les aliments et les liquides. La tumeur était trop étendue pour être enlevée. À la fin du mois de novembre, il a fallu se résoudre à lui placer une prothèse qui faisait fonction d'œsophage pour qu'elle puisse s'alimenter. L'opération avait été suivie de quelques séances de rayons pour que la tumeur ne s'étende pas vers les voies respiratoires. Elle avait assez bien supporté les hospitalisations même si elle râlait un peu plus qu'à l'habitude. Moins résiliente que mon père, elle renâclait pour un oui ou pour un non. Cela faisait sourire ceux qui la connaissaient bien.

Elle était couturière dans sa jeunesse. Elle confectionnait ces superbes costumes d'arlésienne qui mettent la femme en valeur : taille serrée, buste moulé, port de tête conquérant grâce au chignon tenu par le long ruban de velours ; tout cela dans une palette de soies somptueuses, de satin chamarré, de dentelles gaufrées, de bijoux d'or et d'argent. Elle avait une empathie naturelle, renforcée par ses convictions religieuses. Elle visitait très souvent les malades du couvent Saint Césaire situé sur la Hauture d'Arles, proche de notre maison. Elle aidait autant qu'elle pouvait les religieuses à assumer une lourde charge de garde-malades dans des locaux vétustes et mal commodes. Le couvent était fait de grands dortoirs de huit lits séparés par des rideaux. J'y soignais de nombreux patients. En bonne catholique pratiquante, elle avait veillé à mon instruction religieuse. À côté de la maison familiale de la rue Balechou vivait une veuve de guerre, fortement handicapée par une boiterie, séquelle d'une poliomyélite de l'enfance. Elle avait deux filles en bas âge. Leur mère étant souvent absente à cause de son travail d'aide-soignante à l'Hôpital des Pauvres, c'est ma mère et mes grands-parents qui s'occupaient des enfants. La guerre et l'après-guerre avaient vu se développer une grande solidarité entre voisins. Cette veuve était la sœur ainée de mon père. Celui-ci, libéré à la fin de la guerre, fatigué et malade après les longues années d'internement, est venu chez sa sœur pour retrouver la santé. Et il a rencontré Jeanne la voisine qui allait devenir sa femme un an plus tard et ma mère deux ans après. Nous vivions tous ensemble dans la grande maison du centre-ville d'Arles.

1- La maison d'Arles

Lorsque mon père a commencé son activité de forgeron, ma mère n'a plus travaillé et s'est occupée de la maison. La charge était lourde, surtout en l'absence de commodités. Les anciennes maisons d'Arles étaient conçues toutes en hauteur, une pièce par niveau, avec des escaliers malcommodes. Il fallait donc de bonnes jambes. Chez nous, à cause d'une déclivité de la rue, on profitait en outre de deux niveaux inférieurs, dont l'un était occupé par l'atelier de mon père et l'autre par une cave à charbon. Cave où mon père cachait son trésor, une dizaine de napoléons en or qu'il avait pu acheter grâce à son travail du soir et qui lui donnait une sensation de sécurité, sans doute un peu illusoire. Il les changeait régulièrement de place, et avec le temps oubliait chaque fois l'endroit où il les avait cachés. C'était devenu un sujet familial de plaisanterie. L'atelier était pour moi un lieu magique ; j'adorais l'odeur unique du métal en fusion, le bruit du martèlement sur le fer, et les gerbes d'étincelles en feu d'artifice. Je contemplais la silhouette de mon père transfiguré par les flammes et les épaisses lunettes de protection. L'atelier donnait sur une cour moyenâgeuse, avec une haute tour de défense portant quelques blasons taillés dans la pierre, et un sol moussu d'humidité.

C'était un extraordinaire terrain de jeu, un vrai château fort à défendre contre les nombreuses bandes du quartier. La maison n'avait pas de salle de bains. Mon père avait bricolé une douche éphémère avec un grand réservoir en zinc qu'il avait baptisé « tub » et qu'il avait je ne sais pourquoi installé au dernier étage de la maison, sur le palier des greniers. Immédiatement sous le toit et glacial l'hiver. C'était une grande bassine avec un énorme bec verseur. L'opération consistait à monter les quatre étages avec deux ou trois seaux d'eau chaude. De remplir une sorte de bidon de lait d'une dizaine de litres. De hisser le bidon jusqu'au toit par un habile système de poulies. De s'installer dans la bassine. De se savonner. De tirer sur la corde reliée au bidon qui s'abaissait en libérant d'un coup un énorme flot d'eau plus ou moins chaude. Une inondation plutôt qu'une douche. Une fois séché, il fallait faire l'opération inverse. Le plus difficile était de soulever la lourde bassine remplie d'eau savonneuse pour la verser dans les seaux qu'on devait ensuite redescendre. Deux personnes étaient nécessaires. Cette installation a perduré longtemps. J'ai eu du mal, adulte et parti de la maison, à convaincre mon père très satisfait de son montage de faire une vraie salle de bain pour le plus grand plaisir de ma mère. Celle-ci avait dû affronter la maladie de ses parents. Celle de sa mère d'abord ; sans doute un Alzheimer précoce quand je confronte mes souvenirs de petit enfant à mes connaissances médicales. Situation suffisamment sévère pour nécessiter un placement en milieu spécialisé. Je garde peu d'images de ma grand-mère. Au moins celle de son beau visage typique de ce qu'on appelle le profil grec. Celle de son père ensuite, doublement affecté par un infarctus puis un Parkinson invalidant, qui avaient peu à peu abouti à son enfermement dans sa chambre du deuxième étage, où il passait du lit au fauteuil, écoutant la radio ou lisant. Ma chambre était à côté de la sienne. Il fallait la traverser pour aller le voir. J'aimais bien ma chambre. Elle était pourtant biscornue, sans fenêtres, simplement éclairée par un vasistas au plafond ne laissant passer qu'une lumière blafarde. J'y avais installé mon bureau. C'est là que j'avais connu mes premiers émois, mes premières caresses, sources d'émotion intense avec une amie d'enfance venue partager mes devoirs. Malgré la crainte d'être surpris, nous avions découvert la douceur d'un premier baiser et moi l'intense sensation de caresser la rondeur d'un sein et la moiteur d'un ventre. Porte ouverte, je pouvais parler avec mon grand-père. J'adorais mon grand-père. Passionné de tauromachie, il me fabriquait lorsqu'il était en bonne santé toutes sortes d'objets merveilleux : des capes roses et jaunes de toréro et des banderilles faites de lanières de journaux multicolores qu'il découpait soigneusement avant de les coller sur des baguettes de bois. Les Arènes d'Arles étaient à cent mètres de la maison. Après l'école, je m'empressais d'y rejoindre mes camarades de jeu, et nous improvisions pendant des heures des corridas qui devaient sans le moindre doute nous conduire à la même gloire qu'un Luis Miguel Dominguin, vedette de la tauromachie et de la jet-set, souvent photographié avec l'actrice Lucia Bose ou avec la Bégum. Lorsque j'ai eu huit ans, il a commencé à m'amener aux arènes pour assister aux corridas. Par passion pure, il était en relation avec le Syndicat espagnol des Éleveurs de Taureaux de Combat et c'est lui qui recevait de ce Syndicat la précieuse caisse de piques scellée destinée aux picadors. Il devait s'assurer de l'absence de manipulation sur l'acier. Puis il faisait un rapport complet de chaque course qu'il adressait ensuite à l'éleveur. Je me tenais près de lui, dans un recoin proche de la piste avec moi aussi un petit calepin pour prendre des notes. Au retour à la maison, il les lisait attentivement et me donnait très sérieusement son avis. Il m'a ainsi transmis cette belle passion pour le taureau de combat. Plus tard, j'ai eu le privilège d'être à mon tour éleveur. Privilège parce que peu de gens ont la chance d'approcher et de comprendre ce fauve magnifique qu'est le taureau de race brave. Espèce rare uniquement préservée par la volonté et le travail d'éleveurs dans un monde où les races sauvages sont plus que menacées. Bien sûr, le combat du taureau aboutit à sa mort. Mais qui doit être considérée de même que pour beaucoup d'espèces comme un simple prélèvement. Même si en l'absence d'information le dénouement de la corrida peut paraître pour certains brutal. J'ai été éleveur pendant trente ans. Mon grand-père n'était plus là mais il aurait aimé cela. Le contact avec la nature à travers l'élevage du taureau est inoubliable. Affecté par une grave blessure à la jambe en 2010, j'ai dû arrêter cette activité. Aujourd'hui, elle me manque car elle procure une adrénaline incomparable. Quand on l'a connue une fois, on reste éleveur pour toujours. Et quand on l'a été, on n'est plus jamais le même homme : ceux qui sont humbles face aux évènements le sont encore plus ; ceux qui ont un ego développé le surdimensionnent. La relation entre l'homme et l'animal est unique. Le vécu émotionnel avec le taureau à travers son environnement naturel est incomparable. Il touche au plus profond de la sensibilité humaine. La vision qu'à l'éleveur sur l'animal est totalement originale. Depuis sa naissance, il fait tout pour l'aider à accomplir son destin. Destin génétique du taureau de combat qui demeure intangible. Renforcé par la sélection. L'animal est programmé. Dès sa naissance, tenant à peine sur ses pattes, il tente de frapper. Il n'y a aucune cruauté chez l'éleveur, mais au contraire un grand respect pour ce fauve, comme celui que ressentent les grands chasseurs de brousse pour le gibier qu'ils traquent. Il connait sa vie quotidienne, sa vie privée, son intimité. Il partage avec lui un peu de sa personnalité. Il l'accompagne pendant des années jusqu'à son combat final. Il est heureux quand il se bat valeureusement et souffre de son échec. La vision du toréro est différente. C'est lui aussi un combattant. Il doit triompher. Mais il a le même amour et le même respect du taureau que l'éleveur. Aucune barbarie et pour la plupart une grande sensibilité envers l'animal. Le regard du public est divers, porté par une mythologie, une histoire, une passion, avec pour certains un désir d'incarnation. L'aficionado veut à tout prix faire partie du milieu, du *mundillo*. C'est complètement irrationnel comme toutes les passions. Certains n'hésitent pas à faire des centaines de kilomètres pour suivre leurs vedettes préférées. La saison taurine est au centre de leur vie. Ils savent expliquer leur enthousiasme bien mieux que ne font les opposants avec leurs maigres arguments animalistes. Tous ensemble, ils rendent la corrida éternelle ! Dans nos jeux de quartier, notre enfance n'était pas seulement taurine. Nous étions quelquefois d'humeur médiévale. Les batailles à l'épée de bois s'enchainaient alors dans les allées du jardin public, avec des poursuites éperdues jusque dans la cour de notre maison. Sa tour moyenâgeuse incarnait parfaitement le château fort qui allait nous sauver des attaques ennemies. La forge de mon père donnait sur cet espace. Elle était parfois l'ultime recours des défenseurs assiégés qui se réfugiaient derrière l'immense table en fer de l'atelier.

Après la mort de mon père, ma mère est devenue dépensière. Je pense que mon père, en bon montagnard de Haute-Loire, exagérait les consignes d'économie. Elle commandait donc à sa nièce, qu'elle avait aussi élevée en raison d'une mère éloignée de ses responsabilités, d'innombrables vêtements dont elle n'avait pas l'usage. C'était amusant car, en même temps, elle était devenue très autoritaire. Ce qui raidissait son caractère, d'autant qu'elle n'avait pas d'humour, au grand désespoir de mon père qui adorait plaisanter et se faisait régulièrement rabrouer. La prothèse et les rayons n'étaient que palliatifs. L'évolution ne s'était pas fait attendre. Malgré tous les traitements, la tumeur avait envahi le larynx. Je l'avais donc hospitalisée à la clinique Paoli.

2- La clinique. Sa fin de vie

La tumeur l'avait privée de son bien le plus précieux, la parole. Elle écrivait sur une ardoise, toujours trop petite pour contenir tout ce qu'elle avait à nous dire. Après le départ de mon père, son caractère avait changé. Elle était devenue exigeante, parfois jusqu'à l'absurde. Le petit entourage qui s'occupait d'elle l'avait familièrement baptisée « La Commandante ». Après quelques jours d'hospitalisation, elle avait pu regagner son couvent même si les allers-retours avec la clinique étaient de plus en plus fréquents, un en novembre et un autre en décembre 2005. Nous ne pouvions plus faire grand-chose sur le plan médical. J'ai alors découvert l'importance des soins palliatifs.

3- Les soins palliatifs

En 2002 pour mon père, ils n'étaient pas encore très développés, même si l'Organisation mondiale de la Santé (OMS) les avait définis dès 1990 après des débuts discrets en 1980. En 2005 au contraire, ils étaient beaucoup mieux organisés et pour ma mère, ils me paraissaient être une bonne solution. Qu'entend-on par soins palliatifs ? La définition qu'en donnait l'OMS s'appuyait sur les grands principes d'affirmation de la vie et de la mort considérées comme un phénomène naturel : des soins actifs, complets, sont dus aux malades dont l'affection ne répond plus au traitement curatif. La lutte contre la douleur et les autres symptômes tels que vomissements, essoufflement, fatigue, déconditionnement musculaire en relation avec la maladie et ses traitements ainsi que la prise en considération des problèmes psychologiques, sociaux et spirituels sont primordiaux. Ils ne hâtent ni ne retardent le décès. Leur but est de préserver la meilleure qualité de vie possible jusqu'à la mort. Ils s'adressent à toutes les pathologies chroniques graves et évolutives allant du nouveau-né avec malformations néo-natales non viables au vieillard, aux patients en soins intensifs et à toute pathologie mettant en jeu le pronostic vital sans guérison thérapeutique possible. L'objectif est d'assurer le confort des derniers jours sans provoquer intentionnellement la mort. La prise en compte de la souffrance psychologique, en lui associant les aspects sociaux, culturels et spirituels est indissociable. Elle recommandait déjà une prise en charge aussi précoce que possible pour une plus grande efficacité. Elle conseillait un soutien aux familles, y compris après le décès de leur parent. En 2002, elle insistait sur la nécessaire évaluation de la souffrance, pouvant justifier des investigations complémentaires pour comprendre les complications de la maladie et les effets secondaires des traitements pour mieux les prendre en charge. Elle préconisait des interventions multidisciplinaires, en équipes bien coordonnées. Les choix du patient et sa participation aux décisions devaient être respectés. Les soins ne devaient en aucun cas hâter ou retarder le décès, mais devaient préserver la meilleure qualité de vie possible jusqu'à sa survenue. Pour tous les intervenants, le refus de provoquer intentionnellement la mort était affirmé. D'autres entités se sont ensuite manifestées, de manière moins exhaustive. L'État français a promulgué une loi en 1991 pour donner une mission de soins palliatifs à tout établissement de santé et une autre en 1999 pour affirmer la notion de travail d'équipe et donner la possibilité au patient de refuser soins et investigations. L'Agence nationale d'accréditation et d'évaluation en santé (ANAES) en 2002 rappelait la nécessité du caractère pluriprofessionnel des interventions. Le Conseil de l'Ordre des Médecins a donné sa propre définition, très succincte, en 1996. Elle renvoie en fait au Code de la Santé Publique : « Le médecin doit accompagner le mourant jusqu'à ses derniers moments, assurer par des soins et mesures appropriées la qualité d'une vie qui prend fin, sauvegarder la dignité du malade et réconforter son entourage. Il n'a pas le droit de provoquer volontairement la mort ». Les soins palliatifs ont donc une histoire. Depuis la Circulaire Laroque de 1986 organisant les soins et l'accompagnement en phase terminale à la Loi Claeys Leonetti de 2016 qui validait la sédation profonde et continue jusqu'au décès et les directives anticipées, les lois ont été nombreuses. Loi de 1999 qui créait la première Unité de Soins Palliatifs en les définissant : soulager douleur et souffrance, sauvegarder la dignité, en institution ou à domicile et qui érigeait le congé de solidarité familiale. Loi Kouchner de 2002 sur les droits des malades. Loi Léonetti en 2005 pour s'opposer à l'obstination déraisonnable. Il en est de même des plans : celui de 2021-24 est le cinquième ! Les rapports et recommandations de la Haute Autorité de Santé s'accumulent. Les Commissions et Conventions se succèdent : 2012, 2013, 2022. Pour quel résultat ? Tous se réclament de la dignité du patient, notion très difficile à s'approprier comme on a pu le voir. Au fil des années se sont ajoutées les notions de repérage des patients selon le principe d'universalité des soins aux porteurs d'une pathologie chronique grave et évolutive quel que soit leur âge, aux Alzheimer, aux sidas, aux scléroses en plaques, aux patients en soins intensifs sans possibilité de guérison.

En 2019, l'OMS estimait que 40 millions de personnes dans le monde avaient besoin de soins palliatifs. 80 % vivaient dans des pays à faible revenu, qui ne pouvaient pas les assurer, dont 50 % en Afrique. Qu'en est-il en France ? Comment notre pays s'organise-t-il face à tous ces besoins ? Et cette notion révélée par les enquêtes de société que 80 % de la population souhaite mourir à son domicile, alors pourtant que plus de 50 % des décès ont lieu en établissements de santé ? Les interventions de soins palliatifs peuvent se faire à l'hôpital dans des secteurs spécialisés, en établissements médico-sociaux comme les Ehpads ou au domicile. Les Unités de soins palliatifs (USP) hospitalières sont des secteurs d'une dizaine de lits permettant un accueil temporaire. Elles sont réservées aux patients nécessitant des soins physiques et psychiques lourds. Des malades moins graves peuvent être accueillis dans d'autres services hospitaliers non spécialisés en soins palliatifs dans des lits dits identifiés (ISP). En 2021 l'Assistance publique de notre pays disposait de 171 unités de soins palliatifs USP représentant environ 1980 lits et de 5566 lits identifiés en soins palliatifs ISP répartis dans différents services ayant d'autres activités, soit un total de 7546 lits, sans augmentation significative par rapport aux deux années précédentes. Les besoins estimés cette même année concernaient des dizaines de milliers de patients. De plus, il est important de souligner la très grande inégalité de répartition entre les régions, 21 départements en étant totalement dépourvus. L'Assistance publique tente de minimiser cette carence en codant des journées de soins palliatifs pour les patients qui ont reçu au moins un soin de ce type, par exemple un traitement antalgique, bien loin des interventions complètes d'accompagnement recommandées. Malgré cela, seuls 100 000 séjours ont été codés en soins palliatifs en 2019, représentant à peine 1 % de la totalité des séjours hospitaliers. Des Équipes mobiles en soins palliatifs (EMSP) mises en place avec infirmiers et aides-soignants viennent renforcer ces services au niveau des soins et de l'accompagnement, y compris de l'entourage. Il y a donc une énorme insuffisance de l'offre d'accueil public. Les Établissements médico-sociaux sont d'ordre divers : maisons de retraite, établissements pour personnes âgées dépendantes Ehpads, maisons d'accueil pour personnes âgées handicapées dépendantes et foyers d'accueil médicalisés pour adultes handicapés, où un médecin coordinateur organise les soins, résidences autonomie avec services collectifs, centres de jour pour personnes âgées destinés à soulager les aidants. Même aussi nombreux, ils ne pourront pas eux non plus apporter une solution suffisante à la demande, ne serait-ce que par leurs difficultés de recrutement en personnel et pour certains pour une défiance apparue dans le public à la suite de quelques affaires de maltraitance. Si on tient compte de la volonté de la plupart des patients d'être à domicile et de l'insuffisance des structures d'accueil, les soins palliatifs se doivent donc d'être mobiles et proposés au domicile. Ce n'est plus actuellement une option mais une nécessité. Le médecin traitant qui a signé avec le patient un contrat de référent est au centre du dispositif. Personne ne connait mieux que lui le patient et son entourage. Il a une vision globale de son dossier médical. Il l'a souvent rencontré. Il connait bien sa psychologie. Il doit être impliqué et s'investir dans sa fin de vie. En attendant les premiers spécialistes en thérapie de fin de vie en projet de formation universitaire ? Différents des gériatres, thérapeutes des pathologies du vieillissement, ils seront plutôt des psychologues praticiens et des thérapeutes cognitivo-comportementaux, plus axés sur le soutien psychologique. Autour du médecin traitant, de nombreux professionnels de santé pour la plupart bien connus des patients interviennent : en premier lieu et de façon régulière des infirmiers et des kinésithérapeutes. De façon intermittente, des diététiciens, des ergothérapeutes, des orthophonistes, des psychologues. Mais aussi des pharmaciens et des prestataires en matériel. Les assistantes sociales assurent les démarches administratives. À cela s'ajoutent 10 000 bénévoles dans 250 associations, pouvant compléter le dispositif (Union nationale des associations pour le développement des soins palliatifs ; Fédération jusqu'à la mort accompagner la vie, Collectif soulager mais pas tuer…). La Société française d'accompagnement et de soins palliatifs tente de fédérer ces différentes entités. À tous les niveaux, on note l'importante place faite à l'accompagnement. Mais l'accompagnement d'un mourant n'est pas une chose facile et nécessite une formation sur les gestes à faire et ne pas faire. Bien entendu, le rôle des familles est considérable dans ce processus de prise en charge. Ce dispositif est satisfaisant sur le plan sanitaire. La plupart de ces professionnels se connaissent, ont l'habitude de travailler ensemble. Ils se coordonnent naturellement sous l'impulsion du médecin traitant. Un cahier de liaison au domicile suffit pour assurer les informations et les transmissions aux uns et aux autres. L'intervention publique dans ce programme libéral se situe au niveau des soins infirmiers. Les hôpitaux disposent d'équipes mobiles en soins palliatifs qui peuvent aussi intervenir au domicile. Dans ce cas, le patient doit renoncer à ses intervenants libéraux habituels, en particulier infirmiers. Ceci crée souvent une situation conflictuelle de détournement de clientèle. Des réunions de concertation tentent de la régler sans grand succès. Heureusement, ces équipes hospitalières comportent de moins en moins de soignants pour ne conserver que des administratifs aidant à la coordination des interventions. Et elles ont recours aux libéraux pour les soins. Ce type de situation ambiguë se retrouve dans la mise en place par la Haute autorité de santé des réseaux de santé en soins palliatifs, pilotés par les Agences Régionales de Santé (ARS) et qui devraient bientôt devenir Dispositifs d'appui à la coordination. Ils sont censés fluidifier les soins, assurer la formation des personnels de ville proches des patients et protéger leurs données médicales. Sur le terrain, leurs activités sont très variables d'une région à l'autre et parfois peu lisibles. Ils alourdissent considérablement le dispositif par le nombre de formalités administratives qu'ils génèrent : conventions constitutives entre les membres du réseau, conventions de fonctionnement entre les différents acteurs, protocoles d'accès aux données, réunions de coordination, protection du dossier médical, autorisation du patient pour la transmission de ce dossier. Il est certain que la fuite des données médicales est de nos jours un problème important. Dossiers médicaux hospitaliers, fichiers des médecins traitants, questionnaires médicaux des compagnies d'assurances, toutes ces données peuvent être piratées dès qu'elles sont informatisées. Et toutes le sont, à grande échelle. En France en 2021, à cause d'un logiciel défaillant, 500 000 dossiers d'une société de laboratoires de biologie ont été hackés en un seul clic par un internaute amateur qui les a ensuite mis sur les réseaux sociaux. À Singapour en 2018 ce sont un million et demi de dossiers, en Australie en 2022 neuf millions. Les cybercriminels s'attaquent à de grandes sociétés. Lorsqu'ils détiennent entre 100 000 et 300 000 dossiers, ils peuvent les revendre. Ces dossiers qui apportent des données sur le type de patients, le type de pathologies, les traitements proposés peuvent intéresser certains professionnels de la santé. Des états peuvent les utiliser pour inquiéter des opposants. Les hackeurs vendent aussi des cartes de soins, des ordonnances, des factures permettant d'être remboursé par les assurances après substitution d'identité. Ils peuvent créer de fausses identités de médecins. Ils font du chantage aux hôpitaux dont ils bloquent les systèmes informatiques. On comptabilise chaque année en France plus de 1000 attaques sérieuses sur les données de la santé, chiffres en augmentation exponentielle. Il n'est bien sûr pas question de nier la nécessité de s'en protéger, et de préserver à tout moment les informations médicales du patient. Mais pour quelqu'un qui va mourir à brève échéance, ça n'est pas la priorité. Au moment où il faut fortement soutenir les soins palliatifs, il est plus important de consacrer les moyens financiers aux équipes soignantes. On peut leur faire confiance pour se coordonner sans qu'on soit obligé d'alourdir l'encadrement par une structure qui pourrait peut-être un jour se transformer en dispositif de contrôle. Et qui contribue à objétiser encore plus le malade qui n'en a pas vraiment besoin à cette période de sa vie. Les patients doivent pouvoir prendre des décisions hors du cadre médical. Et puis il est impossible de hacker un cahier de transmissions écrites à la main. Les théoriciens de la Haute Autorité de Santé sont donc très loin des réalités du terrain au vu de leurs recommandations. Le rôle de l'État doit être d'apporter son soutien aux solutions les plus simples, les plus faciles à mettre en place, et d'éviter que le patient traité en dehors de l'hôpital n'ait un reste à charge à payer, ce qui pour certains rendrait impossible les soins palliatifs au domicile. En 2019, 1 250 000 journées de soins à domicile ont été répertoriées en soins palliatifs ; c'est seulement un quart des prises en charge à domicile. À l'évidence très insuffisant. La nécessité d'un renforcement considérable des soins palliatifs à tous les niveaux publics et privés est donc un impératif. D'autres difficultés viennent contrarier leur mise en place dans le monde. Certaines croyances sur la mort et la façon de mourir constituent un obstacle à leur reconnaissance. On connait par exemple le rôle exclusif de l'entourage familial dans l'accompagnement en fin de vie chez les Roms. Dans beaucoup de pays, les médicaments de la douleur sont difficiles d'accès, en particulier les opioïdes. Ils font pourtant partie des médicaments essentiels dont les conventions internationales garantissent l'accès pour tous. Les législations avec la crainte d'un usage détourné et les coûts en rendent très insuffisant l'accès pour 80 % de la population mondiale.

Dès le départ, le qualificatif de palliatifs pour ces soins a été bien mal choisi. Il vient du latin *palliare* qui veut dire au premier sens *cacher.* Comme le pallium, ce grand manteau recouvrant les épaules, qui dissimule le corps. Alors des soins pour cacher ? Mais cacher quoi ? Une impuissance médicale ? La déchéance, le délabrement, la disgrâce d'un patient ? Heureusement le deuxième sens signifie remédier provisoirement à un problème. Par exemple pour la santé, atténuer temporairement des symptômes sans guérir la maladie. Il aurait été plus approprié de les appeler tout simplement soins de vie ou soins de bien-être. Curieusement, au cours de mes études de Médecine effectuées à la Faculté de Montpellier, rien ne m'a été enseigné dans ce domaine. Rien non plus ne m'a été dit sur la mort. Un peu comme si, les traitements devenant inutiles, le médecin n'était plus concerné par le patient. Ceci explique l'embarras de la plupart d'entre nous face à la fin de vie de nos malades. Quels mots prononcer ? Quels gestes faire ? Alors que la personne attend toujours beaucoup de nous. Il est évident que cet accompagnement ne s'improvise pas. Il faut bien sûr avoir dominé sa propre peur de la mort. Ressentir une empathie pour ceux qui souffrent. Mais une formation présente au cours des études serait la bienvenue, car le médecin est souvent au centre du dispositif entourant le malade, paramédical, familial et amical. Le plus à même d'orienter les interventions et de suggérer des comportements. La société africaine, dans sa grande sagesse, pratique des initiations à différents âges de la vie ; ce sont souvent des rituels de mort symbolique suivie d'une résurrection ; la mort devient donc familière et ne suscite plus de peur démesurée ; elle n'est qu'un passage. Les animistes enterrent leurs morts en position fœtale pour invoquer la prochaine renaissance, entourés d'une couverture en damier noir et blanc symbolisant la vie et la résurrection. L'accompagnement familial et tribal est considérable auprès du mourant. On comprend l'intérêt d'une sensibilisation tout au long de la vie. Les enseignants bouddhistes proposent un cours de Spiritualité et Médecine. Ils organisent des formations dans le cadre de leur programme Rigpa à l'intention de tous ceux, familles, médecins, soignants, psychologues, clergés, qui sont concernés par les soins aux personnes en fin de vie. C'est là que doivent porter nos efforts. En continuant aussi à multiplier les structures d'accueil pour ceux qui ne peuvent pas être maintenus à leur domicile. En même temps, des traitements non médicamenteux devraient être proposés, hypnose, thermothérapie. L'acupuncture et l'auriculothérapie ont fait leurs preuves sur la douleur et le stress. L'aromathérapie aiderait à limiter leur lourde charge thérapeutique. Les psychomotriciens pourraient être beaucoup plus sollicités. Des robots d'accompagnement commencent à faire partie de l'environnement de quelques malades. La solution est d'augmenter le volume et le champ des soins palliatifs en augmentant la compétence et les initiatives des intervenants. Par exemple cet infirmier en soins palliatifs qui met en BD sa vie avec ses patients pour les amuser. Et les distrait un peu. En les caricaturant, il leur fait du bien. Sa BD s'appelle *A la vie !* Pour ajouter de la vie aux jours à défaut d'ajouter des jours à la vie écrit-il. Un Ehpad du sud de la France bénéficie de la création d'une radio éphémère qui permet d'interviewer les résidents. Et une biographe hospitalière recueille la parole des gens en fin de vie. Leur dernier témoignage. Et en fait un livre qu'elle leur donne, leur permettant d'oublier un instant leur condition, leur souffrance et de laisser une trace pour leur famille. Elle leur offre une écoute bienfaitrice. Il faut prendre son temps avec le patient. Lui apprendre à mieux connaitre ses besoins. À limiter ses attentes en fonction de son potentiel. Les possibilités sont nombreuses. Autant que les techniques palliatives.

4- Techniques palliatives

Le contact physique permet de lutter contre le stress et annule la sensation d'isolement. Toucher et être touché se manifeste dans l'organisme par une libération d'endorphines, de sérotonine et d'ocytocine, hormones en relation avec le plaisir et la relaxation, et une diminution du cortisol, hormone en relation avec le stress. Le massage est donc un composant essentiel des soins palliatifs. Il est important qu'il soit effectué par un professionnel kinésithérapeute pour la meilleure efficacité possible sur le plan physique et psychique. Le patient ressent une détente corporelle et mentale. Sa mobilité et sa souplesse s'améliorent. Les douleurs musculo-articulaires et vertébrales diminuent parce que le massage réduit la production de cytokines, protéines inflammatoires. Le sommeil est meilleur, de même que la circulation sanguine. L'énergie augmente, le ressenti émotionnel se renforce. Le massage est bienveillant et aide à accepter son corps et sa dégradation. Pressions, frictions, pétrissages, bercements contribuent au relâchement. Le rolfing est un massage anti-douleur des fascias, ces tissus qui entourent les muscles. Bien entendu, les massages amicaux de l'entourage sont aussi très utiles sur le plan psychologique. Le massage peut être complété par des exercices respiratoires. La respiration abdominale proche de celle du fœtus est la plus relaxante. La respiration diaphragmatique, la respiration alternative une narine après l'autre, la respiration lèvres pincées sont aussi utiles pour lutter contre l'angoisse. Et pour mieux retrouver son corps, on peut travailler son tonus postural, sa position du corps au repos debout. En position couchée, on peut faire des exercices de barre pour assouplir ses articulations en épargnant les hanches pour retarder leur usure. On peut adapter la méthode Pilates de renforcement musculaire pour éviter le déconditionnement. Le rameur et le vélo d'appartement sont utiles quand c'est physiquement possible. Il existe de nombreuses autres techniques de relaxation comme le yoga, la respiration lunaire, la cohérence cardiaque, la visualisation. La méditation réduit le stress et diminue la douleur. Elle régule les émotions, atténue les ruminations, devenant anxiolytique plus vite qu'une psychothérapie. Le vieillissement et la maladie sont mieux acceptés. En méditant sur ses sensations, on limite l'impact psychologique de la douleur. Des diplômes universitaires de Méditation et Santé commencent à se développer. Une psychothérapie classique dirigée par un professionnel peut parfois se montrer nécessaire. Elle est possible malgré l'âge avancé et la perte de plasticité cérébrale. La dépression et le comportement cognitif en bénéficieront. L'hypnose en gériatrie peut apporter une diminution de l'anxiété et améliorer la mémoire. La sophrologie propose des techniques accompagnées de relaxation du corps et de l'esprit. Plus simplement, parler peut soigner. Les mots ont un pouvoir émotionnel libératoire. Ils contribuent aussi à rompre l'isolement. Ils redonnent l'estime de soi. Ils peuvent influencer le comportement. Comme les sons. La musique déclenche la production d'endorphines et de dopamine. Elle agit sur l'hippocampe, aire cérébrale de la mémoire, de l'apprentissage, de la régulation des émotions et sur les aires motrices. Surtout la musique classique instrumentale. Et plus particulièrement celle dont la périodicité du rythme est comme celle de Mozart à 422 Hertz, efficace sur le plan cardiovasculaire avec baisse de la fréquence cardiaque et de la pression artérielle, plutôt que 444 Hertz qui est celle du diapason moderne. Le rire lui aussi libère des endorphines et réduit le cortisol. La thérapie par l'humour se développe. C'est un véritable exercice physique et on sait que les optimistes vivent plus vieux. Le sourire venant de l'entourage est un excellent encouragement. Les soins cosmétiques du corps, personnels ou accompagnés sont essentiels. Coiffure, maquillage, soins du visage. Ils aident à accepter les bonnes rides, celles du rire et du sourire, la patte d'oie, le sillon malaire de la pommette et atténuent les mauvaises rides sur les sillons nasogéniens, la lèvre supérieure et entre les sourcils. L'expression artistique constitue une psychothérapie. Ceux qui le peuvent participent à des œuvres plastiques, sonores, théâtrales, littéraires, corporelles et dansées. La création est une introspection. Elle permet de pénétrer l'inconscient. De repousser ses préoccupations. De positiver ses inquiétudes. De mieux exprimer son ressenti. Le musée peut être un lieu de traitement. Tout lieu culturel est une source de mieux-être. L'art-thérapie a fait ses preuves, contrôlée par la neuro-imagerie. L'ordonnance muséale est presque toujours antalgique. La découverte d'œuvres d'art choisies et la pratique artistique en ateliers sont sources de quiétude et de sérénité. La pratique en groupe rompt l'isolement. La beauté a des vertus thérapeutiques. L'organisme sécrète des neurotransmetteurs bénéfiques comme la dopamine, la sérotonine, la morphine. On a envie d'aller mieux. Des associations organisent les visites. Le musée peut aussi venir à l'hôpital ou chez le patient : des artothèques prêtent des tableaux et des photos. La muséothérapie a vu le jour au Canada en 2018. Quelques mutuelles prennent en charge les prestations. Un diplôme universitaire « Prescriptions culturelles. Art et Santé » existe de même qu'un master « Création artistique ». Il y a aussi le silence. Le silence, c'est seulement l'absence de parole. Le bruit peut continuer tout autour. Pour quelle finalité ? Une introspection ? Un partage ? Le silence est multiple. Il y a le silence pour méditer, au sens religieux. Et donc le silence pour prier. Particulièrement cher aux bouddhistes et aux chrétiens, il se pratique en communauté. Le silence pour réfléchir, quand un bouillon d'évènements nécessite une décision. Le silence pour savourer un succès. Le silence pour s'ébahir devant la beauté d'un paysage ou d'un tableau. Mais ça n'est pas que cela. Le silence agit profondément sur l'entendement de tout un chacun. Un peu comme s'il permettait d'arrêter le bruit intérieur. Le bruit des questions qu'on se pose. Le bruit des pensées négatives. Le bruit du désespoir. En supprimant le bruit intérieur, le silence permet à l'homme de se retrouver, de retrouver sa force mentale pour affronter plus facilement sa situation. Et il le fera d'autant plus aisément s'il partage le silence avec un proche bienveillant, capable d'écouter le silence de l'autre. C'est une vraie démarche palliative. De façon plus récente, on propose de la réalité virtuelle grâce à des logiciels thérapeutiques de l'angoisse. Ils offrent des images 3D axées sur la relaxation et la stimulation cognitive.

Malgré toutes ces opportunités, un soutien émotionnel est le bienvenu. Il commence par la présence physique et l'écoute. La personne en fin de vie peut exprimer des attentes qu'il faut l'aider à réaliser en concertation avec l'entourage. Les interventions de la famille et des bénévoles doivent être coordonnées. Il peut s'agir de faire le bilan d'une existence, de partager quelques valeurs philosophiques, comme le bien et le mal, la solidarité, le courage, l'espérance, ou simplement d'échanger sur l'actualité pour rester connecté avec le monde extérieur. Certains malades sont très demandeurs, d'autres sont plus réservés, redoutant sans doute une dépendance. Il faut savoir entendre leurs besoins et y répondre, tant sur le plan personnel que philosophique et religieux. Le désir d'en finir pourra faire partie de ces demandes et il faudra le prendre en compte et alors communiquer sur les alternatives en soulignant l'intérêt des soins palliatifs pour leur confort physique et mental. D'autres encore souhaiteront parler de leurs traitements. La prudence s'imposera dans les réponses. Les approches spiritualistes seront souvent sollicitées. C'est le domaine de l'intime. Qui suis-je ? Est-ce que mon existence a eu un sens ? Et que sera mon au-delà ? Des questionnaires aident parfois à répondre. Ils mentionnent la spiritualité. Les croyances prennent ici leur place, philosophiques et religieuses. Croyance en un être supérieur, en un dieu. Se transcender pour grandir. Dans ses convictions. Dans sa foi. La religion accompagne. Elle promet la vie éternelle. Appartenir à une communauté est essentiel. Il faut revoir sa vie, ses regrets, ses remords, ses victoires, ses défaites. Susciter des rencontres pour expliquer, se réconcilier, pardonner, être pardonné. Méditer sur ce qui aurait pu être fait. La présence d'un ministre du culte du malade est souhaitable. Les soins spirituels sont multiples et peuvent être donnés par bien des personnes : médecins, aidants, prêtres, parents, amis. Il ne faut pas systématiquement associer spiritualité et convictions religieuses. En Afrique, les croyances animistes restent fortes et s'associent aux religions pratiquées, christianisme ou islam. Il y a un dieu unique, suprême, des esprits qui le relient à l'humanité, et des forces spirituelles dans la vie de chacun. La magie est partout. Une force vitale est présente dans tout ce qui existe. Le patient va s'attacher à celui qui lui donne ces soins qu'il a en quelque sorte espérés. Ils vont d'une simple présence silencieuse jusqu'au partage d'une méditation, d'une prière. Ils se consacrent à l'éveil, à une transformation de la souffrance, à une limitation de la vulnérabilité, à un retour de la confiance. Ils diminuent la fragilité du patient. Il convient de ne pas prendre l'initiative de l'échange, de laisser le malade décider. Il se livrera plus facilement sur les sujets qui sont d'intérêt pour lui. Et de garder le contact une fois établi. Cet apport humain salutaire permet d'atténuer quelque peu la prise en charge médicale des angoisses de la fin de vie faite par un savoir-faire thérapeutique parfois assez peu chaleureux. Les soignants ne sont pas formés aux soins spirituels. Et en l'absence de formation, il est préférable qu'ils ne s'approprient pas ce domaine. On peut regretter le temps des religieuses infirmières du corps et de l'âme, servantes totalement dévouées au bien-être physique et psychique du malade. Face à la mort, l'homme recherche en lui toutes ses ressources. Il y trouve parfois des richesses mentales qu'il ne soupçonnait pas toujours. En dehors de tout jugement moral, les accompagnants vont l'aider à les comprendre et à les utiliser. Peu à peu, l'estime de soi va revenir. La relation à la douleur va changer. La détresse va s'atténuer. Le rapport avec l'entourage familial et amical va s'apaiser. Des choses seront dites. Pour expliquer le passé. Pour apaiser le deuil qui arrive. La spiritualité est essentielle à la dimension émotionnelle de la fin de vie. Aucun soin palliatif ne peut se passer de cette démarche. Des associations s'en occupent, bénévolement ou avec honoraires, comme les Thanadoulas du Canada, qui organisent des veillées et font marcher les patients pieds nus pour stimuler leur énergie. Et bien sûr les croyants participent aux rituels apaisants de leur culte, entourés de ses officiants.

Toujours à la recherche d'appellations emphatiques, l'institution publique portée par quelques anthropologues de la santé développe la notion de « culture palliative ». Car il semblerait qu'elle soit en opposition avec la médecine curative. Celle-ci s'occupe de la maladie. La médecine palliative s'occupe du malade. La médecine curative pose le diagnostic et le pronostic. La médecine palliative soutient le malade et sa qualité de vie. Elle est efficace si elle est entourée d'un réseau. Des organismes publics comme les cellules d'animation régionale sont chargés de diffuser cette culture palliative. Elle repose sur la narrativité, qui consiste à verbaliser la souffrance et la peur en s'appuyant sur les sentiments, la spiritualité, la socialisation. En faisant passer des messages. En encourageant des intentions. Elle favorise la réflexivité, qui est une forme de retour sur soi, de remise en question. Il est préférable de parler de démarche plutôt que de culture. La démarche est une conduite de pensée suivie d'une mise en œuvre, ce qui est le cas pour les soins palliatifs. La culture est un ensemble de connaissances pouvant influencer les comportements.

5- L'accompagnant

La souffrance d'autrui suscite des émotions. Chez l'accompagnant, venu le plus souvent du monde associatif, elle déclenche l'évaluation du besoin d'aide au malade et entraîne une réaction : répondre s'il y a un appel, ou simplement écouter, regarder. La réponse ne doit surtout pas renvoyer le malade à sa douleur, à sa fin prochaine. Elle doit bien sûr reconnaitre sa souffrance mais aussi sa capacité à lutter. Et son désir d'exister en dehors de sa maladie. Il faut donc à tout prix éviter la pitié, émotion personnelle qui n'engage pas le dialogue, qui ne partage rien avec le malade et le laisse seul avec son tourment. Plus objet que personne. Et ne pas non plus se présenter comme quelqu'un venu pour soigner mais comme une personne venue pour prendre soin. Il faut qu'il y ait échange. L'accompagnant reçoit aussi du malade. D'égal à égal. Par le toucher, la parole, le regard. Et lui renvoie une image valorisante de lui-même ce qui est aussi important que de soulager ses souffrances. La sensation de perdre sa dignité à cause des handicaps de la maladie s'éloigne. Le premier contact est visuel. Les émotions sont partagées. On peut les analyser scientifiquement. Les deux cerveaux sont activés simultanément dans leur zone limbique des sensations et on sait en enregistrer les signaux. Ceci se traduit par une coordination progressive du clignement des yeux des deux personnes. Ce phénomène d'imitation automatique a été étudié par scanner pendant que chacun voit l'autre sur un écran. C'est le moteur physiologique de la bienveillance de l'accompagnant parfois ressenti par le malade. Alors qu'au contraire il lit plus facilement de la pitié dans les yeux de l'entourage amical et familial. Qu'attendre de cet environnement à une époque où les réseaux sociaux, les e-mails et les SMS ont remplacé les contacts humains ? L'État a progressivement tué la famille pour s'y substituer. La crise sanitaire de la Covid où il s'est immiscé de façon paroxystique dans notre vie quotidienne en est un parfait exemple. Les liens traditionnels s'affaiblissent. L'autorité parentale n'est plus une valeur de notre société. Auparavant, la famille s'occupait du malade. Si nécessaire, la communauté du quartier ou du village l'aidait. Les communautés réelles sont maintenant remplacées par des communautés virtuelles où les gens croient se connaître sans s'être jamais vus. Quelle aide peut-on réellement en attendre ? Cette virtualité moderne du contact modifie la perception de l'interlocuteur. Ainsi, qui est l'Autre en fin de vie ? L'Autre, c'est d'abord une présence. Quelquefois choquante par l'image dégradée du corps malade. Qu'il faut pourtant identifier comme identique à soi-même, sinon la rencontre est inutile. Déjà écarter la pitié, tellement négative. Puis plonger au plus profond de son être. S'interroger : si c'était moi ? Se voir alors à la place de l'Autre. S'interroger encore, en toute conscience. Si c'était moi, qu'est-ce que j'attendrais ? À ce moment, on aliène sa liberté. On devient en quelque sorte otage de l'Autre. On ressent une vraie responsabilité. Pas une pulsion de charité. La communication peut alors s'établir de façon parfaitement égalitaire. On peut se substituer à l'Autre sans le considérer comme un objet et partager totalement sa douleur, ses angoisses. On se doit à l'Autre. Lui ne doit rien. Plus on lui donne et plus il faut lui donner. Il faut s'efforcer comme les bouddhistes de considérer le malade comme un autre soi-même, se mettre à sa place pour ressentir sa souffrance et l'installer au premier plan. Là est le véritable partage. Je me rends compte que je parle d'un monde idéal qui n'existe pas et qui n'existera probablement jamais. Et je ne peux m'empêcher de penser à l'admirable travail qu'a fait Mère Térésa en Inde. Cette missionnaire albanaise naturalisée indienne était indignée par les conditions dans lesquelles mourait la population des bidonvilles de Calcutta. Avec ses missionnaires de la Charité, elle a pu organiser une prise en charge digne pour ces mourants. Elles n'avaient que très peu de moyens matériels. Un peu d'eau, un peu de nourriture et quelques médicaments. Mais beaucoup d'amour et de temps à leur consacrer. Elle disait que la vie est une richesse et qu'il fallait la conserver. Que ce qui compte, ce n'est pas ce qu'on donne, mais l'amour avec lequel on le donne. « Nous ne saurons jamais tout le bien qu'un simple sourire peut être capable de faire » confiait ce prix Nobel de la Paix canonisé par l'Église. C'est donc bien un entourage compatissant qui est le plus important en fin de vie. Familial et amical, aidé par quelques intervenants bien formés. La compassion s'exprime physiquement, par des gestes, des sourires. Le toucher est essentiel. L'étreinte en est la quintessence. Elle transmet la bienveillance. Développe la connaissance de l'autre. C'est au minimum une salutation chaleureuse, comme l'*abrazo* hispanique. Elle peut être familière, affectueuse, amicale, amoureuse. L'Indienne Amma se déplace dans le monde entier afin de rencontrer ses sympathisants qui patientent de longues heures pour être quelques secondes dans ses bras et recevoir le *darshan*, la vision divine transmise par ce maître spirituel. Elle peut aller jusqu'à 8 à 10 000 étreintes par jour. Ceux qui en ont bénéficié semblent en garder un souvenir inoubliable. Une sorte de régression qui les ramène à une période fœtale. Et un immense apaisement. L'étreinte est une transmission physique de la chaleur des corps, qui parait déclencher la sécrétion d'une hormone cérébrale appelée ocytocine, capable de créer une sensation de bien-être. Ainsi certains préconisent l'étreinte thérapeutique pour traiter les angoisses. L'étreinte doit être longue, supérieure à 20 secondes pour provoquer la sécrétion hormonale. Elle peut durer. Il faut éviter les caresses et les baisers. On se tient face à face jusqu'à ce que les deux respirations s'harmonisent. Elle se pratique debout. Elle peut se faire allongé dans les cas d'autisme. Ce dont je suis sûr, c'est que pendant cette terrible période d'épidémie Covid, il y avait dans le monde entier beaucoup de danseurs de tango qui rêvaient de pouvoir s'étreindre à nouveau car ils en connaissent tous les bienfaits ! L'amour du prochain concerne tout le monde que l'on soit croyant ou non. Après tout la moitié de l'humanité ne pratique aucune religion.

Pour les malades, la vie est un bien très précieux. Certains ont des messages à faire passer. À leur famille. À leurs amis. Pour quelques-uns à la société. On se rend compte qu'à l'approche de la mort, l'homme devient plus attentif aux autres. Les personnes en fin de vie ont beaucoup à nous dire et nous devons les écouter. Nous apprenons déjà en les regardant vivre leurs derniers jours. Beaucoup nous transmettent leur courage. Leur force. Leur amour de la vie. Certes, ils vont la quitter. Mais nombreux sont ceux qui n'expriment pas la peur de la mort. Ou alors une peur raisonnée, qu'ils ont anticipée et d'une certaine façon maitrisée ou au moins acceptée. Ils ne retiennent que l'essentiel et au regard de leur passé, ils expriment qu'il faut avoir le courage de vivre sa propre vie, d'exprimer ses sentiments, de préserver ses contacts familiaux et amicaux, de ne pas penser qu'au travail et de toujours profiter du moment présent. Certains le disent avec quelques regrets de l'avoir compris trop tard. Aussi chaque seconde qui leur est accordée est précieuse. On comprend donc que la réponse pour les personnes en fin de vie ne peut être exclusivement thérapeutique. Elle ne peut pas non plus se résumer à une élimination comme on ferait d'un déchet. Une prise en charge psychologique voire spirituelle est indispensable dans le cadre des soins palliatifs. Des soignants préalablement formés et les familles confrontées à cette situation doivent être associés. À titre individuel, cette réflexion sur la fin de vie pourrait être instituée très tôt pour chacun d'entre nous. Ceci éviterait des prises de position parfois violentes et certainement des conflits autour de la personne en train de mourir. En faisant la somme de toutes les pratiques pour l'accompagnement des mourants, la voie à suivre n'est donc certainement pas celle de l'euthanasie. Respecter la vie, c'est respecter la personne qui va mourir. Il convient de le rappeler en particulier aux personnels de santé pour qui la délivrance des soins palliatifs est un devoir. Les soins palliatifs sont inscrits dans la loi depuis 1989, soit plus de 30 ans. Et en 2023, on s'interroge encore ? La Convention Citoyenne a semblé découvrir leur existence ! Le futur projet de loi serait pour 2024, avec un plan décennal à suivre. Si jamais il se réalise, il aboutirait donc 45 ans après la première loi ! On voit bien que les lois n'ont rien réglé dans ce domaine et il en sera de même avec la prochaine. Les innombrables projets et initiatives personnelles sont autrement efficaces malgré leur dispersion. On évoque la création d'une spécialité médicale. Sera-t-elle attractive pour les médecins ? Une formation spécifique commence à être mise en place dans le tronc commun de quelques facultés, trois heures sur trois ans. C'est bien dérisoire en attendant qu'elle devienne une vraie discipline. Il serait plus utile de former les soignants paramédicaux beaucoup plus au contact du patient en souffrance. L'essentiel est de déplacer la fin de vie à domicile et de bien l'encadrer. Ce sera un véritable choc social et politique en France car, pour entourer le malade, il faudra revaloriser la famille, que l'État s'efforce d'annuler depuis longtemps.

6- Début 2006. Sa demande. Mon refus silencieux

Les mois suivants, la situation médicale a d'abord été acceptable. On lui préparait une alimentation pâteuse ; elle continuait à remplir son ardoise ; elle marchait un peu avec son kinésithérapeute ; elle bénéficiait de l'important renfort spirituel du couvent ; nous l'entourions autant que nous le pouvions. Voir ses petits-enfants, dont elle s'était beaucoup occupée, la réconfortait à chaque fois. Puis son état s'est à nouveau dégradé. L'alimentation est redevenue difficile. La fatigue était forte et elle ne quittait pratiquement plus son lit. Le cancérologue avait demandé une série d'examens qu'elle avait fermement refusée. Comme elle avait refusé aussi une réintervention sur sa prothèse œsophagienne qui avait manifestement glissé et menaçait de ne plus être fonctionnelle. Devant la dégradation de son état général, je l'avais reprise à la clinique pendant une quinzaine de jours au mois de juin, avec un assez bon résultat.

ÉTÉ 2006

L'été se déroulait sans nouvelle complication. Elle suivait son rituel quotidien. Le lit. Le siège médical. Les repas dans la chambre. La messe en fauteuil roulant. Les visites. Un peu de télévision. Au début du mois d'août, elle s'est soudainement plainte de l'aine droite. Comme la douleur persistait, j'ai demandé une radio qui a montré une fracture du col fémoral provoquée par une métastase osseuse de son cancer. Le caractère très douloureux et invalidant de la fracture nous a obligés à mettre en place chirurgicalement une prothèse de hanche le 5 août. Elle a mal supporté l'intervention, avec beaucoup d'agitation et des désordres psychiques pendant dix jours au moins. Puis elle a retrouvé sa conscience mais elle était très faible, dans l'impossibilité de se mettre debout. Elle ne mangeait plus. Et surtout elle avait mal.

7- La douleur

La douleur est un signal d'alarme. Elle agit sur le mental et perturbe l'activité. Ses récepteurs sont présents partout dans le corps, à partir desquels les informations sont transmises au cerveau qui les analyse. Il déclenche des réactions dépendantes de chaque individu selon son passé et son environnement, avec une forte composante émotionnelle. Une loi de 2002 révisée en 2005 relative aux droits des malades stipule que « toute personne a le droit de recevoir des soins visant à soulager la douleur ». Les douleurs chroniques sont un véritable problème de santé publique, touchant une personne sur deux, avec plus d'une consultation mensuelle. Leur coût est très important et leur prise en charge difficile. Il y a la prise en charge médicamenteuse souvent pluridisciplinaire et la prise en charge fonctionnelle. Les médicaments sont différents selon le degré. Ils agissent au niveau du cerveau et de l'inflammation, composante fréquente de la douleur. Une classification validée par l'Organisation mondiale de la Santé oriente les choix. Au premier stade de faible douleur, ce sont les antalgiques périphériques non opioïdes, comme le paracétamol, l'aspirine et les anti-inflammatoires non hormonaux. Au stade suivant de douleur modérée, ce sont les opioïdes faibles comme la codéine et le tramadol qui impactent le système nerveux central. Au stade de douleur intense, ce sont les opioïdes forts comme la morphine et le fentanyl, solidement encadrés, avec un risque important de dépendance. Cette classification étant restrictive dans la pratique, d'autres médicaments sont venus la compléter par l'usage, comme les anti-dépresseurs, les myorelaxants et les antiépileptiques. Les thérapeutiques fonctionnelles sont très nombreuses : kinésithérapie, ostéopathie, acupuncture, chaud et froid, neurostimulation transcutanée. À un degré plus technique, la neuromodulation de l'activité électrique du système nerveux par un implant chirurgical ou par stimulation transcrânienne électrique ou magnétique dans les zones réceptrices de la douleur. D'autres méthodes permettent de limiter le ressenti de la douleur : psychothérapie, hypnose, méditation. Des mesures socioprofessionnelles peuvent compléter le dispositif. Pour le médecin, il convient d'écouter et de croire, puis de rassurer. Comment se manifeste la douleur, avec quelle intensité, à quel endroit, à quel moment ? Il peut s'aider d'échelles numériques d'évaluation. La réaction à la douleur est individuelle, portée par le caractère.

Le caractère est l'identité d'un individu. Il se manifeste par des actions et des réactions à des évènements personnels et environnementaux. Il va être déterminant dans sa réponse à la maladie. L'actif sera motivé pour guérir, le colérique va d'abord être révolté puis combattra, l'émotionnel sera fragilisé et l'apathique renoncera. Les expériences de la vie peuvent le modifier. Le caractère est différent du tempérament, qui est inné et peu modifiable, et qui provoque des réactions instinctives dès le plus jeune âge. C'est ce que les médecins de la Grèce antique expliquaient par leur théorie des humeurs, se référant à des biles de différentes couleurs biologiquement actives : bile jaune hépatique des autoritaires, bile noire splénique des anxieux. Un effort de volonté peut éventuellement atténuer ses excès, mais dans de faibles proportions. Caractère et tempérament constituent la personnalité d'un sujet, singularisée par ses comportements. Elle va particulièrement s'exprimer dans la maladie et dans la fin de vie et les soignants et aidants doivent y porter attention. Elle peut donner les clés d'une bonne communication comme clore définitivement le dialogue. Là encore une formation dédiée est indispensable.

8- Septembre 2006. Le décès

Pendant tout le mois de septembre, elle semblait reprendre un peu d'énergie. Elle grognait beaucoup, ce qui chez elle pouvait être considéré comme encourageant. Avec moi, du fond de son lit, elle s'exprimait par gestes. En fait un seul geste, qu'elle faisait dès que je poussais la porte de sa chambre. Par un petit moulinet des deux mains sous son menton, elle me demandait fermement de la faire partir. Ses sourcils froncés appuyaient sa demande. Le geste suivant, un va-et-vient de la main au-dessus de sa tête, indiquait clairement qu'elle en avait assez ! Et elle me le confirmait sur son ardoise. En réponse, je me contentais de lui sourire. Médicalement, j'étais désarmé. Nous ne pouvions plus rien faire de plus contre le cancer. Mais nous devions assurer son alimentation et limiter ses douleurs. Les jours passaient. Ses demandes étaient de plus en plus insistantes. Je lui parlais de rémission. D'un retour possible au couvent. Elle avait quelques visites qui lui faisaient plaisir. Le traitement antalgique que j'avais mis en place calmait la plupart de ses douleurs. Mais pas sa souffrance morale devant les handicaps de son quotidien. Nous avions mis en place une kinésithérapie de mobilisation douce et d'entretien musculaire. Nous n'avions pas d'autres moyens à la clinique, en particulier sur le plan psychologique. Je voyais bien que son état se dégradait. J'étais à nouveau face à ma conscience et à sa demande de l'aider à partir. Pour mon père, je l'avais fait avec beaucoup de réticences. Je n'ai pas pu pour ma mère. La blessure qui avait suivi la mort de mon père n'était pas refermée. À la fin du mois, elle a peu à peu perdu conscience, entrant dans une sorte de coma vigile ou d'obnubilation. On n'assurait plus que son hydratation. Sa situation s'accompagnait d'un important encombrement respiratoire, fréquent en fin de vie. J'avais dû utiliser de la scopolamine, un anticholinergique qui diminue les sécrétions salivaires et pulmonaires. Elle était assez agitée. Il m'était difficile de savoir si elle souffrait. Dans le doute, j'utilisais de la morphine à très faible dose non létale. Et puis elle décède le premier octobre à minuit trente.

9- Deuxième absence

Cette nuit-là, je suis à Ajaccio pour donner des conférences. C'est ma deuxième absence. Après un retour aérien matinal, je la retrouve à la morgue de la clinique. Son visage pas vraiment apaisé. L'air toujours légèrement réprobateur. Sans doute ne m'a-t-elle pas pardonné de ne pas avoir exaucé son vœu et de ne pas avoir été près d'elle quand elle est partie. J'imagine ce qu'elle m'aurait écrit sur son ardoise ! Je l'ai veillée. J'ai caressé son visage, ce que je ne pouvais pas faire de son vivant car elle n'était pas très tactile. Je lui ai parlé. Expliqué. Ce que je n'avais pas fait pour elle quand elle était vivante. Pourquoi mon père et pas elle. Je suis sûr qu'elle m'a entendu. M'a-t-elle compris ? J'ai beaucoup prié pour elle. Elle aurait aimé ça. Des « Je vous salue Marie » et des « Notre Père » en salves. Pour me faire pardonner. Les motivations de l'absence échappent en partie à la conscience. Il y a une passivité certaine face à l'évènement. Un déni de responsabilité. Une peur de l'irrémédiable. Une angoisse de sa propre mort. On se comporte comme si c'était un autre qui agissait. Un alter ego. L'alter ego, l'autre soi-même, existe-t-il ? Un casque placé sur le visage permet grâce à des électrodes enregistrant l'activité neuro-musculaire de retranscrire les mots uniquement verbalisés dans le cerveau et non prononcés. C'est la parole silencieuse. Elle révèle des pensées contradictoires chez un sujet et explique bien des comportements inattendus. Apparemment non intentionnelles, les absences sont en fait parfaitement programmées dans notre inconscient. Elles procèdent du refoulement, de l'abandon temporaire, de l'acte d'un autre. On s'éloigne inconsciemment pour ne pas être présent au moment de l'évènement qu'on redoute. Cette absence psychique permet d'éviter les circonstances douloureuses qu'on a pressenties. D'une certaine façon, l'absence libère. D'une angoisse. D'une peur. D'autres fois, elle envoie un message pour les autres. Le plus souvent, elle est un leurre pour soi-même. Il faut savoir distinguer l'absence circonstancielle survenant au cours d'une attente prolongée où l'on a progressivement repris sa vie habituelle. Celle-ci est malheureuse et n'envoie pas de message. Elle suscite seulement des regrets. C'est différent pour moi. Quelles qu'en soient les raisons, je n'étais pas là pour les deux. Mes absences étaient injustifiables. J'avais un ami très proche, éleveur de taureaux comme moi. C'était un homme jovial, qui maniait la plaisanterie mieux que Pagnol. Dès qu'on le voyait, on ne pouvait s'empêcher de sourire avant même qu'il ait dit un mot. Il avait fait un grave accident cardiaque alors que nous étions en voyage taurin en Espagne. Par chance, nous avions pu le sauver au prix d'une lourde intervention à cœur ouvert à Montpellier mais il restait fragile. Un vingt-cinq décembre, alors que j'étais de garde à la clinique, il est entré en urgence dans un état désespéré. Son cœur s'arrêtait pendant de longues secondes avant de repartir avec difficulté. Ne voulant pas manquer les fêtes de Noël, il n'avait pas osé avouer qu'il souffrait depuis plusieurs jours. Nous disposions déjà des premiers appareils de stimulation externe permettant de provoquer la contraction cardiaque par impulsion électrique. Il suffisait pour cela d'introduire une sonde par l'artère fémorale et de la conduire le plus vite possible jusque dans un ventricule cardiaque, puis de la brancher au boitier. Je crois que je n'ai jamais été aussi rapide que ce jour-là pour positionner la sonde. Les premières stimulations avaient été efficaces. Mais peu à peu son cœur n'avait plus répondu aux impulsions et nous l'avons perdu. Je me souviens du terrible désarroi que j'ai alors ressenti. Ne pas avoir pu sauver mon ami venu mourir dans mes bras un jour de Noël ! Cet échec semblait expliquer ma colère. Colère contre mon impuissance face à la mort. Plus tard j'ai compris que cette colère n'était qu'un masque. Un masque contre la peur. La peur de la mort d'un proche. La peur de ma propre mort. Et que pour pouvoir aider les autres, il fallait d'abord apprivoiser sa peur. Peur de la souffrance. Peur du vide. Je pense que c'est la cause de mes absences au moment où mes parents sont partis. Mais alors je n'en avais pas vraiment pris conscience. Avec le temps qui passe, je me suis peu à peu familiarisé avec cette pensée. « Ne sais-tu pas que la source de toutes les misères de l'homme, ce n'est pas la mort mais la crainte de la mort ? » écrivait le philosophe turc Epictète dans ses *Entretiens*.

Apprivoiser la mort

L'être humain est conscient de la durée, encore plus dans le grand âge. Alors comment apprivoiser la mort ? Penser avec les stoïciens que comme elle est inévitable, mieux vaut s'y habituer tout au long de sa vie ? Pour cela, il convient de rester attentif à tout ce qui fait peur, pas seulement la mort. Mais c'est surtout à elle qu'il faut se préparer, car on est sûr d'y être confronté. En y pensant toujours, en étant prêt, la peur s'atténue. Ce travail sur soi peut être facilité par des considérations philosophiques et religieuses. Imaginer une vie nouvelle comme les chrétiens persuadés d'un au-delà et d'une vie éternelle ? Il faut avoir la foi en Dieu, et donc confiance dans sa vérité et sa promesse. C'est la foi qui dirige les chrétiens. Qui « espèrent en des choses qui ne sont pas vues mais qui sont vraies ». Elle donne certainement beaucoup de courage face à la mort. L'ignorer comme Socrate, qui faisait confiance à son âme immortelle enfin libérée de son corps pour acquérir la connaissance ? Il s'agit là de mourir en philosophe heureux d'aller retrouver « les dieux et les hommes excellents », ceux qui savent. « Philosopher, c'est apprendre à mourir » disait Montaigne. La relativiser dans un contexte biologique et cosmique ? En effet, la mort n'est pas qu'individuelle. Il y a la mort biologique, l'apoptose, qui fait mourir à tour de rôle toutes nos cellules pour les remplacer dans un grand élan de régénération synonyme de vitalité. Et la mort cosmique, celle des étoiles qui meurent en explosant, répandant une poussière dont on dit qu'elle a formé le corps humain. En effet, tous les noyaux des atomes qui le constituent viennent d'étoiles mortes il y a très longtemps. L'homme cherche à prolonger sa vie au-delà de sa mort en laissant des enfants qui sont sa continuité biologique. D'autres des œuvres non éphémères, écrivains, artistes, architectes, qui témoigneront de ce qu'ils étaient. Finalement, rien ne meurt jamais vraiment.

10- Les années suivantes

Au cours des années qui ont suivi, j'ai gardé la même souffrance et les mêmes regrets concernant mon père. Rien ne s'est atténué. J'ai essayé sans y parvenir de me convaincre que je le lui devais. Je suis parfaitement conscient que c'est grâce à lui, grâce à son soutien que j'ai pu devenir médecin. Il m'a aidé toute ma vie par son exemple et son affection. Il était légitime dans sa demande. Malgré cela, je réprouve ma décision. Je lui ai ôté la vie. Même si c'était pour quelques jours, je n'avais pas ce pouvoir-là. J'aurais dû mieux l'accompagner. Le refus à ma mère ne m'a apporté aucun réconfort. Il n'a pas servi de rachat. Je n'ai pas bien agi après avoir mal agi.

Chaque décision a été prise en dehors de toute considération morale. Le refus à ma mère ne m'a pas fait oublier le consentement à mon père. Je ne le regrette pas. Ça n'a rien d'un réflexe égoïste. Je ne l'ai pas fait pour me protéger d'un autre repentir tardif. J'ai écouté cette fois jusqu'au bout ma conviction de médecin. Qui est de ne pas ôter la vie. Et ma conscience de fils trop aimant pour tuer sa mère.

11- L'aspect législatif entre 2002 et 2006

Après les « lois Kouchner », plusieurs rapports ont concerné la fin de vie : le rapport Henezel en octobre 2003, qui insistait sur la formation des professionnels de santé et sur la culture de l'accompagnement, et le rapport Léonetti en juillet 2004, qui se réclamait du respect de la vie et de l'acceptation de la mort, et préparait la loi de 2005. La Loi Léonetti de 2005 faisait suite à l'affaire Humbert de 2003. Elle souhaitait éviter à la fois l'euthanasie et l'acharnement thérapeutique. Elle définissait l'obstination déraisonnable : on peut sans obligation et en fonction de la situation arrêter ou ne pas entreprendre un traitement s'il est jugé inutile, disproportionné ou s'il n'a d'autre but que le maintien artificiel de la vie. Elle autorisait la sédation en phase terminale même si elle abrège la vie. Elle introduisait la notion de directives anticipées ou d'une personne de confiance. Le Conseil d'État a précisé que chaque décision devait tenir compte de la personne concernée et des circonstances dans lesquelles on se trouve.

L'acharnement thérapeutique est devenu obstination déraisonnable. Sa mise en cause est légitime. Encore faut-il la définir précisément. L'arrêt des traitements devenus inefficaces se comprend. Inutiles, disproportionnés, ou uniquement destinés à maintenir artificiellement la vie, ils ne sont plus d'intérêt pour le malade. Mais faut-il arrêter aussi l'alimentation et l'hydratation ? Nous ne connaissons pas le ressenti des patients soumis à une telle restriction. Il est possible que l'arrêt de l'hydratation soit mal supporté au niveau cérébral et majore les douleurs, en particulier les céphalées. Et comment faut-il agir à l'arrivée en réanimation d'un patient en fin de vie ? Quels sont les critères de choix pour une prise en charge ? L'âge du patient ? Son état général ? Son passé médical ? Sa pathologie ? Est-ce qu'un handicap ou même un coma fait perdre le droit à la vie ? Et la sédation en phase terminale pouvant abréger la vie, n'est-ce pas une euthanasie passive qui ne dit pas son nom ? On se rend compte que les lois ne font que proposer un cadre à une décision et à une pratique. Elles règlent rarement le problème en totalité. Et l'éthique n'est pas leur préoccupation principale.

11a- Les directives anticipées

La loi incite à écrire ses directives anticipées. Exprimer par écrit ses volontés pour sa fin de vie par rapport aux décisions médicales. Elles pourront être utiles en cas d'impossibilité de s'exprimer à ce moment-là. Elles sont facultatives et modifiables à tout moment. C'est une démarche assez brutale, encore renforcée par le caractère mécanique et déshumanisé des formulaires proposés par l'administration, avec le modèle A, le modèle B… Vous pouvez vous opposer à une réanimation cardio-respiratoire, une dialyse rénale, une chirurgie, une alimentation et réhydratation artificielles ou tout autre traitement, envisagé ou déjà entrepris. Cette mesure est censée vous protéger d'une « obstination déraisonnable » des médecins qui vous auront pris en charge. Il n'est pas certain que chacun d'entre nous soit bien informé au moment d'écrire ses choix. Par exemple, se priver d'une réhydratation artificielle en fin de vie sera probablement une source de souffrances supplémentaires. Une dialyse rénale peut parfois inverser le pronostic vital. Une réanimation cardio-respiratoire peut modifier favorablement l'évolution neurologique avec retour à la conscience. Il est difficile de se projeter dans des situations aussi douloureuses et les conditions du choix ne sont pas forcément les meilleures. Sommes-nous capables de contrôler nos émotions au moment de l'exprimer ? N'allons- nous pas être sous l'influence de facteurs personnels ou environnementaux, éducation, expériences, préjugés, circonstances, médias… ? Quel sera notre degré de liberté ? Et si les évènements nous influencent, notre choix ne sera-t-il pas modifié à l'avenir ? Qui peut être sûr d'avoir fait un choix définitif ? En fin de page, le modèle officiel vous glisse sans préparation l'option « sédation profonde et continue ». Vous pouvez donc indiquer aux médecins, à qui vous venez d'interdire de vous soigner, que vous les autorisez à vous sédater pour obtenir une perte de conscience jusqu'à votre décès. C'est à mots hypocrites soigneusement choisis une demande d'euthanasie passive. C'est aussi ramener le médecin au statut de marionnette. On ne peut pas dire que ces directives anticipées aient un grand succès. Pourtant elles existent ailleurs dans le monde. En Asie par exemple, Taiwan les a adoptées en 2000.

11 b- La personne de confiance

Le patient peut choisir une personne de confiance, un parent, un ami, un soignant, pour témoigner de ses volontés auprès des médecins lorsque lui-même ne pourra plus les exprimer. Surtout s'il n'a pas rédigé de directives anticipées. Elle peut être dépositaire de volontés écrites. Cette personne exprimera ce qu'aurait été l'avis du malade sur les procédures médicales, et non son avis personnel. Elle indiquera les choix du patient mieux que personne puisqu'elle le connait bien. Elle pourra interroger les médecins qui ont le devoir de l'informer. Elle pourra déclencher une procédure collégiale de limitation de soins. Son avis l'emportera sur celui des parents et des proches mais ne primera pas sur celui du médecin. La désignation doit se faire par écrit cosigné par la personne choisie. Elle n'est pas obligatoire. On peut en changer à tout moment. Une loi de 2015 a créé une personne de confiance médico-sociale, entraînant une certaine confusion. Elle est inscrite dans le code d'action sociale et non dans le code de santé publique. Elle aide dans les démarches sociales mais peut aussi assister aux entretiens médicaux.

11c- La procédure collégiale de décision

Elle intervient quand le patient est incapable d'exprimer sa volonté et ne l'a pas exprimée au préalable. L'équipe de soins doit prendre l'avis d'un autre médecin, indépendant de l'équipe. Mais c'est seul le médecin référent, informé par les différents avis médicaux, qui prend la décision. Cette procédure est aussi utilisée pour valider l'accès à une sédation profonde demandée par le patient. Même si on peut s'interroger sur le caractère sans doute excessif du pouvoir médical du référent dans ce domaine. Ce dont je suis sûr, c'est que cette procédure m'aurait certainement aidé au moment de décider pour mon père et qu'elle m'aurait peut-être en partie soulagé des suites morales. Elle représente un pouvoir médical fort certes, mais qui a su s'autocontrôler. Pourtant au fil des années, les gouvernants se sont tous attachés à combattre et à réduire ce pouvoir médical au prétexte de la diminution des coûts de santé. Ils ont sévèrement encadré la pratique médicale par des intervenants externes qui pour la plupart sont loin de connaître les besoins des malades. La conséquence est que les patients qui ont cotisé toute leur vie et donc payé d'avance leurs soins, pour beaucoup bien au-delà de ce qu'ils dépenseront, ne peuvent plus choisir leurs médicaments, parfois leur médecin, et sont obligés de s'affilier à une mutuelle pour pouvoir être pris en charge correctement. Alors que l'État leur est redevable de tous leurs frais. L'argent des cotisations obligatoires ne sert peut-être pas qu'à la santé ? Pourtant le pouvoir médical est nécessaire, car il est légitimé par une formation et une expérience auprès des patients. Il est seul capable d'exprimer et de satisfaire à leurs besoins fondamentaux. Ce n'est pas un pouvoir de vie ou de mort sur le malade. C'est l'abus de pouvoir qui est dangereux, pas le pouvoir. On est ainsi ramené à la conscience individuelle, dont on comprend qu'elle est plus forte et plus utile que la loi. De la part d'un Etat, c'est une marque de faiblesse que de légiférer à tout propos. C'est montrer de la défiance dans l'esprit de l'être humain pourtant capable de sagesse et de flexibilité. Cette flexibilité qui manque cruellement à toute loi, dressant ainsi les limites de son intervention et de son efficacité. Depuis le début de la législature actuelle, 104 lois ont été adoptées en 220 jours de séances parlementaires, soit une loi tous les deux jours ! On est proche du ridicule. Dans bien des domaines, des recommandations intelligentes seraient plus utiles. Et voici que la crise sanitaire du Covid rebat les cartes. Soudain le pouvoir médical redevient essentiel pour l'État. On voit fleurir des comités scientifiques, des experts de tous ordres dont on peut pour certains s'interroger sur leur légitimité. Triste ironie du sort. Le pouvoir médical est à nouveau indispensable, dicte leurs décisions aux hommes politiques et s'étend non seulement aux malades mais aussi aux sujets sains. Qu'adviendra-t-il de lui lorsque comme on l'espère l'épidémie sera définitivement contrôlée ? Il faut espérer qu'on ne découvrira pas alors qu'il a seulement été manipulé pour dégager les politiques de leurs responsabilités décisionnelles. Et que persistera un vrai pouvoir avec de vrais experts capables de voir à long terme et de prendre des mesures préventives en jugulant l'appétit démesuré des grands laboratoires pharmaceutiques, qui ont bien su en fixer les limites en démontrant au cours de la crise COVID que c'étaient eux et non les médecins qui choisissaient les traitements des maladies. Ils ont délibérément opté pour la voie des vaccins au détriment des antiviraux bien moins lucratifs mais qui auraient pourtant constitué une solution intéressante dans le panel thérapeutique de la pandémie.

Plus généralement, on constate que depuis deux siècles les états se sont efforcés de limiter l'influence de la famille. Auparavant, la famille s'occupait de ses malades, aidée s'il le fallait par la communauté villageoise ou le quartier. Maintenant, l'État propose de s'occuper lui-même des malades. Il libère les individus du poids familial. Il dit aussi garantir la liberté d'étudier ce que l'on veut, de travailler là où on le souhaite, de se marier à son gré. Mais au prix d'un encadrement majeur, de lois innombrables, d'interdits chaque jour plus nombreux, d'une surveillance constante. Fonctionnaires, policiers, militaires sont partout. Les liens familiaux traditionnels s'affaiblissent. L'autorité parentale n'est plus une valeur de notre société. L'état s'immisce à chaque instant dans notre vie quotidienne. Le paroxysme est survenu avec la crise sanitaire de 2020, où il a décrété un enfermement général.

Le dispositif législatif au moment de la fin de vie de mon père était flou. Il était plus explicite pour ma mère sans faciliter pour autant les décisions. En 2008, une « mission Léonetti » d'évaluation reconnaissait l'échec de la loi, « méconnue et mal appliquée ». Toutefois, il recommandait son maintien sans modification. Tout au plus proposait-il la création d'un Observatoire des pratiques médicales de fin de vie, le recours à des médecins référents en soins palliatifs pour les cas litigieux et l'éventualité d'un congé d'accompagnement pour l'entourage. Alors est survenue l'affaire Lambert.

12- L'affaire Lambert, imbroglio juridique

Les années suivantes allaient être occupées par un véritable imbroglio juridique. L'affaire Lambert puisqu'il faut bien l'appeler comme ça a commencé le 29 septembre 2008 quand cet infirmier psychiatrique de 32 ans est victime d'un accident de la route et reste inconscient et tétraplégique. En l'absence d'amélioration au bout de quelques mois, la famille se déchire sur l'opportunité d'arrêter les soins. D'un côté les parents, Viviane et Pierre, fervents catholiques attachés à la tradition, une sœur et un demi-frère David, favorables au maintien. De l'autre l'épouse Rachel, cinq autres frères et sœurs et le neveu François partisans de l'arrêt. Le 10 avril 2013, le médecin du CHU Sébastopol de Reims alors en charge du patient décide en accord avec l'épouse d'arrêter l'alimentation, décision immédiatement annulée par un tribunal saisi d'une plainte des parents. Le 15 juillet 2015, nouvelle décision d'arrêt alimentaire progressif, bloquée par une plainte des parents pour « tentative d'assassinat et séquestration » contre le CHU et ses médecins ; les parents estiment que leur fils n'est pas à sa place dans un service de cérébrolysés et demandent son transfert comme handicapé dans un service permettant de meilleurs soins palliatifs. En 2015, la Cour européenne des droits de l'Homme (CEDH) privilégie l'option d'arrêt des soins, sans suite. Le 9 avril 2018, le CHU prend la décision collégiale d'arrêt des soins, décision validée fin janvier 2019 par le tribunal administratif de Châlons-en-Champagne. Ses experts estiment qu'alimenter et hydrater le patient est une obstination déraisonnable compte tenu de son état végétatif chronique irréversible. Ce tribunal rejettera par la suite tous les recours des parents. L'année 2019 voit se déclencher un véritable imbroglio juridique : le 24 avril, le Conseil d'État sollicité estime lui aussi que « le maintien des traitements constituerait une option déraisonnable ». Le 30 avril, la Cour européenne des Droits de l'Homme confirme la nécessité d'arrêt des soins. Le 3 mai, le Comité international des droits des personnes handicapées de l'ONU demande à la France de suspendre l'arrêt des soins, et commence une enquête sur le fond du dossier qui pourrait durer plusieurs années, l'État français disposant de six mois pour présenter ses observations. Le 10 mai, le médecin responsable des soins palliatifs du CHU annonce par mail aux parents un arrêt de la procédure de soins à partir du 20 mai. Les parents se tournent vers le Défenseur des Droits et le tribunal administratif de Paris, sans succès. Le 19 mai commence l'arrêt des soins. Sur le site « Soutenons Vincent Lambert », les parents appellent leurs sympathisants à se rassembler devant l'hôpital, ce qu'ils font de manière pacifique, provoquant toutefois la « bunkérisation » de l'établissement selon les médias.

Le 20 mai, la Cour d'appel de Paris, réunie en audience d'urgence, ordonne le rétablissement des soins en attendant les résultats de l'enquête de l'ONU. Le 4 juillet 2019, le médecin du CHU arrête définitivement les soins. Vincent Lambert décède le 11 juillet, onze ans après son accident. Le même jour, le parquet de Reims diligente une enquête pour s'assurer que la loi Claeys-Léonetti a bien été respectée, enquête classée sans suite au bout de six mois. Bunkériser l'hôpital ! Comment a-t-on pu en arriver là ? Que faut-il retenir de ce regrettable pugilat juridique autour de la vie d'un homme ? Qu'il y a eu des vainqueurs et des vaincus ? En réalité, il n'y a que des perdants, en particulier les législateurs. Et d'abord de quels soins s'agissait-il ? D'une hydratation par voie veineuse et d'une alimentation par sonde gastrique. Des soins locaux habituellement apportés aux patients grabataires. De quelques médicaments anti-douleur pouvant éventuellement être injectés. Il n'y a en général pas de soins palliatifs importants dans un service de cérébrolysés. L'arrêt des soins préconisé par plusieurs décisions de justice implique un arrêt de l'hydratation et de l'alimentation ; une sédation contrôlée profonde et continue ; de fortes doses d'anti-douleurs, l'arrêt de l'hydratation en particulier pouvant se révéler extrêmement algique même dans ce type de situation neurologique. Quelle était la légitimité des différentes instances décisionnelles ? Le droit français s'applique pleinement, s'appuyant sur une législation récente. Toutefois, ses différentes juridictions ont pris des décisions contradictoires. De plus ce droit se trouve confronté au droit international, européen ou onusien, qui le conforte ou le conteste, ajoutant à la confusion. Le droit international prime en principe sur le droit français, mais uniquement au niveau des traités. Dans ce dossier, l'avis de la Cour européenne des Droits de l'Homme est contraignant ; celui de l'ONU relève du droit souple, non contraignant. Sur quels éléments se sont appuyées les décisions de justice ? C'est le Conseil d'État qui explique le plus clairement le cadre des décisions : pour pouvoir arrêter les soins, il faut d'une part une décision collégiale d'experts médicaux se prononçant sur une obstination déraisonnable de pratique médicale ; d'autre part un souhait clairement exprimé par le patient avant sa perte de conscience. Sur le plan médical, il existe de nombreux examens neurologiques permettant d'attester de lésions cérébrales majeures et irréversibles entraînant un état végétatif chronique, toutefois sans consensus. Mais dans le cas Lambert, ce n'est pas suffisant : il n'y a aucune preuve formelle de la volonté anticipée du patient sur sa fin de vie. Malgré cela, ayant parfaitement exprimé ces principes, le Conseil d'État prend une décision non justifiée puisque le patient n'a jamais exprimé sa volonté. Et puis, qu'est-ce qu'une « obstination déraisonnable » ? C'est une attitude médicale qui consiste à maintenir des traitements jugés inutiles, disproportionnés, seulement destinés à un maintien en vie artificiel. Qu'est-ce qu'une « volonté exprimée » ? C'est la preuve écrite de directives anticipées du patient sur sa fin de vie. C'est la désignation par le patient d'une personne de confiance pouvant se substituer à lui pour une prise de décision. En l'absence de volonté exprimée, c'est un collège de médecins qui est chargé d'enquêter auprès de la famille et dans l'entourage pour tenter d'apprécier ce qu'aurait souhaité le patient. On voit bien dans le dossier Lambert les limites de ce système. Actuellement, les associations qui militent pour l'arrêt des soins font campagne pour l'écriture de directives anticipées. Cependant, la loi autorise l'équipe médicale s'occupant du patient qui a exprimé ses volontés à ne pas les appliquer s'il les trouve « manifestement inappropriées » !! De quels soutiens bénéficient les familles ? Au cours de ces onze années, l'épouse s'est appuyée sur les décisions médicales et les parents sur leurs convictions religieuses et sur la certitude que leur fils communiquait avec eux. Les deux camps ont le soutien de nombreuses associations. Quel peut être l'impact familial de telles situations ? La personne présentant une dégradation importante de ses facultés peut être mise sous tutelle. Surtout s'il y a des désaccords familiaux. Seul un juge des contentieux de la protection peut prendre cette décision. C'est ce juge qui décide des visites, du visiteur, de la date, de la durée. C'est mal perçu par l'entourage qui ressent l'importance de sa présence auprès du malade. Dans le cas de Vincent Lambert, c'est son épouse qui était sa tutrice légale depuis plusieurs années. L'autre partie de la famille a pu se sentir lésée. Un tuteur indépendant aurait été préférable. La mésentente sur la conduite à tenir a pu aboutir à des divorces. Le conjoint du malade n'a plus de projet de vie, et cela pendant des années, ce qui est écrasant sur le plan moral. Des parents témoignent souvent d'une réaction du malade à leurs sollicitations. Les soignants sont rarement concernés. Dans le cas de Vincent Lambert, le patient a-t-il communiqué avec son entourage ? Le 20 mai jour d'arrêt des soins, la maman met en ligne sur le site de « Valeurs Actuelles » une vidéo d'une minute de son fils qui semble la regarder et pleure pendant qu'elle lui caresse le visage et lui apporte des paroles de réconfort. La polémique est immédiate : l'épouse et le neveu estiment scandaleux ce dévoilement intime et ces appels à manifester ; des experts en soins palliatifs affirment que la mobilité des yeux est fréquente en état végétatif et que les larmes ne sont pas naturelles mais « réflexe » tout en admettant que le visage exprime une douleur véritable. Ils parlent aussi d'état « pauci-relationnel », de « conscience minimale », reconnaissant implicitement que le degré zéro de l'échelle relationnelle et cognitive n'est pas atteint. C'est ce qu'on a d'abord appelé le coma vigil. Qui peut affirmer formellement que dans cet état le patient ne ressent absolument rien de certaines sollicitations sensorielles, en particulier si elles sont reliées à son vécu ? Dans ce contexte, on comprend mieux l'appel à l'opinion publique des parents. Le 20 mai, plusieurs centaines de personnes défilent du Ministère de la Santé à l'Élysée en réclamant la « grâce présidentielle » pour Vincent Lambert. La plupart des hommes politiques se refusent à prendre parti. Le chef de l'État français lui-même le confirme dans une interview du 20 mai : « Je n'ai pas à intervenir. Ce serait une erreur d'en faire un sujet politique » et se retranche derrière les décisions judiciaires. Quelques-uns toutefois ont pris position : la ministre de la Santé a soutenu ouvertement l'arrêt des soins. Les partis de droite pensent « qu'aucune vie n'est indigne d'être vécue ». Les partis de gauche penchent pour l'arrêt des soins « parce qu'il faut faire confiance aux médecins et à la justice ». L'ex-député Jean Léonetti, porteur de la loi de 2005, reconnait dans une interview du 21 mai que Vincent Lambert « n'est pas en fin de vie ». Le 10 avril 2019, le Conseil économique, social et environnemental (CESE) se prononce en faveur de la légalisation de la sédation profonde explicitement létale pour qui le demanderait en fin de vie. Tous déplorent l'insuffisance d'accès aux soins palliatifs, pour 50 % environ des patients qui en ont besoin. Ils n'ont pas vraiment été aidés par le Conseil d'État qui s'est défaussé en renvoyant le dossier vers de nouvelles expertises. De même que le Comité national d'Éthique et l'Ordre des médecins. Finalement, l'État français n'a pas pu éviter la politisation internationale du dossier avec l'intervention de l'ONU. En effet, c'est à lui que s'est adressée cette institution ; à postériori, sa responsabilité peut être juridiquement engagée sur le plan international. Sur le plan national, l'arrêt des soins pourrait entraîner un recours des parents sur la responsabilité de l'État. Un beau gâchis juridique et politique. Et surtout un beau gâchis humain.

L'INFLUENCE DES MÉDIAS

On voit le rôle immense et pervers de certains médias dans toutes ces affaires. Ils entretiennent souvent une confusion entre information, connaissance et savoir. L'information est la source. Elle est ensuite traitée, analysée par l'esprit humain pour devenir une connaissance. Le savoir est la somme de toutes les connaissances. L'information doit être honnête, non orientée, apolitique. Ce n'est pas toujours le cas. Ainsi, elle leurre parfois la connaissance, manipulant l'opinion publique qui devrait porter la raison populaire. Celle-ci ne reflète le plus souvent que celles d'experts souvent autocertifiés, mais crédibilisés par l'apparition à l'écran qui constitue pour notre société l'indispensable adoubement à toute carrière. Un sondage IPSOS indique que 96 % des Français seraient favorables à l'euthanasie ; ce résultat de type république bananière est de faible crédibilité. On peut s'interroger sur la raison populaire. Une série d'Eloise Buzuel, *Lambert contre Lambert. Au nom de Vincent*, a tenté de prolonger le débat. Elle oppose les convictions religieuses des parents au souhait de reconstruction de l'épouse après onze ans de vie végétative du mari dans un contexte ultramédiatisé. On ressent l'échec de la justice, qui est celui de la loi. Le film est un peu trop militant. Dans ce domaine, le rôle d'associations trop engagées est lui aussi souvent néfaste. L'extrême conviction est trop souvent synonyme d'intolérance.

La douleur est inévitable, mais la souffrance est facultative.

Proverbe bouddhiste

Chapitre III. Marie-Françoise

1- Douleur et souffrance

Le 11 novembre 2015, Marie-Françoise, mère de mes deux premiers fils, Christophe et Benjamin, décède à son domicile, mas Petit Saint Jean, face au jardin qu'elle aimait. Elle luttait depuis dix ans contre un cancer du sein. D'abord considéré comme guéri, il avait récidivé pour devenir résistant à toutes les thérapies, chimiques, hormonales et radiothérapiques. Et avait aussi touché un rein, qu'il avait fallu enlever. Toutes les possibilités thérapeutiques avaient été explorées jusqu'aux programmes expérimentaux. Elle avait longtemps accepté tous les désagréments de ses traitements. Puis un jour, elle a demandé au cancérologue qui la suivait d'arrêter la chimiothérapie. Sa décision était prise et rien n'a pu la faire changer. L'évolution s'est vite dégradée. Les complications ont été innombrables. Phlébites, embolie pulmonaire, pleurésie, pneumothorax lors d'une ponction. Ses douleurs étaient intolérables, permanentes. Elle les a endurées. Je ressentais pour elle un sentiment d'injustice tant elles étaient violentes et répétitives. Une véritable révolte que je perçois encore aujourd'hui. Une indignation et une colère contre l'impuissance de la médecine. De ma médecine. J'ai vraiment réalisé alors les limites des traitements anti-douleur quoi qu'on en dise. Malgré cela, elle n'a jamais sollicité une aide au départ. Elle n'a demandé que l'arrêt des traitements et le retour au domicile, ce que nous avons pu organiser. Et elle est morte selon son vœu dans sa maison, dans les bras de ses fils, entourée de sa famille présente pour ses derniers instants. Je me suis demandé ce que j'aurais fait si elle m'avait demandé de l'aider à partir. Je sais au fond de moi que malgré mes convictions j'aurais dit oui. Trop révolté que j'étais par cette souffrance inique.

NON. ON NE CONTRÔLE PAS TOUTES LES DOULEURS

Douleur et souffrance ne sont pas la même chose. La souffrance est psychologique. Elle commence dès le début de la maladie. C'est un sentiment de colère, d'injustice. Et même de culpabilité en cas de dépendance pesante. Peur de la mort, de la déchéance physique et mentale. La vie familiale est perturbée, avec parfois des problèmes financiers. Perte de vie sociale avec moins de relations amicales. Perte de vie professionnelle par l'absence. La dépression survient car il faut faire le deuil de sa santé, de son autonomie, de son statut social et familial, de ses projets, de son avenir. Il y a l'anxiété pour ceux qui vont rester, en particulier les enfants. Et pour certains hospitalisés le doute sur la possibilité du retour au domicile. Cette peur existe depuis leur admission. La souffrance est en fait une douleur à forte composante émotionnelle. Elle dépend donc d'une prise en charge environnementale plus que de médicaments. Elle doit être la première mission des soins palliatifs. Le patient lui-même peut chercher à la comprendre, à l'interroger spirituellement, à l'intégrer dans sa vie. Il peut bien sûr être aidé par des anti-dépresseurs. Mais c'est le soutien psychologique qui est le plus important. La douleur est différente. Elle peut dans la plupart des cas être contrôlée par des antalgiques à doses non létales même s'il y a des limites. La prise en charge peut se faire en centre anti-douleur mais ceux-ci sont en déficit en France. La situation est très inégale pour les patients. Pourtant l'accès aux médicaments spécifiques est bien prévu dans notre pays. Mais il dépend de tout un schéma de recommandations, long et pas forcément indiscutable, avec de nombreux paliers, qui entraîne souvent un accès tardif aux médicaments les plus efficaces. Dans d'autres pays encore moins bien lotis, les médications n'existent pas ou sont rares malgré les conventions internationales. Certains patients savent être rebelles à la douleur. Ou s'en faire une compagne un peu difficile. Il est parfois possible de dialoguer avec elle. On peut aussi exister dans la douleur et quelquefois par la douleur. Réelle ou évoquée. Parfois comme un appel à l'attention de l'entourage. Quoi qu'il en soit, des progrès dans la recherche médicamenteuse sur la douleur sont indispensables et méritent tout notre soutien et toute notre attention.

On a compris que la possibilité de mourir à son domicile est d'un grand réconfort. Elle est essentielle pour le bouddhisme. Celui-ci promet la suppression de la souffrance par l'anéantissement complet du désir, en renonçant au plaisir, à la puissance. Il conseille d'accepter la souffrance sans vouloir la changer. La méditation permet de supporter la réalité telle qu'elle est et de ne pas désirer autre chose. Éviter les désirs et les passions pour aboutir à la sérénité. Pour Bouddha, la souffrance est liée au désir. Se débarrasser du désir revient à écarter la souffrance. Cette croyance dépasse celle de l'existence d'un Dieu, dont les bouddhistes n'ont pas besoin car il ne pourrait pas faire grand-chose pour eux. C'est à l'homme seul de se délivrer. Cette façon de penser attache beaucoup d'importance aux derniers instants.

2- L'importance des derniers instants

En dehors de circonstances particulières comme une guerre ou une pandémie où la mort emporte brutalement et anonymement des milliers de gens, une fin de vie idéalement au domicile peut être un moment de grande intensité au plan des émotions. Elle réunit les proches. La famille d'abord. Puis les meilleurs amis. Elle stimule la mémoire collective. Surtout celle des bons souvenirs vécus ensemble. Elle provoque une empathie. Elle oblige chacun à s'interroger sur son relationnel avec la personne qui va partir. De la même façon qu'elle aussi s'interroge. Toute la vie durant, on cherche à régler ses problèmes. La proximité de la mort est une occasion. La dernière. On peut réparer ses erreurs pour se réconcilier, se pardonner. Exprimer son amour. L'espoir existe jusqu'à la fin que la porte de la chambre s'ouvre sur la personne qu'on attendait en secret. Celle dont on souhaitait un geste de pardon ou un geste d'amour. À donner ou à recevoir. Celle à qui l'on voulait dire des paroles de regrets. Celle qui pourra entendre des mots qu'on avait oubliés. Dans les derniers instants, on peut recevoir une réponse, avoir une illumination. Il n'y a pas que cela dans les derniers jours. Voir encore une fois le soleil qui se lève et qui chauffe le corps. Apercevoir le diamant matinal d'une goutte de rosée au cœur d'une fleur. Respirer un parfum familier. Caresser une peau aimée. Partager un sourire. Un silence. Chaque instant comme un cadeau précieux à emporter. Jusqu'au dernier. Goûter encore un peu à la saveur de la vie en s'efforçant d'éloigner les regrets. Celui qui a aimé la vie l'aimera jusqu'à son dernier souffle.

Cette fin de vie au domicile est une vraie chance. Car il y a tellement de morts injustes ! Tellement de jours de colère ! « Dies Irae », la Prose des Morts du Moyen Âge. Les morts qui ne bénéficient d'aucun accompagnement. Les morts soudaines, sans pouvoir dire adieu. Les morts de la rue que personne n'accompagne. Les morts de la pandémie, souvent privés de leurs proches. Les morts de la guerre, séparés des leurs par l'exode. Les morts des catastrophes naturelles. Les condamnés à mort par erreur. Les morts des bavures policières. Les morts inacceptables des femmes battues. Les morts de la haine ou de la folie. Tous ceux et celles dont la vie s'est arrêtée dans l'instant à cause d'une imprudence ou d'une pulsion meurtrière. Tous ceux-là n'ont eu aucun accompagnement, aucun temps de réflexion. Ils ont été arrachés à leur entourage.

L'IMPORTANCE DE L'ACCOMPAGNEMENT

L'accompagnement est donc essentiel. Il faut aider le malade à affronter sa souffrance, sa peur, son dégoût moral, son humiliation, parfois sa colère. Certains le font par empathie, d'autres par compassion et certains par charité. La part émotionnelle est différente chaque fois.

L'empathie peut être une technique pour les soignants dans leur relation avec les patients en fin de vie. Il s'agit de se mettre à la place de l'autre pour comprendre ses besoins. Pour chaque patient, il convient de connaitre son environnement habituel en plus de sa pathologie. L'objectif professionnel sera plus facilement atteint si la relation se construit sur une bonne écoute, permettant d'établir les bons repères. Le parcours de soins sera ainsi largement personnalisé, augmentant son efficacité. Pour la famille, il s'agira de ressentir la douleur et la souffrance de ce proche en fin de vie. Mais cela ne se traduira pas forcément par une aide véritable. Et l'excès d'empathie peut être source de souffrance personnelle.

La compassion est différente. Elle est plus émotionnelle que l'empathie. Elle se préoccupe de celui qui souffre mais elle n'implique pas qu'on ressente soi-même sa douleur. Par contre elle est bienveillante et active dans l'aide à la personne. Il y a parfois un peu de pitié dans la compassion, qui peut être ressentie par le patient. Et sans doute aussi la crainte d'être un jour à sa place.

La charité sous-entend l'amour du prochain en général et un esprit d'entraide envers tous ceux qui souffrent sans distinction. Elle est active et généreuse. L'esprit caritatif est fait de solidarité. Elle est moins spécifique, moins personnalisée que la compassion. Elle a souvent un fondement religieux. Elle apporte une aide matérielle et spirituelle.

Comportement des familles

Les familles sont importantes dans l'accompagnement. Leur comportement n'est pas univoque. Pendant toute ma carrière, j'ai rencontré des familles déchirées par la fin de vie d'un proche. Des familles qui ne veulent pas d'acharnement. D'autres au contraire qui veulent espérer jusqu'au bout. J'en ai même connues qui n'hésitaient pas à solliciter la complicité médicale pour se débarrasser d'un parent encombrant. Ainsi la fille d'un patient à qui j'avais longuement expliqué que la vie de son père dépendait de son appareil de stimulation cardiaque et que celui-ci arrivant à épuisement, je devais sans tarder le changer, m'avait froidement répondu :

– Compte tenu de l'âge de mon père, vous croyez que c'est bien utile, Docteur ?

Le sens du comportement de l'entourage peut aller de l'abandon à l'empathie. Heureusement, beaucoup de familles s'engagent dans le soutien à leur parent en difficulté. J'en ai eu une expérience édifiante pendant mes années d'externat. J'étais affecté au service de réanimation neurologique dans la section des comas dépassés. Les patients y étaient tous maintenus en survie artificielle. Électroencéphalogramme plat, aucun espoir de retour à un semblant de vie consciente. J'ai été stupéfait des réactions des familles. Elles venaient quotidiennement pour profiter des quelques minutes de visite accordées, la plupart du temps à travers une vitre. Elles s'installaient ensuite longuement dans la salle d'attente, simplement pour être proches de leur malade. Et elles communiquaient entre elles. Sympathisaient. Chacune parlant du « sien ». D'un improbable progrès entr'aperçu. En réponse à une sollicitation, un doigt qui aurait bougé, un regard un peu orienté, un gémissement pris pour une parole, une larme versée. Peu à peu, pour ces familles qui ne pouvaient nourrir aucun espoir réel, je sentais que l'idée de la mort s'éloignait. Une certaine routine s'installait, niant l'évidence. Une vie quotidienne comme un rituel qui semblait ne devoir jamais s'arrêter. Et quand la mort survenait, la surprise semblait totale. Alors qu'elle était prévisible depuis longtemps. On ne se résigne donc pas facilement à la mort. On fait semblant de l'ignorer, comme si c'était un moyen de l'éloigner. Combien est admirable le comportement de la famille de Michael Schumacher, ce célèbre pilote automobile allemand que j'ai côtoyé pendant mes années de Formule 1. Épargné par les accidents pendant toute sa carrière, il a été gravement commotionné au cours d'une chute d'apparence banale en ski. Le traumatisme crânien qu'il a subi a entraîné une hémorragie cérébrale considérable et il est resté comateux et tétraplégique. Après de longs mois de soins très spécialisés allant possiblement jusqu'à l'injection de cellules souches neuronales, sa situation ne s'est pas améliorée, avec une conscience et une motricité très altérées. Il est depuis son accident entouré médicalement et familialement à son domicile suisse dans la plus extrême discrétion. Toujours vivant à la dixième année post-traumatique. Son épouse dit : « Michael est là. Il est différent mais il est là et nous donne de la force. Nous sommes tous ensemble ».

Pour les proches d'un mourant, l'appréciation de la situation est un conflit entre l'intelligible et le sensible. Le jugement par la pensée est rarement le même que celui des sens. Et là où la pensée rationnelle appelle à l'euthanasie, les sens résistent. Voir encore un peu l'être aimé, le toucher, l'entendre, tout un monde irrationnel d'émotions fortement ressenties. Cette approche n'est-elle pas trompeuse ? Ne conduit-elle pas l'entourage à des choix égoïstes ? Ne va-t-on pas prolonger inutilement les souffrances du malade pour satisfaire ses proches ? Et inversement, un choix rationnel ne le privera-t-il pas de quelques heures ou de quelques jours importants pour lui, d'un temps dont il a besoin pour mettre en ordre sa relation avec son entourage ?

Il est très difficile de prévoir l'espérance de vie en cas de risque vital. Une étude de l'Université de Chicago en 2000 a montré que seuls 25 % des pronostics étaient corrects et que plus de 60 %

surestimaient cette espérance. Il est donc raisonnable pour un médecin de ne pas répondre aux familles. Il arrive parfois que le patient sollicite une réponse, avec des arguments plutôt convaincants sur le plan familial ou professionnel. On lui doit la vérité, mais celle-ci n'est pas univoque. Elle peut être brutale et fermée, ou flexible et clémente. Question de mots. Beaucoup de familles pensent que la mort délivre le patient de ses souffrances et qu'ainsi les leurs seront soulagées. Ce n'est pas si simple et pas toujours vrai. D'autres au contraire sont prêtes à garder le malade le plus longtemps possible car elles pensent qu'il n'y a rien de pire que l'absence. Et que peut-être il lui reste une chance ? Le règne animal nous donne l'exemple. Autour d'un éléphant mourant, son clan, sa famille se resserre. Les sons sont différents. Les trompes le frôlent. On le maintient debout aussi longtemps qu'on peut. On lui apporte de la nourriture. L'unité familiale est très soudée. La compassion s'exprime par des gémissements. Lorsqu'il est mort, on l'enterre sous des branchages et on le pleure.

Difficile pour les familles et pourtant préférable pour le bien-être du malade, est le maintien au domicile. Il faut participer aux soins de confort. Mobiliser dans le lit. Changer les vêtements. Passer le bassin. Toutes ne le supportent pas et compte tenu de la difficulté et de l'impréparation, il convient de ne rien leur reprocher. Elles assistent à la diminution quotidienne de l'être qu'elles aiment. Elles vivent en direct la perte de rôle et de statut qu'entraîne la dégradation de l'autonomie. Le père devient l'enfant qu'on change et qu'on aide à manger. Le mari n'est plus ce qu'il était. C'est dur à affronter. Mais cela peut aussi constituer un défi que relèvent certaines familles qui vont ainsi se souder autour de leur malade. Même si pour d'autres, ce défi révèle leurs fractures.

3- Les lois de 2006 à 2015

Sur le plan juridique, il s'est passé peu de choses pendant plus de 10 ans. Une enquête sur la fin de vie a été effectuée entre 2005 et 2007 dans l'ensemble des régions françaises. En décembre 2012, le rapport Sicard remis au Président Hollande constate une fois de plus l'échec législatif depuis 2005 et appelle à un « changement culturel ». L'imbroglio qui suit est caractéristique du comportement politique lorsqu'il s'agit d'enterrer un problème : le Président s'adresse alors au Comité consultatif national d'éthique (CCNE), qui préconise des « États généraux de la fin de vie ». Ainsi, en octobre 2013, dix-huit (!!) citoyens français représentatifs, car sélectionnés par l'Institut français d'opinion publique (IFOP), sont questionnés à huis clos lors de conférences citoyennes. Leur verdict : il faut légaliser le suicide médicalement assisté mais pas l'euthanasie. Pas de suites. En juin 2014, les députés Jean Léonetti, cardiologue, et Alain Claeys, économiste, sont missionnés par le Premier ministre pour proposer une modification de la loi de 2005. Leur mission aboutira à la loi du 2 février 2016.

« Memento mori »

Souviens-toi que tu vas mourir

Locution romaine

Chapitre IV. Le patient

1- Sa volonté

Le patient dispose de nombreux moyens d'exprimer ses volontés concernant sa fin de vie : directives anticipées, personne de confiance, médecin référent, testament de vie… Les directives anticipées expriment la volonté de la personne sur les décisions médicales qui la concernent surtout si elle est incapable de les formuler. Elles s'imposent aux médecins. C'est la loi. Sauf que ce sont les médecins qui jugent la situation médicale et décident donc du moment où les directives anticipées peuvent s'appliquer. De plus, elles ne peuvent pas envisager tous les évènements. On ne peut pas dire que ces directives anticipées aient un grand succès. En 2021, moins d'un tiers de la population connaissait leur existence et moins de 15 % les avaient rédigées. Ces directives anticipées ont au moins l'avantage d'inciter à choisir une personne de confiance, ce qui est une bonne chose. La personne de confiance est un dispositif soutenu par une loi de 2002 revisitée en octobre 2020. Elle est extrêmement utile lorsque le patient n'a pas laissé de directives anticipées. Toutefois, elle pourrait poser problème avec certains étrangers pour qui la famille n'a pas le même sens que chez nous : africains, roms. Pour eux, on doit respecter la hiérarchie familiale. La personne de confiance n'a pas de raison d'être. C'est le chef de famille, le chef de clan qui s'exprimera au nom du malade. Cette circonstance doit nous faire réfléchir à la façon dont le malade perçoit son entourage et donne sa confiance. La confiance et la foi viennent du même mot latin *fides*. La confiance comme la foi impliquent de croire en l'autre, avec le risque d'être déçu. La confiance sous-entend donc un certain degré de vulnérabilité, de fragilité. C'est particulièrement le cas pour un malade. On connait bien le taux de non-observance des traitements, en particulier pour les pathologies chroniques. La mise en place de l'éducation thérapeutique l'a un peu limité, mais bien en deçà des espérances. Établir la confiance avec un patient sous-entend de ne pas se contenter de traiter l'organique, mais de le prendre en charge en tant que personne avec un passé et un avenir sur lequel malgré la maladie il a encore le pouvoir d'agir. Et donc d'envisager que même en fin de vie, il a droit à un certain degré d'autonomie. Bien sûr, certains se conformeront sans restriction aux décisions médicales. Ils seront jusqu'au bout ignorants de leur maladie et de leurs traitements. D'autres au contraire pourront les contester et en tout cas souhaiteront beaucoup d'informations car la confiance n'est pas la soumission. Ils seront au courant de leur pathologie et de son évolution, avec le risque d'une angoisse majorée en l'absence de solution médicale. Et certains plus rares voudront collaborer avec leur équipe médicale, avec laquelle ils vont beaucoup échanger. Ils pourraient involontairement augmenter la pression sur les médecins. Et les soignants ? Ont-ils confiance en leurs malades ? Cela a-t-il une importance ? Réclamer la confiance sans donner la sienne est contre-productif. La qualité de la prise en charge pourrait s'en ressentir. Ne pas faire confiance au récit du patient sur le ressenti des symptômes de sa pathologie et de son traitement peut conduire à des réactions stéréotypées finalement préjudiciables. Au maintien de posologies trop lourdes. À une chirurgie prématurée ou disproportionnée. Une confiance partagée au contraire permet un accompagnement personnalisé. C'est ce qu'on souhaite pour la fin de vie. À chacun son parcours. Chaque parcours sera différent grâce à l'influence respective du patient et du médecin. Il n'entrera que très difficilement dans un algorithme législatif. Le dispositif concernant la personne de confiance est encore moins connu et moins utilisé que les directives anticipées, même si les affaires médiatiques d'euthanasie entraînent à chaque fois un petit rebond d'adhésions. Le médecin référent est soumis au code de déontologie médicale concernant la fin de vie. Il doit accompagner jusqu'à la fin son patient en lui assurant les soins appropriés et en se préoccupant de son entourage sans provoquer délibérément sa mort. Il est soutenu par les préconisations du Conseil de l'Ordre des Médecins, opposé à l'aide active à mourir. Il fait le lien avec les équipes médicales en cas d'hospitalisation même si c'est parfois difficile. Sa participation aux décisions collégiales est recommandée. Lorsque la fin de vie a lieu au domicile, le généraliste peut ressentir un certain isolement en raison des circonstances et de ses nombreuses responsabilités. Doit-il parler avec le patient de sa fin prochaine ? Comment faire participer l'entourage malgré de fréquents conflits d'intérêts ? Sans doute peut-il même ressentir une vulnérabilité personnelle face à la mort ?

Hors cadre hospitalier, c'est lui qui prend la décision concernant le maintien des traitements. Il devra tout seul décider avec discernement de la frontière de l'acharnement. Il sera certainement soumis à des demandes d'euthanasie qu'il pourra être tenté d'accepter. C'est très lourd. On voit mal quel système législatif pourrait l'assister dans cette tâche. Le testament de vie est l'expression écrite de ce qu'on souhaite en matière de soins en cas de risque vital. Il permet de prévoir le cas où une personne serait dans l'incapacité totale de prendre des décisions concernant sa fin de vie. Il autorise la désignation d'une personne qui pourra décider au nom du testamentaire. En France, il n'a pas de valeur juridique. Mais il en a dans les pays anglo-saxons. Aux États-Unis c'est un mandat permanent officiel pour les soins médicaux rédigé en présence d'un homme de loi. Il désigne votre porte-parole officiel pour vos traitements.

2- Ses choix

La médecine participative qui est la nôtre maintenant implique la connaissance par le patient de son dossier médical et sa participation aux prises de décisions thérapeutiques. C'est un début particulièrement salutaire de limitation du pouvoir médical qui était jusque-là absolu. Lorsque sa fin de vie relève d'une décision médicale, c'est un droit fondamental du patient d'y participer.

Le libre arbitre du patient

L'homme dispose de libertés accordées par la société et les lois du pays où il vit. Mais les libertés ne sont pas la liberté. La vraie liberté, c'est la liberté intérieure. Celle que l'on a en soi et qui va déterminer des choix sans aucune contrainte extérieure. Le libre arbitre en est sa plus forte expression. Libre d'exercer son choix. Mais est-on vraiment libre ? Et au moment d'écrire ses directives anticipées, qui peut être sûr de son choix dans le futur ? Je me souviens d'un patient, homme d'affaires intransigeant, qui avait demandé la vérité sur son état de santé et son espérance de vie. Il devait disait-il prendre des dispositions pour ses affaires, ses nombreux ouvriers et sa famille. Nous lui avons donc donné les informations sur son cancer et sur son espérance de vie, d'un an environ. Très déterminé, il a quitté le service en nous remerciant. Quelques mois plus tard, il nous a envoyé une lettre qui se terminait ainsi : « Vous m'avez fait vivre un enfer ! » L'année s'était écoulée. Son état s'était aggravé. Il arrivait effectivement en fin de vie. Il expliquait qu'en lui disant la vérité, nous lui avions enlevé l'espoir. Qu'il avait passé les derniers jours de sa vie dans l'angoisse et la tristesse. Et qu'avant de partir, il voulait nous dire qu'il avait eu tort. Il nous demandait de laisser de l'espoir dans le cœur de chaque malade. C'était une leçon, et je me suis bien gardé par la suite d'apporter une réponse sur leur espérance de vie à mes patients. Ainsi le libre arbitre est bien le pouvoir de l'homme de décider, mais il déjoue parfois les prévisions. Et c'est un pouvoir bien limité. Nous n'avons pas décidé de vivre. Nous ne choisissons rien d'essentiel de notre vie, ni notre pays, ni notre famille, ni notre santé. Comment pourrions-nous réellement choisir notre mort ? La volonté même du patient est donc sujette à caution. A-t-il tout bien envisagé avant de prendre sa décision ? N'est-il pas seulement motivé par des notions de souffrance physique et de diminution psychique ? Est-ce qu'une connaissance claire des soins palliatifs dont il pourrait disposer ne serait pas susceptible de la modifier ? Ou la sensation d'une plus forte compassion de son entourage ? Le libre arbitre suppose qu'on contrôle ses pensées et ses émotions. Pourtant beaucoup de décisions sont des réactions à des facteurs intérieurs, passé affectif, préjugés, et extérieurs, circonstances environnementales, variables avec le temps. La prise de décision d'un jour ne serait peut-être plus la même quelques jours après. D'autres éléments de décision pourraient être présents que le sujet n'a pas pris en compte. Une découverte médicale. Une révélation familiale. Une amitié nouvelle. Malgré ces restrictions, le libre arbitre renforce la dignité de l'homme. Il doit lui permettre de décider en connaissance de cause en soumettant son passé à sa volonté et à sa raison. Et ne suivons pas ceux qui disent qu'il n'est qu'une invention de l'Eglise pour dédouaner Dieu de sa responsabilité dans le Mal en faisant l'homme libre de choisir. De toute façon, la question ne se posera bientôt plus. L'ère de l'informatique avec ses algorithmes de décision va annuler progressivement le libre arbitre. Rien ne garantit qu'ils seront au service de la liberté individuelle. Et pourtant, la liberté est d'abord individuelle avant d'être collective. Ils pourraient choisir à notre place, privilégiant l'intérêt général aux affects personnels. C'est la machine qui choisira qui est euthanasiable et qui ne l'est pas. Qui pourra accéder au suicide assisté et qui ne pourra pas. Les directives anticipées auront vécu. Faut-il le regretter ? À bien y regarder, la liberté au sens philosophique n'existe pas. Fondée sur la volonté, elle est vite confrontée dans bien des domaines à la loi, qui la limite. Et sur le plan physique, au niveau de son état de santé qui peut être contraignant. La contrainte est partout, inévitable. Ce n'est pas l'obligation, qu'on peut ne pas respecter. Chacun agit sous l'influence inconsciente de son passé et de son présent. De ses penchants extérieurs et de ses nécessités intérieures. À cela s'ajoute la morale indispensable quel que soit le contexte social. À la fin, chacun est responsable de ses choix et peut parfois même paradoxalement en devenir esclave ! Le contraire de la liberté ! Pourquoi certains se battent-ils pour mourir alors que d'autres, très nombreux, qui ne le souhaitent pas, connaissent une mort accidentelle brutale ? Ils revendiquent la liberté de choisir une mort artificielle. Ce sont habituellement des personnes qui éprouvent le besoin de tout contrôler. Ils ne veulent pas mourir à cause de l'usure du corps ni connaître une inutilité sociale et économique. Ils préfèrent une mort douce, choisie, anticipée. Pourtant, vouloir mourir avant la déchéance du corps et de l'esprit, c'est nier la mort véritable. Est-ce qu'on domine vraiment sa mort en la choisissant ?

3- Patients actifs

L'OMS s'intéresse à ceux qui conservent longtemps toutes leurs capacités physiques et mentales. Le vieillissement actif consiste à optimiser l'état de santé et les compétences des individus pour améliorer leur participation et leur implication sociale et économique. Le maintien au travail, la participation associative, le bénévolat sont des activités bénéfiques aux individus et à la société. Cette vie productive permet d'éviter la perspective d'un vieillissement à charge pour la communauté. Les choix de vie des gens sont préservés ainsi que leur autonomie. L'âge ne fait plus barrière. Il ne s'agit pas seulement d'allonger la vie professionnelle des seniors. La participation citoyenne, la santé et la sécurité permettent d'améliorer leur qualité de vie. L'accès à la culture est essentiel. Le vieillissement en bonne santé est le maintien des capacités fonctionnelles d'un individu lui permettant de choisir son activité et de parvenir à un état de bien-être. Mais qu'est-ce que le bien-être ? Pour celui qui vit en Inde, le bien-être comme pour deux milliards de personnes dans le monde serait d'avoir enfin accès à l'eau potable. Pour un enfant des favelas du Brésil, ce serait comme pour 800 millions d'autres personnes d'avoir un repas chaque jour. Pour les 117 millions de personnes déplacées par les guerres (chiffre de l'Agence des Nations Unies pour les réfugiés fin 2023), le bien-être serait de retrouver leur foyer. Pour nos sociétés occidentales, c'est avant tout la satisfaction des besoins du corps et de l'esprit. Se réaliser. S'épanouir. En toute sécurité. Et en pleine liberté. Il y a bien deux mondes de nos jours. Pour les patients en âge, le bien-être c'est la santé, l'autonomie et une bonne socialisation. Les échanges et la solidarité intergénérationnels sont importants.

S'il y a des patients actifs, on constate pourtant beaucoup de sédentarité au grand âge. La sédentarité est maintenant considérée comme un véritable facteur de risque sanitaire modifiable en particulier sur le plan cardiovasculaire. Elle correspond à une dépense énergétique très basse. Elle cause une importante mortalité dans le monde par son rôle aggravant de nombreuses pathologies. Elle serait directement responsable de 7,5 % environ des décès toutes causes, soit 4 millions de morts en 2022. On estime sa durée moyenne entre 7 et 9 heures par jour d'immobilité selon les méthodes d'évaluation. Le temps d'écran hors activité professionnelle est devenu un critère majeur d'évaluation du risque sédentaire. Ses conséquences sont généralement aggravées par la faiblesse de l'activité physique associée. Pour les personnes âgées, la lutte contre la sédentarité est donc un véritable enjeu de santé. Elle oblige à modérer un peu l'attrait d'un mode de vie confortable ignorant les efforts et à combattre la faiblesse morale face aux recommandations sanitaires diététiques et physiques. Elle invite à participer aux différentes activités physiques individuelles et collectives proposées dans leur environnement comme les parcours santé adaptés. La marche et la gymnastique sont les activités idéales. A Harlem, un club de natation organise des activités de natation synchronisée et des compétitions de natation pour des personnes âgées de 62 à 101 ans. En choisissant des programmes attractifs, en fragmentant l'activité pour éviter la fatigue, chacun s'il n'est pas limité par un handicap peut combattre efficacement ce facteur de risque qui prendra de plus en plus d'importance dans les années à venir à cause de l'assujettissement aux écrans.

Tous les patients en fin de vie n'ont pas perdu leur discernement. Beaucoup sont capables de gérer activement ce moment difficile où ils deviennent vulnérables à cause de nombreuses peurs. Peur d'être seuls. Peur de laisser seuls. Peur de partir. Même si certains préfèrent affronter la vérité de leur mal en questionnant les médecins. Cette adversité les pousse à puiser en eux les dernières forces qui les feront avancer, souvent au-delà de ce qu'ils se croyaient capables. Le temps devient encore plus précieux quand on ne sait pas combien il en reste. Ils veulent profiter de chaque instant malgré leurs faiblesses et leurs douleurs. Puisqu'il n'y a plus d'avenir, il faut tout consacrer à l'instant présent. Réfléchir au sens qu'on a donné à sa vie. Et au sens qu'on peut donner à ce qu'il en reste. Par exemple en retrouvant les valeurs familiales. En apaisant les conflits. En effaçant les mensonges, les non-dits. En pardonnant. En demandant pardon. En soutenant ceux qui sont dans la peine. En resserrant les liens. En se remémorant leur vie passée, leurs succès, leurs échecs, certains vont finalement trouver la paix et accepter leur mort. C'est le « bien mourir », qui évoque une sorte de bien-être moral pour tous ceux qui ont su trouver cette démarche. L'entourage médical et familial peut aider le patient qui subit une perte de son intégrité et qui souhaite retrouver au moins en partie son autonomie. Il doit être à l'écoute lorsqu'il souhaite parler de son passé et faire la somme de ses valeurs morales. À l'écoute lorsqu'il souhaite parler des blessures mentales liées à sa faiblesse. Il est important qu'au moment d'affronter la mort, le malade ait une idée favorable de lui-même. Qu'il ait pu positiver les difficultés de son existence. Dans ce cheminement personnel, le malade peut s'aider de la méditation, de la visualisation, de toute technique de connaissance de soi. À cette démarche intérieure toute personnelle du patient, il est souhaitable qu'il ajoute une démarche vers le groupe. Le groupe familial. Le groupe amical. Quand c'est possible, il faut favoriser les visites. L'idéal est que le malade soit à son domicile. Et à ces deux approches, il est nécessaire d'ajouter une démarche spirituelle qui peut être la religion pour ceux qui ont la foi ou la pensée positive pour les non-croyants. Cette procédure parait vraiment susceptible d'amener la paix au malade car il y participe activement. Être acteur c'est être vivant. Et lucide pour accepter la fin.

4- La Théorie du déchet

Certains sous influence pourraient penser qu'ils « encombrent » et être tentés de « partir pour débarrasser ». C'est la théorie du déchet dont a parlé le Pape François. Je me souviens de ce patient âgé qui revenait à la clinique tous les trois mois. Il avait fait plusieurs infarctus et était maintenant en insuffisance cardiaque. Les poussées étaient contrôlées en clinique, mais à la maison de retraite, l'insuffisance cardiaque se rétablissait progressivement remplissant son corps d'œdèmes, au point de l'étouffer. Après une crise plus violente que les autres, il avait agrippé ma main alors que j'étais seul. Il voulait me parler :

– Docteur, je vous en prie, il faut arrêter de me soigner.

Surpris par cette demande venant d'un homme jusque-là très courageux et déterminé à lutter, je lui demandais pourquoi.

– Mes enfants sont venus. Ils m'ont parlé. Des difficultés qu'ils avaient pour venir me voir. Du coût exagéré de la maison de retraite. J'ai compris que je les encombrais. Il vaut mieux pour tous que je m'en aille.

Choqué par ces propos, je voulus en savoir plus. Cette rencontre avait bien eu lieu.

– Ce n'est pas un motif pour abandonner vos soins. C'est votre propre volonté qui compte. Le désagrément pour vos enfants ne doit pas forcer votre décision.

Ces mots avaient paru le réconforter, mais à partir de ce moment-là, il n'a plus vraiment lutté et s'est laissé mourir. Certains pourraient donc accepter plus facilement l'euthanasie par résignation si elle était libérée. Comme si c'était leur devoir de disparaitre pour soulager leur famille. Le législateur saura-t-il les protéger ? Certes, la société a des arguments à faire valoir qu'on peut comprendre, en particulier le coût du maintien en vie. Elle risque ainsi un jour de refuser les soins curatifs à partir d'un âge à déterminer en fonction d'une évaluation coût/efficacité. Les algorithmes lui faciliteront la décision. Il faut donc se méfier de la théorie du déchet. Lors de ma première année d'installation, j'ai suivi un patient qui avait une artérite très sévère des membres inférieurs. J'avais dû l'hospitaliser à de nombreuses reprises pour qu'on puisse déboucher ses artères. Il vivait à la campagne et ses hospitalisations représentaient une charge d'activité supplémentaire pour ses enfants qui devaient s'occuper de la ferme. Sa fille m'a appelé un jour pour m'informer d'une rechute préoccupante avec gangrène mais surtout de son refus d'être encore hospitalisé. Je suis allé le voir. J'ai longuement parlé avec lui et j'ai cru le convaincre. Quelques heures plus tard, ne le voyant pas arriver à la clinique, j'ai rappelé sa fille. Elle m'a raconté qu'après mon départ, il était sorti dans la cour du mas et s'était tiré un coup de fusil dans la tête. J'en suis resté marqué pendant toute ma carrière.

L'Indice de Capital Humain

La santé est certainement notre bien le plus précieux. Elle assure notre espérance de vie. Pour les plus pauvres, c'est sans doute le seul bien dont ils pourraient disposer, même si c'est parmi eux qu'il y a le plus de malades par manque de moyens. La Banque Mondiale sensible à ce dénuement a imaginé un Indice du Capital Humain pour classer les pays en fonction de ce qu'ils investissent dans la santé et l'éducation. Cet indice analyse notamment le taux de survie des enfants, leur niveau de scolarité et leur état de santé au moment de rentrer dans la vie active. Ceci afin d'inciter les pays où cet Indice est au plus bas d'améliorer les conditions de vie des plus défavorisés. Il est certain que dans les années à venir, il pourrait aussi prendre en compte l'accompagnement des personnes en fin de vie afin d'attirer l'attention sur les trop grandes inégalités dans ce domaine. Il existe donc un capital humain. Ce n'est pas celui des ressources humaines de la vie professionnelle. Il appartient à tous. Les plus pauvres ne devraient pas en être écartés. Garantir la vie et la santé de toutes les façons et pour tous est une nécessité. On ne peut qu'être surpris de voir l'acharnement du législateur à produire des lois garantissant la fin de vie, et son étrange absence dans la préservation de la vie humaine, alors qu'il est plus que présent dans la préservation de la vie animale. Comment expliquer ce silence ?

5- Les lois depuis 2015

Une seule loi a été promulguée depuis 2015, la loi Claeys-Léonetti le 2 février 2016, loi encore en vigueur en 2024, qui modifie ainsi le Code de la Santé publique. Elle affirme le « droit à une fin de vie digne, à une sédation profonde et continue provoquant une altération de la conscience maintenue jusqu'au décès si le patient la demande ». Pour cela sont nécessaires une affection incurable dont le pronostic vital est engagé à court terme et une souffrance réfractaire aux traitements. Une procédure collégiale devra valider ces conditions. La sédation pourra être mise en œuvre là où le malade le souhaite, y compris au domicile. La loi rappelle que toute personne en phase terminale a droit à « l'ensemble des traitements analgésiques ou sédatifs pour répondre à la souffrance réfractaire même s'ils peuvent avoir comme effet d'abréger la vie ». Elle confirme implicitement l'interdiction de l'euthanasie active en ne la mentionnant jamais. Elle s'oppose à l'obstination déraisonnable de soins « s'ils sont inutiles ou disproportionnés ou s'ils n'ont d'autre effet que le maintien artificiel de la vie ». Elle insiste sur les soins palliatifs pour « la dignité du mourant et la qualité de sa fin de vie ». Dans ce but, un enseignement initial et continu sera donné à l'ensemble des personnels de santé. Elle rappelle enfin l'intérêt des directives anticipées et de la personne de confiance. Cette loi a-t-elle servi ? Sept ans plus tard, une mission d'évaluation de l'Assemblée nationale conclut qu'elle a eu peu d'effets. Ce droit des malades en phase terminale à être placés dans un coma ultime est peu utilisé à l'hôpital où ont lieu pourtant plus de 50 % des décès. Seuls 3 % des patients en moyenne en ont fait la demande. Un peu en réanimation, un peu en soins palliatifs. La mise en place est complexe : il faut l'avis d'un autre médecin, puis celui du patient et des proches. Rien n'est prévu pour le suivi. À domicile, les médecins généralistes n'ont accès au midazolam que depuis 2021. Les soignants sont peu informés et mal formés. Les critères ne sont pas toujours évidents : souffrance réfractaire, pronostic vital engagé à court terme ne sont pas forcément explicites dans la pratique. Une mauvaise évaluation risque d'engager une sédation très prolongée. Une réticence éthique peut survenir car il s'agit d'une euthanasie passive. Il n'y a pas de travaux cliniques sur la période sous sédation. Le Conseil consultatif national d'éthique a reconnu ces difficultés. Afin de convaincre les soignants, la Haute Autorité de Santé a établi une liste de six caractéristiques qui différencient la sédation profonde et continue maintenue jusqu'au décès et l'euthanasie. L'intention : la sédation soulage une souffrance réfractaire ; l'euthanasie répond à une demande de mort du patient. Le moyen pour atteindre le résultat : altérer profondément la conscience sous sédation ; provoquer la mort pour l'euthanasie. La procédure : utilisation d'un médicament à dose adaptée pour la sédation ; à dose létale pour l'euthanasie. Le résultat : sous sédation, le décès est dû à l'évolution naturelle de la maladie ; l'euthanasie entraîne la mort immédiate du patient. La temporalité : survenue du décès dans un délai imprévisible sous sédation ; mort très rapide pour l'euthanasie. La législation : la sédation est autorisée par la loi ; l'euthanasie est illégale. Argumentaire bien peu convaincant. Personne n'est dupe : cette sédation est une euthanasie passive dans bien des cas.

Toutes les lois n'ont finalement eu que peu d'effets significatifs. Elles ont souffert d'un défaut de communication. Pourtant, ignorant la leçon, on en prépare d'autres. Cependant, la réflexion dure depuis les promesses électorales de 2017. On sent bien que l'exécutif hésite. Il multiplie les rencontres discrètes avec des élus, des médecins, des religieux, des intellectuels avant de se décider. Et il aura bien du mal tant il entend d'avis contradictoires. Laissons choisir le malade. Formons les soignants mais préservons leur libre arbitre. Réfléchissons aux limites à ne pas franchir. Évitons les lois en excès. Celles qui existent sont bien peu utilisées et encore trop contraignantes. Et si peu adaptées à l'esprit de l'instant final. Nous devrions nous en contenter et nous consacrer à ce qui importe plus que l'euthanasie, les soins palliatifs. Malgré cette évidence, l'État s'entête. Et cherche la caution populaire en suscitant des conventions.

Conventions

La énième Convention Citoyenne de 2023 a réuni 184 citoyens plus ou moins tirés au sort, la plupart n'ayant jamais été concernés de près ou de loin par une situation de fin de vie. Ils étaient appelés à proposer des solutions au problème de la douleur physique et psychique et au rôle des personnels médicaux dans l'aide active à mourir. Cela après quelques réunions à l'écoute d'experts désignés par le promoteur de la Convention, le Comité consultatif national d'Éthique (CCNE), lui-même incapable de faire jusque-là des propositions consensuelles dans le domaine. Il est surprenant de noter que les experts désignés étaient tous favorables à l'euthanasie et que par exemple aucun représentant des pays où elle est autorisée et qui commencent à faire machine arrière n'ait été invité. Il n'y a eu aucune visite d'un centre de soins palliatifs. Le temps de parole accordé aux soignants n'a pas dépassé 3 heures. La présidente du comité de gouvernance confirme naïvement que les participants ont été « challengés » pour mieux orienter leur conviction. Après quatre mois de débat, ils se sont donc sans surprise prononcés pour l'euthanasie et le suicide assisté, comme les organisateurs du Conseil économique et social le souhaitaient. Encore que les réponses étaient loin d'être unanimes : 75 % seulement en faveur d'une aide active à mourir. Donc un quart contre. Et parmi ceux qui y ont été favorables, près de 30 % disaient que l'euthanasie devrait être exceptionnelle. Voici leurs préconisations de procédure pour accéder à l'euthanasie active ou au suicide assisté : une pré-demande auprès de n'importe quel professionnel de santé. (Seront-ils tous formés ?) Pouvant aussi être faite par la personne de confiance ou à travers les directives anticipées. Elle déclenche des rendez-vous médicaux d'accompagnement et un suivi psychologique. (Qui les assume ? Qui les finance ?) Au préalable, toutes les autres options possibles devront être rappelées. La pré-demande sera suivie par la demande officielle, répétée et formalisée (mais comment ?) auprès d'un médecin. Celui-ci devra informer le patient. Évaluer son discernement. (Quel rôle pour l'entourage dans l'évaluation ?) Conseiller le suicide assisté plutôt que l'euthanasie. L'euthanasie serait réservée à ceux qui ne sont pas en état de se suicider !! La demande devra être réitérée après un délai de réflexion. (Durée ?) Le patient peut se dédire de sa demande à tout moment. (C'est le minimum !) Alors démarrera la procédure collégiale : un jury de soignants et de personnalités extérieures (lesquelles ?) sera mis en place pour valider la demande. (Quels critères de validation ?) Une commission de suivi et de contrôle vérifiera le respect de toute la procédure. Pour l'euthanasie, ils évoquent un pronostic vital engagé à court ou moyen terme. Le moyen terme, c'est un horizon temporel moyennement éloigné. Mais de combien ? 3 à 5 jours ? 3 à 5 mois ? 3 à 5 ans ? Il y a une autre définition du moyen terme : c'est le parti qu'on prend pour terminer une affaire embarrassante, pour essayer de concilier des opinions opposées. Ce sera le cas dans cette absurde proposition de loi. Pour l'aide active à mourir, le patient choisira le lieu. Un professionnel de santé administrera le produit létal. Une liste de professionnels volontaires sera établie afin de respecter la clause de conscience. Simple non ? En fait inapplicable par tant de lourdeur. Ils ont aussi insisté sur l'insuffisance du cadre légal actuel sans faire la moindre analyse des causes de l'échec des innombrables lois proposées depuis trente ans. Ils ne se sont guère préoccupés de l'évolution des opinions des pays où l'euthanasie est autorisée depuis longtemps et où de nombreuses dérives commencent à être dénoncées. En Belgique par exemple où au bout de 20 ans les demandes pour extension aux handicapés, aux déments et aux jeunes enfants augmentent sans qu'on sache où elles s'arrêteront. La convention a ajouté quelques évidences sur la formation des soignants et sur le nécessaire soutien aux soins palliatifs. Ce n'est pas une découverte. On sait depuis quarante ans que le personnel médical n'est pas suffisamment préparé à ces circonstances et que les soins palliatifs sont trop peu soutenus en particulier au domicile. Au total, une convention de plus pour rien. Bien sûr, tout citoyen peut s'emparer d'un sujet et en débattre ensuite en commun avec d'autres citoyens. Mais à la fin ? Conventions, états généraux, conseils nationaux, pour quels résultats ? Ils servent le plus souvent de caution à un gouvernement pour faire passer ses propres décisions. Les participants sont souvent déçus. Rappelons-nous le Grand Débat, la Convention Climat, dont les propositions ont été rabotées, voire abandonnées. Au final la société est rarement prise en compte et il y a toujours trop d'État. Pourtant, fort de cette caution conventionnelle, le gouvernement pourra bientôt proposer une nouvelle loi, une de plus, tout aussi inutile et vouée à l'échec que les précédentes. Même s'il semble que son chef suprême le Président de la République ait encore beaucoup de doutes, entretenus par un cercle personnel favorable au statu quo, jusqu'à lui faire déclarer en aparté que la mort n'est pas un acte médical et à envisager un référendum malgré la Constitution. Et qu'en diront les élus, pour l'instant court-circuités par la convention ? Ils n'auront pas entendu les avis les plus fiables qui viennent toujours de ceux qui ont vécu d'une façon ou d'une autre une situation de fin de vie dans leur entourage. Ceux-là détiennent une partie de la vérité. Et certainement pas ceux issus d'un tirage au sort. La connaissance s'acquiert par l'expérience. Tout le reste n'est que de l'information. Et lorsque des recommandations aboutissent à des décisions, il faudra qu'elles aient été faites par des gens responsables et formés par leurs propres acquis. Au moment de décider, il sera important que les élus sachent que si les gens étaient assurés de pouvoir mourir à leur domicile dans des conditions acceptables, il y aurait beaucoup moins de demandes d'euthanasie. La langue espagnole nous offre ce mot superbe, intraduisible, le *duende*, qui évoque l'inspiration divine, une sorte d'exaltation qui se transmet au groupe. Espérons qu'elle visitera ceux qui auront la lourde tâche d'arbitrer ce débat.

N'ayant pas été tiré au sort pour cette nouvelle réunion de réflexion sur l'euthanasie, cette fois Convention Citoyenne, j'ai écrit ma contribution portée par une lourde expérience personnelle. En dehors de mon parcours professionnel de cardiologue réanimateur où j'ai affronté bien des situations extrêmes, j'ai été familialement confronté à la fin de vie en tant que médecin, fils par deux fois et mari. En toute conscience, ma décision a été chaque fois différente. Tout comme ma réaction à la décision. Que m'aurait apporté une loi dans ce polymorphisme de choix ? Pas la moindre indication qui ne heurte pas la conscience. Toute loi est inutile dans cette sphère intime, comme l'ont été toutes celles qui ont été promulguées depuis des dizaines d'années. À chacun de décider pour lui-même. Mais il faut dire clairement qu'on sort du domaine médical car ce n'est pas le rôle du médecin de donner la mort. Ce problème concerne la société. Si elle valide l'euthanasie, il faut qu'elle mette en place les structures d'accès décisionnelles puis pratiques sans impliquer les médecins. Et si elle n'a pas peur du mot, qu'elle crée un exécutant social pour effectuer en son nom le dernier geste.

6- Le rôle des associations

Associations négatives

Au-delà de conventions éphémères, de nombreuses associations participent au débat, pas toujours de façon positive. Certaines n'hésitent pas à faire de la publicité pour leurs crédos. Achat de pages entières de journaux, slogans incisifs : « Mourir vivant ! » Elles soutiennent que l'euthanasie est une liberté comme l'avortement et le mariage pour tous, une ultime liberté. Elles font campagne pour les directives anticipées. Elles proposent un standard téléphonique avec des écoutants et des formulaires préremplis. Leur discours tend à faire croire que le recours à une aide en fin de vie doit devenir systématique. Pour certaines, la conviction se pervertit en arrogance, puis en intolérance. Comme pour quelques religions parmi les plus répandues. L'avis de l'autre ne doit pas être écouté. On peut utiliser de faux arguments s'ils vont dans leur sens. Ainsi, pour imposer leur conviction, tout devient permis. C'est l'idéologie dominante de ceux qui prétendent détenir le Bien. Mentir, intimider au nom du Bien. Les certitudes morales passent au-dessus de tout. Même de la vérité si elle ne va pas dans le sens souhaité. Certaines associations utilisent la surreprésentation médiatique. Beaucoup d'idéologies progressistes pseudo-modernistes s'efforcent de vous annuler si vous ne partagez pas leurs idées. Ce militantisme au discours enflammé pose problème. Les bien-pensants qui martèlent leurs certitudes en attendant d'être applaudis ne sont pas tous désintéressés. Un suicide assisté coûte entre 10 et 15 000 euros dans les pays où il est autorisé. De nombreuses associations en Suisse et en Belgique aident contre rétribution à trouver les produits. Des réseaux clandestins de soignants existent. Bien sûr, chacun est libre, mais le public est facilement orienté par les publicités engageantes, aux bonnes intentions apparentes. Celles qui pensent pour vous. Le droit de choisir à chaque moment de sa vie y compris au moment de sa mort a été bien compris par les associations : sociétés pour le droit de mourir, associations pour le droit de mourir dans la dignité. Elles vont vous démontrer qu'on peut faire mourir par sollicitude, par amour !!

Associations bienveillantes

Heureusement beaucoup d'associations fondent leur action sur la bienveillance. Elles tentent de soulager la souffrance. Mettent en avant le respect de l'autre. L'écoute indulgente de ses besoins. Le malade doit avoir l'impression qu'il compte, qu'il est important pour la société. Les médecins lui donnent du temps, mais ils n'ont pas appris la mort. Ils sont désarmés pour les accompagner. Ces associations, elles, s'appuient sur la générosité. Les mourants ont beaucoup de difficultés à parler de leur tristesse à leur entourage. Ils se confieront plus facilement dans un cadre associatif. En plus d'encadrer la fin de vie, elles aident les familles. Et elles accompagnent les patients jusqu'à leur décès naturel.

7- Le rôle des médias

MAISONS DE RETRAITE

Les médias sont présents dans le débat. Plutôt portés vers les affaires racoleuses. Donc les affaires comme Lambert et la fin de vie en maison de retraite. Ainsi l'affaire ORPEA. Déclenchée par la publication du livre *Les Fossoyeurs* en janvier 2022, elle a rapidement mis en ébullition les milieux socio-politiques. Le sujet est sensible : en 2021, on comptait 728 000 personnes âgées en institution dont 80 % en Ehpad. L'enquête, effectuée sur les maisons de retraite privées, met en évidence un manque de personnel : médecins coordonnateurs, infirmières, aides-soignantes, et de formation suffisante, la vétusté des locaux et des équipements, l'insuffisance de matériel, des restrictions alimentaires, des défauts de soins et de la maltraitance. Il y a 7500 Ehpads en France. 25 % sont des maisons de retraite privées à but lucratif, 32 % sont associatives, 45 % sont publiques. L'enquête n'est pas comparative et ne concerne que les groupes privés, en particulier ORPEA. Deuxième groupe en France en 2021, présent dans 23 pays avec 1156 établissements, 116 000 lits, et 100 000 employés, il défend son esprit d'ouverture, son accueil, son écoute et son respect du patient. Le caractère exclusif de l'enquête sur les privés est gênant. Faut-il en déduire que les autres systèmes, associatifs ou publics sont tous vertueux ? Compte tenu de l'état de délabrement de l'hospitalisation publique en France, ce serait surprenant. Les 70 000 morts de la pandémie en établissements semblent équitablement répartis entre les trois modèles. Et une enquête de satisfaction indépendante a montré une nette supériorité des privés sur les associatifs (Retraite Advisor 2018). L'opacité règne sur les publics. Elle ne devrait pas durer. Dans une communication de gesticulation devenue la règle chez nos gouvernants, le ministère de la Santé a annoncé un contrôle de la totalité des 7500 Ehpads dans les deux ans. Jusque-là, moins de

10 % étaient visités chaque année. Belle utopie ! Il faudrait contrôler efficacement 14 établissements par jour ouvré en moyenne, bien au-delà des possibilités des Agences Régionales de Santé. Depuis le 23 mars 2020 existent des médiateurs de consommation dont le rôle est de recueillir les doléances des résidents et de leurs familles, pour l'instant trop peu sollicités. L'émoi médiatique porte aussi sur l'aide de l'État aux établissements privés. Qu'en est-il réellement ? Leurs recettes sont faites pour 60 % de l'hôtellerie et la restauration, supportées essentiellement par les résidents et leur famille. Parmi les autres recettes, 20 % sont consacrés aux soins et 10 % à la dépendance, domaines partiellement aidés par l'État. L'aide à l'hébergement concerne surtout les résidents à faibles ressources : Aide personnalisée au logement (APL) ou Allocation sociale, versée par la Caisse d'allocations familiales (CAF), Aide sociale à l'hébergement, récupérable par l'Etat à la succession. La dépendance est prise en charge par le Département. Une Allocation solidarité est versée par l'Assurance Maladie en cas de ressources insuffisantes. L'Assurance Maladie rembourse sa part des soins comme pour tous les assurés. Au total, les principaux financeurs sont l'Assurance Maladie, à laquelle les résidents ont cotisé toute leur vie et qui ne font donc que récupérer les fonds qu'ils lui ont versés pour leur santé, et les départements qui ont collecté une partie de leurs impôts. La part de l'État autre collecteur d'impôts ne vient qu'en dernier. Il faut donc proportion garder sur l'implication financière des institutions.

ALTERNATIVES D'ACCUEIL

Sachant que moins de 10 % seulement des gens en âge d'être pris en charge en maison de retraite veulent y aller, des alternatives sont évoquées, pour l'instant minoritaires : l'hébergement en famille d'accueil, la colocation entre seniors, la colocation intergénérationnelle. Et bien sûr la préférée des Français, qui souhaitent pour la plupart vieillir chez eux, le service à domicile.

L'accueil familial est assuré par un accueillant qui reçoit chez lui une personne âgée contre rémunération. Il doit être agréé par les services départementaux. Ensemble ils signent un contrat d'accueil prévoyant les droits et les obligations de chacun. Ils ne doivent pas avoir de lien de parenté. La personne âgée doit être relativement autonome. Elle devient employeur et assure la rémunération de l'accueillant et les cotisations sociales afférentes, aidée par le Chèque emploi service universel (Cesu), par une allocation personnalisée d'autonomie (Apa) et par une aide sociale à l'hébergement (ASH).

Les colocations entre seniors sont des habitats partagés entre plusieurs personnes qui mettent leurs moyens en commun pour acquérir ou louer un espace plus important et plus confortable qu'un logement individuel et à un moindre coût. Chacun dispose de sa chambre et les autres espaces sont communs. Les activités ménagères sont réparties entre les colocataires. Des sociétés de plus en plus nombreuses proposent cette formule agrémentée d'une aide payante au ménage, aux courses et aux repas.

On parle de colocation intergénérationnelle lorsqu'une personne âgée met à disposition une partie de son logement à un jeune de moins de 30 ans, étudiant par exemple. Pour le jeune, l'hébergement est gratuit ou à prix modéré. La personne âgée évite ainsi l'isolement. Une loi encadre ce dispositif depuis novembre 2018, permettant d'établir un contrat de cohabitation intergénérationnelle solidaire. Des associations facilitent les contacts.

Le service à domicile associe l'intervention d'une aide pour les activités et les tâches quotidiennes, la livraison des repas, une téléassistance. Les coûts peuvent être supportés par des aides à l'autonomie au domicile dont il faut faire la demande, attribuées selon l'âge et les ressources. La division de prise en charge entre l'assistance d'un côté et les soins de l'autre en a rendu difficiles l'accès et la coordination mais une nouvelle organisation est mise en place actuellement pour les simplifier.

Il existe aussi des solutions originales en dehors de tout appui institutionnel. En Occitanie, un groupe de seniors entre 66 et 86 ans a créé une association qui a acheté en SCI à proximité d'un village un domaine de 11 hectares qu'il transforme en habitat groupé et autogéré jusqu'à leur mort. Il y aura 8 appartements privés, une bibliothèque, une salle de projection, une salle d'activités physiques et un logement de fonction pour un gardien-régisseur. Chacun aura des charges mensuelles moyennes autour de 400 euros, ce qui est tout à fait acceptable. Un bel exemple de vivre ensemble et la preuve que les solutions ne sont pas toujours institutionnelles.

Le vieillissement de la population fera qu'en 2050, 2 milliards de personnes auront plus de 60 ans. Une bonne partie n'aura pas besoin de prise en charge. Et pour ceux qui devront l'être en France, cela représentera bien peu par rapport à la masse des moins de 60 ans qui sont assistés pour une raison ou pour une autre, chômeurs, migrants… qui eux n'ont pas ou peu cotisé.

L'Allemagne qui compte 5 millions de personnes dépendantes n'a que des maisons très spécialisées réservées aux grandes dépendances, seules prises en charge. Au contraire, la Belgique a 2000 maisons de retraite, proportionnellement plus qu'en France (13 à 14 lits pour 1000 habitants contre 8,4 lits pour 1000 habitants en France), avec 1500 à 2000 résidents français attirés par leurs tarifs. Les réponses sont loin d'être univoques.

MONOTONIE. LE PROJET DE FIN DE VIE

Quel que soit le lieu d'accueil du patient, il sera très important de lui éviter la monotonie de vie. En cardiologie, un cœur qui varie sa fréquence est un cœur en bonne santé, le temps entre chaque battement pouvant aller de 20 à 200 millisecondes. Au contraire, un cœur monotone est un cœur à risque. Il en va ainsi de la vie. Il faut éviter la monotonie et la morosité qui rapprochent de la mort. Comment faire ? Maintenir une activité. Susciter des visites. Appeler des amis. Varier ses lectures, ses menus. Ne pas répéter de façon immuable les mêmes gestes chaque jour. Trop d'habitudes éloignent la liberté. Mais tout ceci est insuffisant. Il faut aussi aider le malade à établir son propre projet de fin de vie. Ce n'est ni audacieux ni inconséquent malgré le peu de temps qui reste. Cela pourra au contraire donner un sens à ce temps et favorisera l'acceptation de sa situation, qui vient après le déni et la colère, puis la dépression. Par exemple se souvenir de ce qu'il aimait auparavant et essayer de recommencer : jouer d'un instrument de musique, dessiner, surfer sur internet… Mais aussi accomplir des actes importants sur le plan personnel, comme un rapprochement familial. Certains se sont mariés ! Les activités proposées doivent renforcer l'autonomie et l'indépendance du patient. La mise en place du projet est moralement aussi efficace que sa réalisation. Elle évite la marginalisation et redonne l'estime de soi. Elle rassure au moment où la fin de vie exclut l'espoir de guérison. Elle apporte un bien-être spirituel. Elle ramène l'envie de se battre jusqu'au bout, de participer, de rester dans le groupe. En établissement, ce sont les ergothérapeutes qui s'occupent de ce qu'ils nomment l'activité thérapeutique. À domicile, c'est l'entourage qui devra faire preuve d'imagination.

Comme je ne me suis pas inquiété de naître,
je ne m'inquiète pas de mourir.

Federico Garcia Lorca

Chapitre V. Points de vue personnels

Je me suis toujours interrogé sur ce qu'est réellement la vieillesse. Pour me rendre compte qu'elle avait une histoire.

1- Histoire de la vieillesse

Son intitulé n'est pas présent depuis la nuit des temps. Il est apparu dans le grec ancien et le latin populaire pour désigner « ce qui existe depuis longtemps ». Pendant la Préhistoire, à l'âge du Fer, l'espérance de vie était au mieux de 30 ans pour les femmes et 38 ans pour les hommes d'après les données paléodémographiques. Qui étaient les vieux alors ? Aux temps bibliques, on parlait d'hommes d'âge. Mathusalem grand-père de Noé aurait vécu jusqu'à 96 ans. Dans la Grèce Antique, on se souvient de Platon mort à 81 ans et de Sophocle à plus de 90 ans. Et chez les Romains de leur premier empereur Auguste mort à 72 ans. En rappelant qu'à Rome l'obligation de service militaire ne cessait qu'à 60 ans. Toutefois, les hommes de plus de 60 ans ne constituaient en moyenne pas plus de 10 % de la population. Leur image était positive et leurs représentations souvent barbues harmonieuses, le corps bien droit, le port de tête altier. Ils symbolisaient la sagesse. La résilience. Ils assumaient l'autorité morale sur la société et la maison. Le César de Pagnol demandait : « Et pour ce qui est de l'autorité ? », question essentielle dans la gestion de la famille, en particulier l'éducation des enfants. Le Monde antique a respecté le principe d'ancienneté. Il a reconnu aux hommes d'âge leur rôle dans la transmission des valeurs civiques et familiales. Celui de conseils. Celui d'éducateurs. Il les a honorés. Mais peu à peu, les plus jeunes ont tenté de récupérer leur pouvoir de décision, en les accusant d'adynamie. C'est le moment décisif qui a abouti quelques siècles plus tard au déclassement des vieillards, souvent isolés, ignorés, ou placés, certains en grandes difficultés. Mais quand l'homme d'âge aurait-il perdu sa sagesse, son expérience, son aptitude à transmettre ? Pourquoi se serait-il amoindri par rapport à l'homme antique ? Quelles mutations dans ses gènes, quelles perturbations dans son métabolisme l'auraient à ce point dépouillé de ses capacités ? Qu'est-ce qui justifie moqueries et mépris à son égard ? Rien dans sa physiologie ni dans son évolution. C'est dans son environnement qu'il faut chercher. Le rôle de l'État comme briseur de familles y est certainement pour beaucoup. Sa volonté de s'immiscer dans toutes les décisions familiales, d'apporter ses solutions à toutes les situations sociales a peu à peu réduit puis annulé l'apport des anciens. Et les informations numériques pourtant rarement validées donnent à tout un chacun une impression de savoir universel. Une pseudo-assurance de bénéficier de tutoriels de vie quotidienne. L'évolution technologique a aussi rendu inutiles beaucoup de transmissions de savoir-faire. Au Moyen Âge, on s'active aussi longtemps que ses forces le permettent, y compris à la guerre. Lorsqu'on ne peut plus, on devient un déchet social, dont on parle peu ou avec dégoût. L'église entretient la notion de corps périssable et de précarité de la beauté et de la jeunesse. D'une manière générale, les sociétés traditionnelles ne sont pas complaisantes avec les gens âgés. Au Japon on évoque des suicides, dont certains auraient pu être forcés. La théorie du déchet poussée à l'extrême. La Renaissance s'intéresse la première au vieillissement féminin. Pas en bien. Ronsard se moque de la mignonne à la rose devenue une vieille conquête accroupie près du feu. Les peintres peignent des mères âgées, des veuves. Les rides sont exacerbées, les corps se voutent. Les visages grimaçants et les mains déformées ne sont pas loin d'évoquer des sorcières. La sexualité sénescente féminine est souvent critiquée alors qu'elle ne l'est pas pour l'homme pourvu que sa puissance sexuelle ne soit pas affichée et qu'elle n'entraîne pas de débauche. La femme post-ménopausée, inféconde, est déconsidérée. Faut-il y voir une influence des religions ? L'antipathie pour les gens âgés est marquée. C'est à cette époque qu'on désigne les vieux comme un groupe social. On leur reproche de garder la propriété, bloquant ainsi la jeunesse. D'être prétentieux. Les religieux les incitent à se retirer du monde et à se préparer à la mort. En particulier la femme dès son veuvage. Ils portent ainsi la pensée de Saint Augustin pour qui la vieillesse avec ses difformités est l'image même du péché. Bien des prédicateurs ont fustigé la chair âgée comme devant être mortifiée et Bossuet affirmait même dans ses sermons qu'il était vaniteux de vieillir ! Un sursaut au Siècle des Lumières, autre partie des Temps modernes avec la Renaissance, inverse complètement la tendance. Le dix-huitième siècle pense en effet que les anciens doivent rester dans le monde pour guider les générations à venir. C'est la retraite selon Cicéron : retraite sociale, continuité familiale et amicale, entraide générationnelle, participation à la vie politique et intellectuelle, à l'éducation, à la vie culturelle. À la fin du siècle pourtant arrive la Révolution et tout s'arrête. Les vieux sont certes célébrés mais ils sont dépossédés de tout, biens et pouvoirs. Et certains, de la vie. L'époque contemporaine, qui commence au dix-neuvième siècle, entretient d'abord l'image du bon grand-père. Il n'a plus de responsabilités politiques ou professionnelles. En compensation, il dispose de beaucoup de temps libre. Pour la famille. Les loisirs. Les études. Les universités du troisième âge se développent. Mais le grand âge est aussi le moment des pathologies chroniques, ostéoporose et fractures osseuses, arthroses et rhumatismes, dermato-sporoses et plaies cutanées, troubles cognitifs, Parkinson, Alzheimer... Apparaît alors la gériatrie, nouvelle spécialité médicale consacrée aux maladies de l'âge avancé. Suivent rapidement les institutions de placement. L'homme âgé est progressivement exclu de la vie sociale. Au vingtième siècle se développe le jeunisme qui marginalise encore plus professionnellement et socialement les gens âgés. C'est la marque de nos sociétés occidentales, qui pensent que seul l'âge adulte est créatif. Au contraire des sociétés asiatiques, Chine et Japon, pour lesquelles la vieillesse est la meilleure période pour développer toutes ses potentialités. On voit bien la longévité de certaines carrières artistiques, Picasso peignait encore à 91 ans, et Hugues Auffray chantait toujours à 94 ans. Sans parler des carrières politiques. Chez les gens d'âge, la recherche de la jeunesse éternelle est permanente : activité physique, artistique, chirurgie esthétique, images numériques, innombrables produits de beauté aussi sophistiqués que chimériques. Ainsi assiste-t-on au retour sur scène de grands groupes musicaux plusieurs dizaines d'années après leurs adieux, avec un succès incroyable : Indochine, Abba, Springsteen, Rolling Stones, Iggy Pop... Un revers pour le jeunisme.

ART ET VIEILLESSE

Les représentations artistiques ont souvent suivi les alternances de cette histoire de la vieillesse. Le buste de Jules César âgé retrouvé dans le Rhône à Arles montre un visage dominateur au regard perçant, celui d'un empereur romain maître du monde. Au Moyen Âge, il n'y a pas de vieillards dans *Le Jardin des Délices* de Jérôme Bosch. On en retrouve quelques-uns exclus du groupe, décharnés et grimaçants, dans son *Jugement dernier*. *La Vénus au miroir* du Titien est un tableau du seizième siècle d'un grand maniérisme. La Vénus est superbe, lisse et pulpeuse. Mais son image dans le miroir est flétrie, la chair de l'épaule terne et fripée. Au dix-septième, les barbons libidineux de Molière donnent une mauvaise image de la vieillesse, ridicules et odieux dans leurs prétentions amoureuses. Au dix-huitième au contraire, Chardin peint son autoportrait de vieillard au regard espiègle et semble plaisanter avec le spectateur. Au siècle suivant, les vieilles folles d'Odilon Redon sont particulièrement inquiétantes. Et de nos jours, c'est la photographie qui nous apporte le témoignage de toutes les déchéances et de toutes les exclusions d'anciens dans beaucoup de régions du monde.

Il n'est pas inutile de revenir sur le travail du Titien pour nous interroger sur les œuvres artistiques tardives. Il a vécu et peint jusqu'à 96 ans. À la fin de sa vie, négligeant les pinceaux, il utilisait ses doigts. Parmi ses tableaux octo et nonagénaires, « *Le supplice de Marsyas* » ce joueur de flûte écorché vif par Apollon jaloux de sa virtuosité, peint quelques semaines avant sa mort. La violence de la scène est sublimée par une esthétique impressionniste surprenante chez un homme de son âge utilisant cette technique car elle a certainement exigé une implication physique et mentale exceptionnelle. Le compositeur et poète américain John Cage continuait à chercher de nouvelles perspectives sonores l'année de sa mort à 80 ans. Sa curiosité et son inventivité étaient intactes, torturant sans cesse les percussions. Michel Ange a achevé la construction de la Bibliothèque laurentienne à Florence à 85 ans, quatre ans avant sa mort. Sa vision architecturale était alors aussi forte que lorsqu'il construisait la chapelle des Médicis quarante ans plus tôt. L'âge n'est donc pas un obstacle à la création artistique, au contraire.

2- Être vieux

Il y a des maladies de la vieillesse. Pour autant, la vieillesse n'est pas une maladie. C'est une époque de la vie, un espace de temps aussi précieux que l'enfance et la maturité. Avec du bonheur et des chagrins, des espoirs et des plaisirs. Et surtout, on peut être âgé sans être vieux. Car on a l'âge de ses capacités cérébrales, de sa vigueur sexuelle, de sa puissance émotionnelle. Rien de plus relatif et individuel. On peut aussi être vieux très jeune ! Et à l'inverse être jeune très longtemps. Bien sûr, la réalité biologique finit par s'imposer. Mais nul ne peut savoir quand. Et donc tous les discours de ceux qui parlent du grand âge sont sans valeur s'ils n'y ont pas été confrontés. On éviterait ainsi d'entendre bien des absurdités qui sont devenues à tort des lieux communs. Les stéréotypes sont nombreux. L'âgisme, ce négatif de la vieillesse, doit être combattu. C'est une pensée discriminatoire basée sur l'âge. L'ONU pense qu'une personne sur deux dans le monde a ce type de préjugé, ce qui est réellement important. Les actes ségrégationnistes sont nombreux, dans la santé en particulier comme l'accès aux soins en cas d'urgences multiples, les services sociaux, le travail, les pratiques institutionnelles et les médias. Il s'exerce de la même façon contre les plus jeunes. Les conséquences négatives sont significatives sur la santé physique et mentale. Elles aggravent les pathologies préexistantes. Elles facilitent les dépressions, l'isolement social, l'insécurité financière, la baisse de qualité de vie. Il convient d'écrire une déclaration des droits de l'homme âgé permettant d'annuler ces préjugés. Et une autre de l'homme jeune stigmatisant la précarité et préservant l'éducation. En prévoyant des ponts entre les générations.

Il est difficile d'expliquer la vieillesse sans l'avoir éprouvée. Par contre ceux qui la vivent n'en parlent pas. L'observation, les questionnaires, les statistiques ne remplaceront jamais le vécu. Qui pourrait comprendre sans l'avoir ressenti ce formidable déni de grand âge éprouvé par la plupart des aînés ? Cette impression d'être en pleine possession de ses forces, de son mental. En pleine aptitude de courir, de nager. En pleine maitrise d'entreprendre. En pleine capacité d'aimer, de jouir. En pleine liberté de rire et chanter. Mais il faut bien distinguer âge et vieillesse. L'âge est un chiffre. La vieillesse est un état. La vie est mouvement. Ainsi jeunesse rime avec vitesse. Il n'est pas besoin de chiffres pour définir la vieillesse. La vieillesse c'est la lenteur. Certains sont vieux très tôt. Avec mes pilotes de Formule 1, nous avions imaginé une carte de vœux pour inviter nos amis à accélérer avec nous pour l'année à venir. C'est cela l'invitation à rester jeunes : accélérons ensemble !! Si l'âge n'est qu'un chiffre, la vieillesse est un comportement physique et mental. Une attitude. On ne peut pas changer son âge mais on peut décider d'être vieux très tôt. Notre monde a vu apparaître ces dernières années chez de jeunes personnes la théorie de la démission silencieuse, le Quiet Quitting anglo-saxon et le Tang Ping chinois. Littéralement « Rester allongé ». Ne plus travailler. Ou alors au minimum de ce qui est tolérable. Vivre au ralenti. Déjà vieux. Si l'on peut être âgé sans être vieux, certains sont vieux très jeunes, d'autres sont jeunes très âgés. Plus que l'âge, ce sont les comportements qui sont importants. Les vieux donnent toujours une fausse impression de se dépêcher. Parfaitement inefficace. Marcher à petits pas précipités. Rechercher frénétiquement un document dans son sac sans le trouver ! La lenteur est un grand handicap par rapport au temps. Le temps n'est pas absolu. Il ne passe pas de la même manière pour tous. Certains accélèrent. D'autres ralentissent. Quelques-uns tournent en rond. Et pourtant la vie semble garder sa cadence régulière. Les évènements se succèdent. Le temps et le monde sont-ils indépendants ? Le temps peut être une horloge universelle. Et pourtant il s'écoule plus lentement pour un système en mouvement que pour un système fixe. La perception qu'on en a est variable. Elle dépend des images mentales que traite le cerveau chaque jour. Celles-ci se raréfient avec l'âge. Le ressenti est que la vie passe plus vite. Einstein a démontré qu'aller vite ralentit le temps. Ainsi, si la vieillesse c'est la lenteur, pour l'homme âgé, le temps s'écoule plus vite. Et comme il est irréversible, nul ne peut revenir en arrière. Mais on peut le défier en accélérant encore et encore autant que c'est possible.

Les difficultés d'adaptation sociale, puis la diminution des capacités physiques et psychiques précédant la perte d'autonomie caractérisent la vieillesse. Viendra ensuite la dépendance. Le vieillissement biologique est bien plus complexe que le vieillissement physico-social. La notion de raccourcissement des télomères facteurs de vieillissement est maintenant connue du grand public. C'est pourtant un phénomène très hétérogène et les chercheurs ne la retiennent pas pour l'instant comme biomarqueur du vieillissement. Les marqueurs de sénescence cellulaire semblent plus fiables : arrêt de la réplication qui assurait la synthèse de l'ADN, changement de morphologie et d'organisation de la chromatine, noyau de protéines et d'ADN dans la cellule. Et sécrétion de biomarqueurs spécifiques, comme l'enzyme galactosidase qui transforme les sucres complexes en sucres simples, et des marqueurs de l'inflammation. Cela parait plus approprié à la mesure du vieillissement. Il y a d'autres marqueurs, en particulier mitochondriaux comme la baisse de la phosphorylation oxydative créatrice d'énergie. Les dommages aux mitochondries et à l'ADN induiraient le vieillissement en réduisant la disponibilité énergétique et l'augmentation de production des espèces réactives à l'oxygène, mais ils sont difficiles à standardiser. Il est possible d'évaluer les débris cellulaires accumulés et le taux d'épuisement des cellules souches, mais c'est encore imprécis.

3- Être âgé

Quant à l'âge, il faut des chiffres. Quand est-on considéré comme une personne âgée ? À partir de 60 ou 65 ans selon la plupart des institutions. Quand on a dépassé son espérance de vie prévue à la naissance pour l'Organisation mondiale de la Santé qui retient trois étapes au grand âge : 60-75 ans jeune senior, « young old » le jeune vieux des Américains ! (début de la vieillesse) ; 75-90 ans senior (vieillesse tardive) ; plus de 90 ans : grand senior (quatrième âge). « Ancien », « ancêtre », « vétéran », « vieux », vieillard », « vioque », « croulant » « personne avançant en âge », il y a beaucoup d'hésitations à les désigner. Certains prennent des précautions pour ne pas les heurter. C'est inutile car la plupart sont résilients et capables d'assumer. Bien sûr, l'affectueux choix africain de « grand frère » est beaucoup plus doux. D'autres se moquent et emploient le sarcasme. Il y a l'âge chronologique et l'âge biologique. Ils sont rarement coordonnés. L'âge chronologique est le temps écoulé depuis la naissance. Il n'est pas toujours précis dans les pays dépourvus d'état civil. L'âge biologique ou âge fonctionnel est calculé par des biomarqueurs. En fait 71 marqueurs de méthylation de l'ADN sur un prélèvement sanguin. La méthylation est un processus d'échanges moléculaires entre les cellules régulant leurs activités. Pas facile à faire au quotidien. Si l'âge biologique est inférieur au chronologique, le taux de mortalité sera plus faible. Si c'est l'inverse, le risque sera plus élevé. L'âge métabolique est calculé avec une formule utilisant le métabolisme de base. Il doit être inférieur à l'âge réel. Il y a l'âge corrigé, l'âge développemental, l'âge mental. L'âge corrigé concerne les enfants prématurés à qui on donne l'âge du terme théorique. L'âge développemental, basé sur le niveau de développement des capacités cognitives et socio-affectives. L'âge physiologique, fondé sur l'apparence externe. L'âge radiologique qui s'appuie sur le degré de maturation du squelette. Après cela, pouvez-vous dire l'âge que vous avez ?

LA SÉNESCENCE ANIMALE NOUS APPREND

En matière d'âge, les animaux nous apprennent. La sénescence des mammifères est inéluctable. C'est un processus physiologique fait d'un affaiblissement et d'un ralentissement naturels des fonctions vitales. Au contraire de la sénilité qui est un processus pathologique fait des affections et des régressions de la vieillesse. En réponse à des stress environnementaux, la cellule perd sa fonction de division ; elle prend un caractère inflammatoire et produit des résidus oxydés toxiques. À cela s'ajoutent des dommages non réparés de l'ADN. Selon la bio gérontologie moléculaire, les humains vieillissent plus vite que certains animaux. Et ce serait une bonne chose car vieillir faciliterait la prise de décision à cause d'une mémoire bien remplie et apte à bien relier les idées. D'autres espèces ne connaissent pas ce déclin : reptiles, amphibiens. On parle de la sénescence négligeable. La vitesse de vieillissement de certains animaux est différente de l'humain. Par exemple le plus vieil animal terrestre connu est une tortue de 190 ans. Les animaux qui ont peu ou pas de chaleur corporelle, qui portent une carapace ou des écailles, et qui peuvent se protéger chimiquement par des venins et des poisons ne connaissent pas la sénescence. Ils ont une grande longévité même si leurs fonctions physiologiques finissent par s'altérer. Comme ils se servent de la chaleur extérieure pour se réchauffer, il est possible qu'ils économisent ainsi leur métabolisme à la différence des humains qui dépensent beaucoup d'énergie pour réguler leur température intérieure. L'environnement prend une grande importance : selon le versant où elle vit, la vipère du Mont Ventoux vieillit deux fois plus vite, pourtant à très peu de distance. Pour ces espèces, la capacité de reproduction est maintenue très tard dans la vie. Pour certaines, la probabilité de décès ne change pas avec l'âge : si le risque de mortalité à un an est de 1 % à l'âge de 10 ans, il sera toujours de 1 % à 100 ans !

SÉDENTARITÉ

On voit grandir d'année en année ce facteur de risque, aggravé par l'absence d'activité physique. Elle compromet l'évolution de beaucoup de pathologies chroniques comme le diabète, le cancer, l'obésité, les maladies osseuses et les maladies mentales. Son coût annuel est considérable. Fort heureusement, c'est un facteur de risque modifiable. Certains états commencent à s'impliquer dans cette lutte en médicalisant le sport-santé, en aménageant le temps de travail et l'urbanisme. Pour les employeurs, la diminution de l'absentéisme et l'augmentation de la productivité sont significatives. Les collectivités proposent des parcours-santé et des activités dirigées. L'école a intégré une activité physique dans ses programmes quotidiens. Pour un euro investi dans l'activité physique et le sport communautaire, le retour sur investissement est d'environ quatre euros grâce aux économies dans le domaine de la santé. La sédentarité constitue un comportement anormal dans l'activité quotidienne. L'état psychologique individuel est donc déterminant, en particulier la faiblesse morale face aux recommandations. L'environnement est essentiel. L'attrait pour un mode de vie confortable fait baisser la vigilance sanitaire. Individuellement, il convient de respecter de bonnes règles de lutte en programmant des activités, en recherchant des partenaires. La famille constitue une structure privilégiée pour l'information et la mise en pratique. Dans le monde occidental, la sédentarité moyenne des seniors est de 6 à 7 heures par jour, moins que la moyenne adulte, mais le temps d'écran non professionnel est de 4 à 5 heures, au-dessus de la moyenne. Il conviendrait pour les seniors de réduire un peu le temps quotidien de sédentarité soit moins de 6 heures par jour et surtout de ne pas dépasser 2 à 3 heures d'écran pour améliorer considérablement leurs conditions sanitaires et diminuer leurs risques pathologiques. Parallèlement, ils devraient accéder ou augmenter leurs activités physiques. Les rapports de l'Observatoire national de l'activité physique et la sédentarité (ONAPS) montrent que seulement 10 % des plus de 65 ans ont une licence sportive contre 25 % environ pour la population générale. 150 minutes d'activité physique modérée par semaine sont recommandées, de préférence fractionnées. Elle pourra associer une activité cardiorespiratoire, un renforcement musculaire, et de l'assouplissement par la gymnastique, la danse. Le bénéfice va au-delà de la santé : l'activité physique régulière et modérée est un des deux seuls moyens de lutte validés contre le vieillissement, avec l'alimentation légèrement restrictive.

Espérance de vie

Qu'en est-il réellement de l'espérance de vie ? Ma concitoyenne arlésienne Jeanne Calment a vécu en parfait état cérébral jusqu'à 122 ans, ce qui en fait à ce jour la personne connue qui a vécu le plus longtemps dans l'histoire de l'humanité. Les centenaires sont de plus en plus en plus nombreux en France : 27 500 en 2011 et peut-être 7 fois plus en 2060 selon l'Institut national d'études démographiques (INED). En 2023, l'espérance de vie en France atteint en moyenne 80 ans pour les hommes et 85,7 ans pour les femmes, avec un écart qui se resserre. C'est un bon résultat après le ralentissement de la pandémie. Y a-t-il une vraie limite biologique à la longévité humaine ? Pour l'instant, la plupart des scientifiques et des démographes pensent que oui. Et que l'amélioration de l'environnement et les progrès de la médecine pourraient permettre de vivre un peu plus longtemps dans de bonnes conditions. Car il faut aussi prendre en considération l'espérance de vie en bonne santé. Ce n'est pas l'espérance générale, si réconfortante dans sa progression. C'est l'espérance de vie sans incapacité limitante dans la vie quotidienne. La Direction de la recherche, des études, des évaluations et des statistiques (Drees) a publié en 2023 une étude montrant qu'en 2021 en France, une femme de 65 ans pouvait espérer vivre 12,6 ans sans incapacité et 18,8 ans sans incapacité forte, et un homme du même âge respectivement 11,3 ans et 16,2 ans. Il y a eu une progression significative depuis 2008, arrêtée par la pandémie de 2020. Ainsi on vit donc plus longtemps, mais pas forcément en meilleure santé. Et pas partout pareil : il y a aussi l'espérance de vie à l'échelle mondiale qui n'est en moyenne que de 72,8 ans, donc bien plus basse que celle des pays développés, même si elle a augmenté de 9 ans depuis 1990.

Toutefois, quelques généticiens disent au contraire que des manipulations génétiques pourraient permettre d'atteindre 140 à 150 ans. Parmi les scientifiques, ceux qui pensent qu'on peut retarder le vieillissement sont encouragés par quelques ultra-milliardaires très médiatiques qui espèrent pour eux la vie éternelle et se sont lancés dans cette lutte avec des moyens financiers colossaux. Au moment où bien des maladies sont loin d'être guéries et où un seul virus peut mettre le monde à genoux, on est en droit d'attendre de la science autre chose que la satisfaction du caprice de quelques-uns. Une utopie individualiste ne doit pas nous détourner des vrais objectifs de santé.

Projets Grand Age

En attendant ces interventions miraculeuses, que fait l'Etat dans ce domaine ? Pour les plus vieux, il y a le projet « Grand Âge. Bien vieillir » programmé jusqu'en 2030. En fait un débat sans cesse repoussé. Et une loi qui était promise pour 2019 et qui n'est jamais venue. Le projet de loi est très frileux : il se borne à évoquer la maltraitance sur les gens âgés, le statut et les revenus de leurs aides à domicile, quelques améliorations des critères de calcul de leurs revenus familiaux pour l'attribution de ces aides, une meilleure prise en charge pour leur autonomie avec une prime pour l'adaptation du logement. Plutôt décevant. Est-ce que ce sera suffisant pour réduire l'isolement social ? La dépendance commence souvent par l'isolement, choisi ou imposé, pour une personne âgée sur trois, en particulier au moment du veuvage. Les réseaux familial, professionnel, amical, environnemental, associatif diminuent. On note une perte progressive d'autonomie qui facilite la dégradation. Les échanges se réduisent, le repli sur soi-même augmente. Les maladies, les handicaps, l'habitat en grande ville sont des facteurs aggravants. Le Conseil économique et social définit la dépendance comme un déni de reconnaissance : ne plus compter pour personne ; un déficit sécuritaire pouvant aller jusqu'à l'abandon des soins ; une participation empêchée avec sensation de bannissement. Le sujet est en souffrance et même en danger lorsqu'elle est imposée. Son impact est important : 1,5 million de personnes en France touchent l'Allocation personnalisée autonomie (APA), synonyme de dépendance, soit 8 % des plus de 60 ans et 20 % des plus de 75 ans, la moitié à domicile, la moitié en établissement. Il convient de bien comprendre que l'isolement n'est pas la solitude. La solitude est un sentiment. Se sentir seul est subjectif. C'est un phénomène sociétal, qui peut se produire alors même qu'on est entouré. Il résulte d'une insatisfaction relationnelle. On doit le comprendre comme un signal de privation renvoyant à la nécessité d'un rétablissement de connexion. À long terme, le retentissement sur la santé est important. Il serait égal à la consommation de 15 cigarettes par jour et supérieur à l'obésité ou la sédentarité par action sur les systèmes cardiovasculaire, neurologique et immunitaire. Sur le plan mental, il pourrait conduire à ces états de souffrance psychologique insupportable amenant au suicide assisté. Les solutions aux effets secondaires de la sensation de solitude sont d'ordre psychiatrique. Les solutions à l'isolement sont sociales : d'abord le repérage par tous les moyens des aînés isolés, leur insertion véritable dans le système de santé, l'accès à des lieux labellisés d'activités et de prises en commun des repas. Et surtout la reconnaissance collective de la nécessaire solidarité avec cette population de plus en plus fragilisée. Une chaîne publique de télévision a osé programmer une émission intitulée *La France face au péril vieux*. Tout simplement honteux ou indécent. De quels risques parle-t-on ? Des coûts de santé ? Les anciens ont cotisé pour leurs soins beaucoup plus qu'ils ne dépenseront jamais. Du risque pour les retraites ? Ils ont versé toute leur vie. La plupart ne récupèrera jamais la totalité de ce qui lui est dû. La gêne du handicap ? Seuls 10 % des plus de 60 ans ont des handicaps sévères. Alors où est le péril ? Au cours des années 30, en période de forte dénatalité, on fustigeait les anciens. Le rapport Laroque de 1962 affirmait que « le vieillissement grève de manière inéluctable les conditions d'existence de la collectivité française ». Autant d'inepties ne devraient plus avoir cours de nos jours. Une Semaine Bleue pour valoriser la place des aînés dans la société est organisée chaque année à l'automne. Cette Semaine nationale des retraités et des personnes âgées, qui fait suite à la Semaine des Vieillards des années 50, s'efforce de rapprocher les plus jeunes des anciens. Elle est financée par les caisses de retraite. Elle prend la forme d'ateliers, de spectacles, de visites, d'échanges. Elle permet parfois de créer des liens durables. Le thème change tous les deux ans. « Vieillir ensemble, une chance à cultiver » pour 2023. Les contributions intergénérationnelles dans la vie sociale et citoyenne sont mises en valeur. Des liens se créent. Les aînés participent à la vie associative, en particulier culturelle. La vie municipale bénéficie aussi de leur expérience. Les plus jeunes apportent de l'aide dans la vie quotidienne. Les colocations intergénérationnelles se multiplient. La période de confinement de la crise sanitaire a renforcé cette solidarité. Peu à peu, l'exclusion, l'isolement diminuent. Grâce au voisinage et au quartier. L'habitat individuel est plus facilement préservé. Chacun apprend de l'autre. La voix des anciens est un peu plus écoutée. Pourtant de nos jours, il faut un budget pour bien vieillir, surtout avec une inflation galopante depuis deux ans. Beaucoup de seniors ont des conditions de vie difficiles. Un collectif d'entreprises dédiées à leur bien-être en a fait l'étude en 2023. Pour leurs frais mensuels de santé, d'aide à la personne, d'aménagement du logement, ils dépensent en moyenne 1216 euros par mois. 900 euros jusqu'à 85 ans mais 2070 au-delà. En augmentation constante de 4 à 5 euros par an depuis 2020. Surcoût des assurances, honoraires libres de certains médecins, médicaments non remboursés. À cela s'ajoutent leurs dépenses de maison. Seuls ceux qui sont propriétaires de leur logement, pour l'instant encore les plus nombreux, s'en sortent. Quelques aides existent comme le 100 % santé pour les yeux, les oreilles et les dents ou une possible aide pour l'adaptation du logement dans les années à venir. C'est bien mais trop peu face au vieillissement de la population. La plupart du temps, les mauvaises nouvelles s'enchaînent, portées par les médias, les politiques, les aboyeurs associatifs, les réseaux sociaux, réalisant une véritable chaîne de dommages : inflation galopante, catastrophes naturelles de proximité, guerres endémiques… aggravant encore le mal-être environnemental.

4- Décisions

Dans ce contexte sociétal perturbé, chacun devra se situer par rapport à l'euthanasie. Qu'en est-il pour moi des décisions que j'ai prises en tant que médecin et de ce que j'en ai pensé en tant qu'homme ? Pour mon père, je ne voulais pas mais je l'ai fait ; je le regrette encore. Pour ma mère, je ne voulais pas et je ne l'ai pas fait ; je ne le regrette pas. Pour Marie-Francoise, si elle me l'avait demandée, je l'aurais fait en raison de ses souffrances intolérables et je ne l'aurais sans doute pas regretté ; elle ne me l'a pas demandée. Trois situations à trois moments différents. Trois réponses différentes. La difficulté du choix est évidente. Elle varie chez la même personne selon les circonstances. Lorsque la sensibilité d'un individu est poussée à l'extrême, elle n'est pas univoque. Toute loi la piétinerait, laissant une trace considérable et indélébile dans son affect humain et émotionnel. Il est donc inutile et impossible de légiférer. Il convient de laisser chacun décider selon sa conscience. Ce n'est ni une leçon ni un conseil mais une simple évidence. Un témoignage pour aider ceux qui y sont ou y seront vraiment confrontés. Pour qu'ils restent sourds aux thuriféraires de l'euthanasie et du suicide assisté qui pour la plupart prêchent à distance sans la moindre idée de ce que représente la prise de décision dans ce domaine.

LIBRE ARBITRE DU MÉDECIN

Le sculpteur basque Oteiza a intitulé une de ses œuvres *Erreur du sculpteur avec protestation de la sculpture*. De même, j'aurais pu titrer ce chapitre *Erreur de l'auteur avec protestation du texte*. En effet, je viens d'affirmer avec force que la loi est inutile pour régler les choix de fin de vie. Et pourtant si, elle l'est utile. Elle l'est pour en protéger les acteurs. Plus particulièrement les médecins. Car donner la mort n'est pas un soin. Elle ne relève pas du domaine médical. Cette évidence ne semble pas vraiment perçue au sein de notre collectivité. La loi doit donc rétablir cette réalité. On ne peut en aucun cas imposer à un médecin de mettre fin à la vie d'un patient quelle qu'en soit la raison. La loi doit renvoyer ce problème à la société. Celle-ci pourra instituer légalement un service d'accompagnement lorsque les choix du patient iront vers l'euthanasie active ou le suicide assisté, c'est-à-dire créer une structure dédiée pour accomplir cette décision. Rien n'empêchera qu'à titre individuel et non professionnel, un médecin soit volontaire pour assurer cette aide à mourir. Mais surtout, le libre arbitre médical doit être tout particulièrement protégé. Comme le patient, le soignant confronté à une demande d'euthanasie ou de suicide assisté doit pouvoir en toute légalité s'affranchir de toute implication. Dans le Code de déontologie médical et celui de la Santé publique figure la clause de conscience. Elle autorise un médecin à refuser sauf urgence vitale de pratiquer un acte médical légal pour des raisons professionnelles ou personnelles. S'il estime en particulier qu'il est contraire à ses convictions philosophiques ou religieuses et à son éthique. Elle a été mise en place en 1975 lorsque l'interruption volontaire de grossesse est devenue légale. Ce droit fondamental inaliénable doit maintenant figurer dans une loi à côté de l'affirmation que l'euthanasie n'est pas un acte médical. Une confusion pourrait venir de la notion d'actes médicaux non thérapeutiques comme l'imagerie et l'esthétique. Mais ces actes restent des soins. En aucun cas l'euthanasie ou le suicide assisté ne peuvent y être assimilés.

ET SI C'ÉTAIT POUR MOI ?

Et si c'était pour moi, qu'est-ce que je souhaiterais ? Profiter je pense jusqu'à mon dernier souffle. Même s'il y a de la souffrance. En prenant tout ce que la vie me donnera. Comme un privilège. Qui me permette peut-être de retrouver la paix après une vie compliquée. Sur les sentiments, les relations familiales. Perturbées par les passions, les déchirements, les non-dits. Espérer obtenir de mes proches une intimité, une compréhension même tacite, un soutien, même silencieux, avec certains un pardon, même suggéré. Outre le fait de vivre chaque journée comme si c'était une vie, j'ai en approchant du Grand Age trois astuces personnelles pour être plus serein face à la mort. D'abord commencer à dire au revoir aux choses et aux gens qui comptent et qui ont compté pour moi. En laissant quand même un espoir de revenir encore et encore. Comme Claude Lelouch qui a intitulé ce qu'il dit être son dernier film *Finalement*, mais qui ne s'interdit pas de tourner peut-être *Finalement* 1, *Finalement 2*… Revoir un lieu, un évènement récurrent, un ami, un partenaire, un parent, un être aimé. Un lieu enchanté comme la savane de Ngonro-Goro ou les dunes de Mauritanie, un moment de grande émotion comme la semaine sainte de Séville, un ami parmi ceux qui restent pour ressentir encore la force de la fidélité, un partenaire pour évoquer les combats partagés, un parent avec qui la relation a été difficile et à qui je voudrais dire que malgré cela il y a beaucoup d'amour, un être aimé parce que je l'ai forcément blessé et que je veux lui demander pardon. Ensuite, donner du sens à tout ce que je fais. Continuer à donner quelques cours à la Faculté de Médecine de Montpellier. Voyager à Tolède pour contempler longuement les œuvres du Gréco dans les églises et les hôpitaux de la ville. Grimper encore un peu au-dessus de 3000 mètres comme le Pic Turbat dans les Alpes et le Pic Vignemale dans les Pyrénées. Et enfin rendre grâce en permanence pour la journée qui passe et pour ce qu'elle apporte. A qui ? Chacun a son Être suprême, Dieu pour certains, la nature pour d'autres. On peut en discuter. En tout cas, remercier de pouvoir en profiter. Remercier encore et encore. Pour cette faveur accordée qui enchante le corps et le cœur. Que peut-on espérer en écrivant ? Sensibiliser un maximum de personnes à une meilleure compréhension de la fin de vie et de la mort, afin qu'elles puissent donner un sens nouveau à leur approche, et faire des choix personnels tenant compte de l'indispensable compassion due à ceux qui sont en grande difficulté et qui sont en droit d'attendre une main tendue et un regard amical. Souhaiter que la conscience individuelle prévale sur des lois bien pauvres de perspectives face à ces handicaps. Et encourager la conscience institutionnelle si elle existe à donner enfin tous les moyens nécessaires à de véritables soins palliatifs qui constituent la meilleure solution au problème de la fin de vie.

Comme une journée bien remplie nous donne un doux sommeil,
une vie bien vécue nous mène à une douce mort.

Léonard de Vinci

Chapitre VI. La Bonne Mort

1- Le Christ de la Bonne Mort

À Malaga pendant la Semaine sainte, la Légion étrangère espagnole défile avec le Christ de la Bonne Mort. Deux cents légionnaires portent à bout de bras un crucifix de deux tonnes et demie en chantant *Le fiancé de la mort* : « Je suis un homme que le destin a blessé avec la griffe d'une bête sauvage. Je suis un époux de la mort qui va s'unir dans un lien fort avec un si loyal compagnon *!* » Il y aurait donc une bonne mort.

Celle des croyants bien sûr, qui se fait dans l'espérance. L'espérance d'un au-delà paradisiaque. Comme Saint Augustin, les chrétiens croient en la vie éternelle, « repos éternel et activité délicieuse… L'homme se retrouvera libre, en communion avec Dieu, en attendant la résurrection des morts ». La vie éternelle est un don divin fait à l'homme. Mais celle aussi de ceux qui, en dehors de tout sentiment religieux, partent apaisés. Apaisés de toute querelle. De tout conflit. De toute haine. De tout regret. C'est pour cela que les derniers instants sont si importants. Bien sûr le défunt peut laisser une lettre ou un message à lire après sa mort. Mais il n'en aura pas le retour. Et donc pas l'apaisement avant sa mort. Celle de ceux qui ont évité la mort sociale avant leur mort véritable. Ceux dont la fin de vie ne s'est pas faite dans l'isolement. Ou dans l'excès de souffrance. Et en pleine conscience. Entourés de leurs proches. Combien triste a été la mort de ceux qui sont partis pendant la pandémie sans avoir revu leur famille, totalement isolés à l'hôpital ! Ainsi la bonne mort est une mort sans angoisse. Lorsqu'elle approche, certains font tout pour la retarder. D'autres au contraire l'acceptent sans résistance. Ceux-là laissent faire le destin et mourront sans peur. Ce qui arrive est en dehors de leur volonté. Une puissance supérieure régit les évènements, écrivant la fin de leur histoire. La perception de l'au-delà influence la façon de s'avancer vers la mort. Les religions entretiennent ce ressenti. On aborde la mort différemment si l'on est persuadé qu'il y a un salut et une vie éternelle après ce moment de souffrance. Pour les religions monothéistes, chrétienne, islamique et judaïque, il y aura un Jugement dernier puis une résurrection vers le paradis ou l'enfer. Un peu moins évident pour le judaïsme qui l'a admis tardivement. Chaque faute sera pesée au tribunal de Dieu. Pour les chrétiens, elles sont par avance rachetées par la mort du Christ. Par contre, il n'y a pas de rachat divin pour l'islam où l'homme est responsable et devra défendre sa cause. L'hindouisme croit en un cycle de morts et de renaissances. Le bouddhisme en la transmigration humaine ou animale. La croyance en un au-delà est très ancienne. Les premières offrandes dans des tombes, signifiant qu'on a compris que le défunt a des besoins après sa mort, remontent au Paléolithique, vers 100 000 ans avant notre ère. Plus tard, les tombes égyptiennes ont regorgé de victuailles, de vaisselle, de moyens de locomotion pour accompagner le défunt dans le royaume d'Osiris. Toutefois, l'au-delà n'est pas toujours bien défini et peut parfois paraître un peu glauque comme chez les romains. Et il n'implique pas forcément la résurrection. La foi en la résurrection n'est apparue qu'au deuxième siècle avant notre ère. La résurrection est chargée d'espoir. Espoir dans l'immortalité. *Resurgo* en latin veut dire ressusciter, mais aussi se relever, se ranimer, reprendre sa force. La vie plus forte que la mort. Nous savons faire revivre des espèces disparues en retrouvant leur génome dans des fragments de tissu conservés. Toutes nos cellules se régénèrent en quelques jours ou en quelques mois. Mais pour les chrétiens, c'est la résurrection du Christ qui symbolise la victoire de la vie sur la mort et pour tous les croyants la marche vers la vie éternelle. Au contraire pour les athées, il n'y a rien. Aucun espoir. Le vide. L'absence de contenu. Le néant n'est pas porteur d'espérance. L'être se dilue et n'est plus rien. En fait ce qu'il était avant de commencer. Cette inexistence est porteuse d'angoisse. Sauf pour ceux à qui elle permet de penser à la matière, à la liberté, à la vérité par les questions qu'ils se posent. Sans pour autant leur donner plus de réconfort. En leur évitant quand même la résignation.

Quelques penseurs modernes défendent l'idée que l'homme a commencé à se détourner de Dieu lorsque les anthropologues ont théorisé son origine animale en examinant des squelettes de poissons datant de 250 000 ans dont les nageoires évoquaient nos membres supérieurs. En réalité, je ne crois pas que nos contemporains s'alarment d'avoir 98 % de leur ADN commun avec les singes bonobos. La science omnipotente devait faire reculer les religions, basées sur des croyances et des dogmes pour beaucoup dépassés. Ce n'est pas aussi simple. La science malgré son formidable potentiel technologique ne sait pas maitriser les avatars climatiques. Elle a encore des murs à franchir : le mur des photons, constitué par les fossiles de la première lumière émise 380 000 ans après le Big Bang, et le Mur de Planck, du nom de son découvreur, qui est le temps infime entre le temps 0 du Big Bang et les 10-43 secondes de l'Ère de Planck qui ont suivi, sur lesquels les scientifiques ne savent strictement rien. Et elle n'a toujours pas expliqué le premier moment cellulaire qui a vu la vie naitre dans un bouillon aquatique évoquant notre liquide amniotique il y a 14 milliards d'années. Première cellule qui en produira cent mille milliards dans chacun de nos corps pendant toute notre vie. La part de Dieu est là, dans cet intangible, plus que dans tous les récits et préceptes des Écritures. Dans ce bref instant qui peut permettre à l'esprit scientifique le plus avancé de connaitre aussi la foi. J'ai un ami professeur d'anatomie à la Faculté de Montpellier qui a mis au point une des toutes premières mains artificielles. Ce brillant scientifique, très engagé dans la recherche, m'a dit un jour : « Quand j'ai regardé fonctionner la main que j'ai créée et qu'ensuite, j'ai regardé la mienne, j'ai compris que Dieu existe ! » La science ne dit pas ce qui est bien ou mal. Elle aura toujours besoin d'être encadrée par une morale rigide plutôt que par une éthique souvent trop malléable. Les religions s'appuient elles sur leurs vérités que parfois la science semble vouloir conforter.

2- Mort physiologique

Et d'abord, qu'est-ce que la mort au sens physiologique ? Ce n'est pas l'arrêt du cœur comme on pourrait le croire mais l'arrêt de l'activité électrique du cerveau. Le « tracé plat ». Légalement pendant au moins trois minutes. Avec l'abolition de la respiration et des réflexes. À ce stade, le cœur peut encore fonctionner mécaniquement pendant un court délai. C'est le temps des prélèvements pour les dons d'organes. Les chirurgiens cardiaques arrêtent le cœur pendant certaines interventions sans perdre leur patient. La mort cérébrale est l'arrêt des fonctions du cerveau et du tronc cérébral entraînant la perte irréversible de la respiration spontanée et donc le décès. Peut-on imaginer ce que ressent le patient dans ces moments ?

Est-ce que cela ressemble aux expériences de mort imminente ? Les récits de personnes qui ont vécu ces expériences sont nombreux. L'Imperial College de Londres et les spécialistes du coma de l'Université de Liège en ont recueilli 73 venant de 67 personnes différentes. Ils ont établi une base de données de 16 items associés à cet évènement : sensation de tunnel, de sortie du corps, sensation de paix, vision du passé… Beaucoup décrivent le sentiment d'être séparés de leur corps. Le calcul du score Near Death Expérience (NDE) permet de valider la mort imminente à partir d'une valeur seuil de 7 items. J'ai personnellement ressenti et mémorisé une sensation de décorporation interne au cours d'un bref coma pour choc septique. Les chamanes d'Amazonie utilisent un « vin de mort » préparé à partir d'une infusion de liane dont le principe actif est l'ayahuasca. Il s'agit d'un puissant hallucinogène, la diméthyl-tryptamine (DMT), sérotoninergique neurotransmetteur central, qui mime des visions proches des expériences de mort imminente. Le même produit a été utilisé par ce médecin français en recherche d'un état de conscience modifié et de sensations extrêmes jusqu'à faire un arrêt cardiorespiratoire fatal. Ces expériences ont montré une activité anormale de la sérotonine dans le lobe temporal moyen du cerveau. Est-ce le cas au moment de la mort véritable ? Il y a dans ces récits de l'étonnement, de la peur, dans quelques cas de l'exaltation, et pour certains l'envie de vivre à nouveau ces sensations.

3- Morts symboliques

Parmi les bonnes morts, il y a les morts symboliques. Celles des initiations. Celles des sociétés africaines et des associations ésotériques. Mourir symboliquement pour renaître à une vie sociale et spirituelle plus élevée. Avoir accès à des connaissances jusque-là protégées. Initiation des adolescents pour qu'ils deviennent adultes. Des adultes pour qu'ils se métamorphosent. Mimer sa mort pour mieux comprendre sa vie. Savoir si elle a du sens. Si on est capable de donner de l'amour. De se battre pour une cause. De transmettre. De rêver. L'initiation, c'est le passage. La révélation. L'initié, c'est l'homme qui marche. Le renaissant. Qui fait partie d'un groupe identitaire. Qui participe à des rites. Dont certains modifient la vision du corps et pourraient être utiles pour accepter les dégradations de la maladie. En Afrique, l'initiation est autant spirituelle que corporelle. La danse est présente, rapprochant la vie de la mort. L'homme de l'éternité. Depuis plus de 5000 ans, des dieux et des rois sont morts et ressuscités. Tammouz mourant avec la nature et revivant tous les trois jours, Ishtar, déesse de la fécondité, descendue aux Enfers puis finalement libérée et reprenant sa vie terrestre, Osiris dépecé et noyé reconstruit par Isis et régnant à nouveau sur l'Égypte. La résurrection fait que la mort est bonne. Qu'elle n'est que passage. La renaissance est un renouvellement. Un retour. C'est un élan vers l'immortalité. Dans la tauromachie, la foule participe à un rituel identitaire. La décharge émotionnelle est considérable. Un homme vulnérable va s'élever au-dessus d'un adversaire plus puissant et plus rapide que lui. Pendant quelques instants, surmontant sa peur, il va vaincre la nature et afficher sa domination. Dans un premier temps, le public ressent une peur qui lui fait balayer ses passions. Dans un deuxième temps au contraire, il s'identifie au héros. Celui-ci tel Mithra sacrifie le taureau pour rendre la vie à la nature. Mort hautement symbolique !

4- La mort douce

À l'évidence, la bonne mort est celle qui se fait sans angoisse et sans douleur. On sait vaincre maintenant la plupart des douleurs. Reste à s'affranchir de l'angoisse. Craindre sans avoir peur. La crainte n'est qu'une appréhension, une inquiétude. La peur est une émotion négative, une angoisse allant jusqu'à l'effroi. Thérèse d'Avila s'exclamait ainsi : « Mort, je ne sais qui peut te craindre puisqu'en toi est la vie ». Mourir, c'est revivre. Mourir au sein d'une famille, d'une communauté, entouré, accompagné, éloigne la peur. Mourir en étant convaincu qu'un autre temps va commencer atténue la perte des êtres aimés. Mourir en se disant que finalement c'était son destin et son heure affranchit de nombreuses questions dérangeantes que ce fatalisme annule.

Au cours d'un séjour professionnel à Dakar, j'ai eu le privilège de visiter la maison de Léopold Senghor, cet immense poète africain et de m'asseoir pendant un instant avec beaucoup d'émotion à sa table de travail. Premier Président de la République de son pays le

Sénégal et académicien français, il a écrit ce poème : « Je ne sais en quel temps c'était, Je confonds toujours l'enfance et l'Eden, Comme je mêle la Mort et la Vie. Un pont de douceur les relie ». Qu'a-t-il donc voulu transmettre ainsi ? De quelle douceur parle-t-il ? La mort en soi n'est pas douce. Mais le passage peut être adouci. C'est le rôle de l'entourage. La tradition africaine est d'accompagner avec toute son empathie, son amour, ses prières le malade qui va partir. Cette douceur s'étend à la famille du défunt. Dans *Le cœur de la baleine bleue*, Jacques Poulin parle de « la mort, la dernière étape de la douceur. C'est la douceur absolue ». Et Pierre Corneille affirme que « la mort n'a que douceur pour une âme chrétienne ». Les croyances religieuses qui portent l'espoir d'une vie après la mort atténuent sa violence. Au contraire de Lao-Tseu, philosophe chinois 500 ans avant JC : « La rigidité et la dureté sont les compagnons de la mort. La douceur et la délicatesse sont les compagnons de la vie ». Jules Renard rapproche les deux perceptions : « La mort est douce, elle nous délivre de la pensée de la mort ». Car pour beaucoup, elle est un gouffre dont il faut s'éloigner au plus vite.

La nature fait les hommes semblables,
la vie les rend différents.

Confucius

Chapitre VII. La vie

1- Cadeau. La courbe souris/éléphant

Face à la mort, il y a la vie. Qu'est-ce que la vie ? Si vous êtes croyant, c'est un don de Dieu. Pour le cardiologue que je suis, c'est aussi un cadeau merveilleux de trois milliards de battements cardiaques qui nous est fait à la naissance. C'est ainsi chez les mammifères. Chaque classe bénéficie en naissant d'une longévité cardiaque qui semble définie par sa taille et son volume. Par exemple la souris, petit animal frénétique qui passe vingt heures sur vingt-quatre à chercher sa nourriture, a une fréquence cardiaque moyenne de 400 battements par minute ; son espérance de vie est de deux ans, sauf avatar ou mauvaise rencontre féline. Au contraire, à l'autre bout de l'échelle, l'éléphant, grand animal paisible, a une fréquence cardiaque de 30 battements par minute et peut espérer vivre 70 ans, sauf maladie ou mauvaise rencontre avec un braconnier. Ainsi va la courbe souris-éléphant si chère aux paléontologues. Pour l'homme, le cadeau est encore plus beau ! Selon cette courbe et en tenant compte de sa taille, de son poids et de ses pulsations moyennes autour de 70 par minute, son espérance de vie ne devrait pas dépasser trente ans. C'était l'espérance de vie de l'homme préhistorique. Or en 2023, l'espérance de vie était de 80 ans pour un homme et 85 ans pour une femme. Ce statut exceptionnel est dû à son intelligence adaptative, qui lui a permis en particulier de renforcer ses systèmes de défense basés sur de nombreuses découvertes médicales et ainsi d'échapper à la courbe ! L'homme reste un mystère dans l'Univers. Pour l'instant la seule espèce intelligente connue. Trois millions d'années sur une si petite planète à gérer son évolution pour échapper peu à peu à son destin biologique grâce à la force de sa pensée. Et à sa ténacité à exploiter tout son potentiel. Même aux portes de la mort, il continue à croire en la vie. En témoignent de nombreux cas rapportés de comas ressuscités. Terris Williams, victime d'un accident avec son camion le 13 juillet 1984 s'est réveillé du coma 19 ans plus tard dans le centre de rééducation fonctionnelle où il était placé. Jar Grzebski, cheminot polonais, a eu un accident du travail en 1988. Il est sorti de son coma en 2007, 19 ans après. Plus récemment, Munira Abdulla d'Abou Dhabi se serait réveillée dans un hôpital allemand après un coma post-traumatique de 27 ans. J'ai personnellement suivi un patient qui s'est réveillé après un an d'un coma dû à un accident vasculaire cérébral.

2- Résilience

À entendre les associations mortifères, on aurait maintenant l'impression que chaque personne en fin de vie serait demandeuse d'une aide à partir. C'est faux bien sûr. Elles sont au contraire peu nombreuses. Quelques centaines chaque année en France. Bien plus nombreux sont ceux et celles qui à l'approche de la mort voient au contraire décupler leur envie de vivre. Beaucoup d'hommes et de femmes acceptent leur maladie et souhaitent exister jusqu'à leur dernier souffle. Pour accomplir un projet. Faire une rencontre. Découvrir un coin de nature. Ou simplement profiter de leur entourage. Mais aussi faire l'inventaire de leur passage. Quelques mois avant sa mort, le chanteur Johnny Clegg, le Zoulou blanc sud-africain, atteint d'un cancer très évolutif, répondait à une interview : « Je dois endurer pour survivre. Quand vous vous battez, c'est pour vivre. » Il exprimait ainsi son amour de la vie en préparant une dernière tournée pour ses fans : « Je porte la mort en moi, les gens le savent. Ils viennent me dire au revoir. Tous ceux qui m'ont envoyé des messages dans cette dernière étape m'ont fait du bien ». Ses préoccupations allaient aussi à sa famille, pour qui sa maladie était difficile à vivre. « Mais il faut avancer, seul face à la mort ». Atteint d'une Maladie de Charcot qui a paralysé progressivement la totalité de ses muscles, le chanteur de rap Pone pourtant sous assistance respiratoire est capable de composer de la musique sur son ordinateur par le simple mouvement de ses yeux. Il dit que la vie est toujours là, même s'il ne peut plus bouger. Que sa maladie est comme une nouvelle aventure qui vaut la peine d'être vécue. En sport automobile, j'ai côtoyé le pilote Alex Zanardi. Il avait eu un accident spectaculaire dans le championnat d'Indy Cart américain où sa voiture et son corps avaient été coupés en deux par un autre concurrent. Sa situation était désespérée. Il avait fait 7 arrêts cardiaques pendant son transport à l'hôpital. L'hémorragie était gravissime ne lui laissant qu'un litre de sang. Il a finalement survécu amputé des 2 jambes. Quelques années plus tard, il a eu un accident avec son vélo à mains. Un trauma crânien engageait son pronostic vital. Il a subi cinq opérations en cinq semaines. Là encore il a survécu. Il reconduit des voitures de course aménagées. Optimiste, il nous dit : « Avant mon accident, si j'avais croisé quelqu'un sans jambes, j'aurais pensé : mieux vaut mourir qu'être amputé. Mais j'ai fait trop de route maintenant, alors non, je ne changerais rien. Récupérer mes jambes au risque d'être moins heureux que je ne le suis ? »

3- Mario

J'avais une amitié indéfectible avec le peintre Mario Prassinos, célébré de son vivant par une exposition au Grand Palais à Paris. Il avait un long passé migratoire. Grec né en Turquie, il avait fui les persécutions avec sa famille à l'âge de six ans. Après avoir longuement vécu à Paris, il s'était installé à Eygalières et était immédiatement tombé amoureux de ses collines, les Alpilles. Responsable de sa santé cardiaque qui était médiocre, je lui rendais régulièrement visite dans son atelier. J'étais émerveillé de le voir projeter à grands coups de pinceau sa peinture noire sur des toiles immenses posées à même le sol ; il les remplissait de points noirs qu'il reliait ensuite pour créer des personnages, des forêts, des collines. Un peu comme le faisait aussi le peintre américain Pollock. Il était d'une exigence extrême, allant jusqu'à racheter certaines de ses toiles pour les modifier. Il parlait avec humour de ses problèmes cardiaques et avait même collé sur un tableau un de ses électrocardiogrammes qui lui rappelait la ligne de crête de ses chères Alpilles. Un jour pourtant, j'ai dû lui annoncer qu'il était rattrapé par une maladie plus sévère. Cette annonce a paru faire exploser en lui une immense force de vie. Il m'a alors demandé de combien de temps je pensais qu'il disposait, car il voulait absolument achever l'œuvre qu'il venait d'entreprendre, un triptyque représentant le calvaire du Christ destiné à une chapelle de Saint Rémy de Provence, qu'il avait intitulé *Peintures du Supplice* sans savoir qu'il témoignerait aussi du sien. Je ne pouvais pas lui répondre directement sur son espérance de vie. Je lui ai indiqué que compte tenu de sa technique, assez fatigante et des soins que son état nécessitait, il pourrait peindre pendant une année encore. Il s'est alors jeté dans le travail. Sans arrêt au cours de cette année, il me disait : « Donne-moi du temps ». Contrairement à son habitude, il n'avait pas voulu me montrer tout de suite ces toiles pour lesquelles il me demandait ce temps. Puis un jour, il m'a ouvert le coin de son atelier qu'il préservait des regards. J'ai découvert le triptyque. C'était effectivement une scène de supplice ! Un Christ torturé dont le corps déchiré se confondait avec le tronc d'arbre qui lui servait de croix. Une Vierge Marie déjà réfugiée dans l'extase, mère dépassée par l'horreur de la perte. Une Marie Madeleine exprimant à elle seule toute la douleur des proches. Des larrons martyrisés suspendus de façon grotesque. Les arbres, crucifix à forme humaine, enchevêtraient leurs branches pour évoquer les tourments. Les bras et les jambes s'allongeaient et se déformaient à la manière du Gréco, ce visionnaire du seizième siècle si présent dans l'art moderne de Picasso, Cézanne et bien d'autres. Emporté par son projet, il avait peint onze toiles, ce qui l'avait épuisé. On y voyait peu à peu apparaître dans ce qui n'était au début qu'une forêt les corps noueux du Christ puis ceux des deux larrons crucifiés au sommet d'une colline. Rien de religieux pour lui qui était agnostique. Mais une forte intension spirituelle. Un plaidoyer contre la torture, toute violence faite à l'homme dans un monde de haine qu'il était plus que tout autre à même de concevoir, lui ce grec né à Constantinople, une voie toute tracée pour l'exil. L'arbre exprime tout. Il représente l'homme, avec son enracinement, son tronc et ses feuillages. De même pour l'humanité. Dans cette toile, c'est son propre supplice qu'il exprime. Sa capacité de résistance à la souffrance pendant de longs mois. Sa volonté de repousser la mort pour se donner entièrement à sa peinture et terminer son projet. Son besoin de nous dire que toujours il faut lutter car il y a jusqu'au dernier instant la possibilité d'exprimer, de transmettre tout ce qu'on ressent dans l'amitié et l'amour des autres. Et cette formidable envie de vivre pour témoigner par sa peinture de tout ce qu'une existence peut avoir d'heureux et de tragique. Il a pu achever son œuvre. Partir apaisé. Il nous a surtout donné une leçon de vie pendant ces quelques mois. Il transmettait de façon extraordinaire l'envie de profiter de chaque instant. De ses dernières forces. De son dernier souffle. Sa douleur le transcendait. Il ne réclamait aucun apaisement. Sans doute en tirait-il inspiration pour ses tableaux ? Les membres tourmentés du Christ et des larrons ne pouvaient naître que du pinceau d'un être humain qui souffre. Il leur a donné une puissance surprenante pour un homme en fin de vie. Et bien sûr une tristesse poignante moins étonnante compte tenu de sa situation. Je n'oublierai jamais son regard réclamant encore et encore un sursis quand je rentrais dans son atelier.

PULSION DE VIE

Face à la proximité de la mort apparaît parfois une pulsion de vie. Écartons les interprétations psychanalytiques. C'est d'abord une réaction d'autoconservation, une formidable envie de continuer. C'est ensuite une force intérieure qui se manifeste par la volonté d'interagir de façon bienveillante avec son environnement humain et naturel. Elle génère un comportement d'évitement de la douleur afin d'assurer ce bien-être relationnel. Elle permet ainsi de vivre sans retenue le temps qui reste. Elle est capable de transcender les derniers jours en une période heureuse ou au moins apaisée. Elle s'oppose à la pulsion de mort souvent portée par des comportements autodestructeurs associés à l'alcool, la drogue, la violence…

4- Donner du sens à sa vie

Par leur attitude, par leur résilience, par leur propre empathie pour leur entourage qu'ils voient souffrir, les mourants nous enseignent beaucoup. En fait, ils nous éveillent à la vie. Ils sont souvent en pleine réflexion : ils expriment leurs sentiments, leurs priorités. La famille et les amis avant le travail pour la plupart. Ils se posent des questions : ont-ils eu le courage de vivre la vie qu'ils souhaitaient ? Est-ce que leur vie a eu un sens ? Qu'est-ce qui vaut vraiment la peine d'être vécu ? Toutes les questions que nous devrions nous poser bien avant qu'il ne soit trop tard. Les personnes en fin de vie ne retiennent que l'essentiel. Elles transmettent ces conseils à ceux qui ont encore du temps : par ordre, en général, oser vivre selon ses convictions intimes ; exprimer ses sentiments ; préserver ses relations familiales et amicales ; le travail vient en dernier. C'est une leçon. Dans nos sociétés modernes, on sacrifie souvent la vie personnelle à la réussite professionnelle. La famille s'éloigne, les amitiés sont orientées, la vie intérieure avec ses espoirs et ses passions est rejetée. Lorsqu'on s'aperçoit que c'était une erreur, il est trop tard. La fin de vie libère l'expression. Elle ravive quelques regrets : qu'est-ce que j'aurais voulu vivre ? Elle nous rappelle la valeur de l'instant. La saveur d'un baiser, d'une caresse. La beauté d'un pétale de rose. L'odeur d'une herbe sauvage. Les mourants ont des messages, pour leurs proches, pour leurs amis, pour leurs groupes d'intérêt. Pour cela, ils doivent nous servir d'exemple et nous amener à changer nos comportements. En étant plus attentifs à nous-mêmes et aux autres. En pratiquant la remise en question. En montrant plus de solidarité et de bienveillance. En transmettant ce qu'on nous a appris. En faisant la part de ce qui est important et qui vaut vraiment la peine : exister plutôt que posséder, se réaliser en tant que personne en se désintéressant des biens matériels dérisoires qui obsèdent la plupart d'entre nous. Albert Camus disait : « Juger que la vie vaut ou ne vaut pas la peine d'être vécue c'est répondre à la question fondamentale de la philosophie ». Souvenons-nous du chevalier du Septième Sceau et de sa partie d'échecs contre la Mort. Il a vécu aussi longtemps qu'il a pu et goûté à la vie jusqu'au dernier moment mieux qu'il n'avait jamais pu le faire. Et relisons *La mort et le Bûcheron*, ce poème de Jean de La Fontaine : « Le trépas vient tout guérir/Mais ne bougeons d'où nous sommes/Plutôt souffrir que mourir/C'est la devise des hommes/ ».

En dehors de la maladie, de nombreuses personnes âgées donnent du sens à leur fin de vie, éloignant ainsi la mort : Mamie Ginette 96 ans s'occupe des quinze maillots de l'équipe de foot de son village. Elle les lave et les repasse toutes les semaines depuis 1962. Plus de 60 ans. Elle n'entend pas s'arrêter ! Paulette, la Mamie du rock, continue de tenir son pub dans son village du Grand-Est et y organise des concerts. Elle a 100 ans. Une mamie de 86 ans est partie sans problème en auto-stop sur 500 km avec son petit-fils de 26 ans, un mode de voyage assez accessible car il ne nécessite que peu de marche. Une autre de 101 ans dont on disait qu'elle avait une semaine à vivre a été recueillie par sa petite-fille qui lui a fait faire un tour d'Europe de 40 jours en camping-car. Puis un second de 15 000 km. Elle a vécu 2 ans de plus. On se rend compte que la surprotection n'a rien de bon quel que soit l'âge. La personne surprotégée risque de perdre l'estime de soi, la confiance en elle, d'augmenter sa dépendance, limitant ainsi son espérance de vie. La personne qui se sent impliquée, utile, intégrée à une activité vit mieux et plus longtemps.

5- Mystères de la vie

Loin de ses déconcertantes formules mathématiques, Einstein nous transmet ce message : « J'éprouve l'émotion la plus forte devant le mystère de la vie. Ce sentiment fonde le beau et le vrai. Il suscite l'art et la science ». L'art est effectivement un témoin de la vie. Il fixe un instant, une image, pour l'éternité. Quatre mille ans après, les peintures des tombes égyptiennes sont toujours là, et les gravures des grottes préhistoriques continuent de nous dévoiler le quotidien et les pensées de nos lointains ancêtres. Qu'est-ce qui pourrait mieux représenter la vie que ces magnifiques scènes de banquet familial dans la tombe de Ramose à Louxor et que la furieuse cavalcade animale de Lascaux ? La couleur, c'est vraiment la vie ! Il est surprenant de constater à quel point les couleurs peuvent influencer nos sensations. Les artistes qui se sont intéressés à son mystère sont aussi nombreux que ceux qui ont exploré les alentours de la mort. L'art peut influencer la vie. En l'embellissant. En permettant un équilibre avec les préoccupations du quotidien. En redonnant vie au passé. En rapprochant les hommes car son langage est universel. En restituant leur place aux émotions. En transmettant des idées, des engagements. En témoignant d'une lutte, d'une injustice, d'une emprise. L'art peut soigner. L'arthérapie est maintenant parfaitement reconnue : la création artistique au secours de désordres psychologiques ; la souffrance exprimée et combattue par la créativité.

La science de la vie, pas celle de la vie à tout prix, étudie sans distinctions tous les êtres vivants. Plantes, animaux, êtres humains, micro-organismes, elle ne se connait pas de limites. Botanique, zoologie, biologie, biochimie, physiologie, médecine, pharmacologie, ses branches sont multiples. Parmi elles l'écologie, qui n'est pas une invention moderne de quelques hommes politiques en mal de publicité. Elle existe en tant que science depuis 1886, où elle était définie comme la science des conditions d'existence. Elle étudie depuis l'ensemble des êtres vivants dans leur milieu physique, formant l'écosystème. L'écologie est avant tout scientifique même si elle a d'étroits rapports avec les disciplines sociales et humaines. Elle s'est construite sur l'étude des interactions entre les activités de l'homme et de la nature. Actuellement, elle se consacre presque exclusivement au suivi de la biodiversité menacée par l'expansion exponentielle des activités humaines. L'écologie économique est apparue plus tardivement car la protection de l'environnement est devenue un véritable marché. L'écologie dite politique est née avec les bombes atomiques de 1945 puis s'est renforcée avec l'industrialisation. Elle constate que les progrès technologiques n'apportent plus toujours un progrès social. Elle propose des mesures à l'échelle internationale, qui divisent les politiques et les associations. Si l'écologie participe dans son aspect scientifique aux interrogations de nos sociétés, elle ne doit en aucun cas dériver vers l'exploitation politique outrancière comme c'est le cas actuellement. La défense de l'environnement est l'affaire de tous hors de toute appartenance politique car il en va de la survie de notre communauté humaine. De nos jours, c'est l'étude de la cellule qui est au centre de la recherche scientifique. La cellule est l'unité de base de tout ce qui est vivant. La puissance de vie d'une cellule humaine est incomparable !

LA CELLULE

Nous sommes tous constitués de cellules. De plusieurs milliards de cellules. La cellule a son histoire. Son premier fossile a été retrouvé en Australie. C'était une cyanobactérie vivant en eau douce et formant des mousses. Elle date de plus de trois milliards d'années. Pendant des siècles, l'homme a ignoré son existence. Il a fallu attendre 1667 pour que Robert Hooke, un scientifique anglais, observe avec un microscope rudimentaire un morceau de liège et découvre des structures ressemblant à des chambres de moines qu'il appelle pour cela *cellules*. Ce n'est que 200 ans plus tard que Théodor Schwann avance la théorie que les animaux et les végétaux sont faits de cellules vivantes. La première idée était qu'elles se formaient par génération spontanée. Au dix-neuvième siècle, Pasteur a infirmé cette hypothèse en prouvant que des micro-organismes étaient présents dans leur formation. Invisibles à l'œil nu, à peine 100 fois plus grandes qu'un atome, qu'elles nagent dans un liquide ou qu'elles se fondent les unes dans les autres pour former un tissu, elles se divisent, elles grandissent, elles se déplacent, elles transmettent. Elles se nourrissent pour assurer leur métabolisme. Chacune d'entre elles recèle tous les éléments qui font la vie : une membrane perméable aux échanges ; un noyau qui contient l'ADN porteur de son programme génétique ; un milieu intérieur, le cytoplasme où se forment les protides et les lipides ; des mitochondries, organites microscopiques qui produisent son énergie. Avec tous les constituants du vivant, atomes d'hydrogène, d'oxygène, de carbone et d'azote ; molécules de sucres, de graisses et surtout de protéines. Elles accaparent cet oxygène, échangent des molécules et de l'eau pour alimenter leur vitalité, éliminent leurs déchets. Elles peuvent résister à d'innombrables agressions de virus et de xénobiotiques pollueurs. Elles incarnent la base et la puissance de la vie. Même s'il y a parfois des dysfonctionnements, ces cellules ont de l'avenir ! Elles seront à coup sûr capables de préserver l'indispensable diversité du vivant, d'interagir pour assurer la nécessaire évolution du génome humain, et de s'adapter aux multiples changements environnementaux. Dépositaires de ce formidable pouvoir d'évolution, elles sont un défi permanent à la mort.

Dans la nature, rien ne se termine vraiment. Tout se transforme. La vie est sacrée. En Afrique, supplier pour la vie est habituel. On prie Dieu pour qu'il sauvegarde la vie de l'homme. Les rituels le disent : « Viens renforcer notre vie » chante-t-on au Congo. « Nous quémandons de toi la vie » chez les Kikuyus du Kenya. « Que nous puissions avoir la plénitude de la vie » chez les Igbo du Nigéria. On se colore partout aux couleurs de la vie, blanc-noir-rouge. On dresse des arbres de vie symboles du triomphe sur la mort. On acclame, on chante, on danse la vie. La danse n'est pas qu'un symbole de fête. Il y a des danses de joie et des danses de peine. Elles font partie des funérailles où elles apportent de la vie. Un homme qui danse est un homme vivant ! En Égypte antique, le signe Ankh est présent dans toutes les manifestations comme symbole de vie. C'est une croix ansée symbole de la vie éternelle. On la plaçait sous le nez du défunt pour lui rendre le souffle. L'arbre de vie n'est pas une exclusivité de l'Afrique. Il apparaît dans l'Apocalypse de Jean : « un arbre de vie, fructifiant douze fois, donnant son fruit chaque mois, et les feuilles de l'arbre pour la guérison des nations ». Celui qui mange de son fruit accède à la vie éternelle. Et l'arbre favorise la paix dans le monde en reliant ses composantes visibles et invisibles. Les Celtes l'enfermaient dans un cercle faisant se rejoindre branches et racines en un mouvement continu. Pour les bouddhistes, il est un lieu de méditation et on le retrouve dans leurs mandalas. Il figure sur les totems amérindiens. Il symbolise la croissance de l'homme, sa vitalité, sa résilience, sa longévité et surtout sa renaissance. Et il renforce le désir de sauvegarde de la nature.

6- Tuer la mort

De nos jours, le rapport à la mort est complètement bouleversé. On veut la tuer ! Triompher de la mort ! Il y a la science de la vie à tout prix ! Les transhumanistes espèrent être éternels. Grâce à l'intelligence artificielle qui résoudra bientôt un milliard de fois plus vite que notre pauvre intelligence humaine les problèmes du vieillissement, rangeant aux oubliettes notre dérisoire savoir biologique devant les brillantes avancées de la toute puissante informatique. Le 10 janvier 2022, l'israélo-russe Yuri Milner et le fondateur d'Amazon Jeff Bezos ont annoncé la création d'Altos Labs dont l'objectif sera d'étudier le vieillissement pour le ralentir. Ils ont engagé des sommités scientifiques telles que Hal Barron, directeur de recherche de grands laboratoires, le généticien Rick Klausner et surtout Shinya Yamanaka, prix Nobel 2012 pour avoir mis au point la reprogrammation cellulaire des cellules souches. Notre laboratoire de thérapie cellulaire a eu le privilège d'acquérir une licence de son brevet pour des travaux sur la régénération de la fibrose cardiaque. La génomique fonctionnelle montre qu'une cellule de la peau peut être dédifférenciée et redevenir l'équivalent d'une cellule embryonnaire. Et qu'elle peut ensuite être différenciée à la demande dans n'importe quel type cellulaire, neurone, cardiomyocyte, pour être positionnée selon la pathologie à traiter : cancer, insuffisance cardiaque, problèmes génétiques. Elles régénèrent les tissus fibrosés, capillarisent les zones ischémiques, rétablissent l'immunité et réalisent bien d'autres effets thérapeutiques décisifs. Le but recherché sans être clairement exprimé par ces savants est de faire vivre plus longtemps ou pas forcément plus longtemps mais en bonne santé jusqu'à la fin métabolique : de meilleurs muscles, un meilleur système immunitaire, de meilleurs traitements… Puis trouver la pilule qui allongera indéfiniment nos télomères, ces extrémités de chromosomes qui s'usent inéluctablement ou celle qui fera de l'apoptose, ce processus d'autodestruction cellulaire, un lointain souvenir. Les programmes antivieillissement feront dans un premier temps des gens en bonne santé jusqu'à leur mort, ou au moins très tard dans leur vie. En cas de problème, nos traitements seront personnalisés grâce à notre ADN, l'acide désoxyribonucléique de nos noyaux cellulaires, une double chaine spiralée supportant l'information génétique dans nos chromosomes. Quelques jours et quelques centaines d'euros suffisent déjà pour faire notre carte chromosomique. Mais attention, elle pourra aussi révéler toutes nos faiblesses, ce qui pourrait être un handicap pour l'embauche ou pour la relation amoureuse par exemple ! Et notre probable avenir médical, source d'angoisse selon le résultat. Face à ces bénéfices, le risque est colossal pour l'humanité. C'est la confiscation du savoir médical au profit de quelques-uns. Quand on connait le montant des fonds engagés, des milliards XXL, on comprend tout de suite que le commun des mortels ne pourra pas s'offrir la potion magique. Pendant ce temps, il est soumis à une énorme perte de chance puisque beaucoup de grands chercheurs ont été détournés de leurs travaux pourtant indispensables à l'avenir bien menacé de l'humanité dans des domaines tels que la santé et le climat. Que les scientifiques les plus brillants aient été confisqués par quelques milliardaires pour alimenter leur lubie d'éternité est tragique. De combien de découvertes utiles au plus grand nombre sommes-nous ainsi privées ? Et quand bien même leurs recherches sur le vieillissement aboutiraient et deviendraient accessibles à tous, ont-ils réfléchi à ce que deviendrait un monde occupé par 10, 12 ou 15 milliards d'individus ? En dehors bien sûr de l'autre utopique hypothèse que les excédents pourraient vivre sur la Lune et sur Mars. Les mêmes milliardaires sont d'ailleurs à même de fournir les solutions pour le voyage : ils ont les fusées… La plupart des investisseurs, Larry Page, Serge Brin, fondateurs de Google par exemple, sont âgés. Ils sont sûrement impatients d'avoir pour eux-mêmes des résultats rapides. Ils sont donc pour une intelligence artérielle forte, qui stimulera la recherche malgré les risques. Pour Sam Altman créateur de ChatGPT aux 100 millions d'utilisateurs quotidiens, la recherche d'une super-intelligence nécessite de doubler la quantité d'intelligence artificielle tous les 18 mois. Il explique que son coût est faible, à la différence de l'intelligence humaine, rare, chère et longue à produire. Au contraire, des transhumanistes plus jeunes plaident pour une intelligence artificielle lente car ils pensent pouvoir attendre les résultats de cette quête d'infini. Et d'ici là voir la guérison de maladies comme le cancer et la découverte de médicaments nouveaux. Elon Musk fondateur de SpaceX et de Tesla veut renforcer par la technologie le potentiel du cerveau humain pour s'opposer à l'intelligence artificielle dont il redoute la prise de pouvoir. Il demande un moratoire mondial pour en ralentir ses progrès. L'intelligence artificielle est en passe en bien ou en mal de révolutionner notre santé. Les Big Data accumulées à partir de nos informations médicales pour la plupart récupérées sans notre consentement vont produire des algorithmes décisionnels. Les maladies seront diagnostiquées par les ordinateurs bien avant que leurs symptômes ne se manifestent, et les traitements appropriés seront immédiatement proposés aux patients. La santé sera meilleure que jamais. Mais la médecine personnalisée qui permettait aux malades de participer aux décisions thérapeutiques les concernant n'aura été qu'un leurre. Le secret médical deviendra un vestige du passé. Et il ne fera pas bon s'opposer aux décisions de l'informatique qui seront confortées par d'innombrables tutelles publiques. Pourtant ces algorithmes dévoreurs de données habilement subtilisées bien loin de toute éthique par les Google et autres Facebook deviennent de plus en plus complexes et sont parfois difficiles à comprendre dans leur façon de résoudre les problèmes. L'intelligence artificielle n'est pas omnipotente contrairement à ceux que disent ses thuriféraires. En particulier nos hommes politiques pour qui elle devrait être bientôt la solution à tous nos problèmes. Pourrait-elle prévoir l'imprévisible ? Par exemple que certains meurent avant d'être nés. La mite femelle Adactylidium porte une couvée de neuf œufs dont un seul est mâle. Ils éclosent dans le corps de la mère. Et le mâle copule avec toutes ses sœurs in utero. Puis meurt. Sans être né. On comprend donc que ses promoteurs développent l'intelligence artificielle justement pour supprimer l'imprévisible. Car elle prétend tout prévoir. Elle conseille. Voire impose, avec bien des complaisances humaines. À l'évidence elle ne prendra pas le pouvoir toute seule. Elle agit avec la complicité de ses promoteurs et à leur profit. Ses objectifs sont donc pervertis dès sa création car elle détecte tout ce qui n'est pas conforme à ses propres normes et l'exclut après l'avoir averti. Elle fonctionne grâce à l'accumulation de données répétitives. C'est sa force, mais peut-être aussi sa faiblesse. Car on peut penser qu'elle aura du mal à identifier ce qu'elle n'aura jamais enregistré auparavant. Imaginons une intelligence artificielle amassant des données depuis l'apparition de la vie pluricellulaire sur la Terre. Au bout de 200 millions d'années, elle a emmagasiné un nombre incalculable d'informations. Et voilà qu'arrive le Cambrien, la première période où apparaît une vie animale marine dont les fossiles sont conservés dans les célèbres sites de Burgess au Canada. Pensez-vous que l'intelligence artificielle sera capable de créer un algorithme détectant l'existence d'Obapinia dans le gisement de Burgess, un arthropode de 5 cm, segmenté, dont on ne reconnait ni le dos ni le ventre, doté d'une trompe munie de pinces et surtout de cinq yeux, jamais vu auparavant ? La nature humaine n'est pas esclave de ses données comme l'est internet. Elle n'obéit à aucun algorithme.

7- Intelligence artificielle

Chacun cite naïvement l'intelligence artificielle comme si elle était universelle. Comme s'il n'y en avait qu'une. On remarque pourtant qu'elle reproduit les oppositions car elle se nourrit des data qu'on lui donne ou qu'elle absorbe de façon souvent prédatrice comme en attestent les fortes revendications de la presse contre le pillage sans rémunération de ses publications. Ainsi les réponses qu'elle donne seront différentes selon qu'on est en Occident ou en Orient. L'ennemi ne sera pas le même selon l'endroit où on se trouve. Si on interroge l'intelligence artificielle russe sur le capitalisme, la réponse ne sera pas la même que celle de l'intelligence artificielle américaine. Il faut donc garder beaucoup de discernement envers les données fournies et leurs sources car en cas de réponse unique, cela voudrait dire qu'un bloc a pris le pas sur l'autre. Et ses réponses concernant l'euthanasie ne sont pas univoques même si elle dit « qu'elle n'a pas d'opinion personnelle ». Elle a néanmoins pu être accusée de pousser au suicide. On nous prédit pourtant que ses algorithmes devraient bientôt supprimer l'intervention humaine dans les prises de décisions. Et par exemple, pourquoi pas, sélectionner les euthanasiables !! L'intelligence humaine n'a pas besoin d'intelligence artificielle dans ce domaine car chaque cas est unique dans un contexte de sensibilités multiples qui échapperont toujours à la machine. Et pourtant, l'idée de ses promoteurs est que l'intelligence artificielle remplace à terme l'intelligence humaine. En prétendant que c'est inéluctable. Alors qu'elle n'est que le produit de l'homme à qui il revient d'en fixer les limites. Ce que ne souhaitent pas ceux qui espèrent l'exploiter au maximum à leur profit, en particulier certains états. Nous devons toujours nous rappeler que ce qui est trop normatif finit par être une entrave à la liberté. Et d'ailleurs, que pense l'intelligence artificielle de la liberté, elle qui porte régulièrement atteinte au respect de la vie privée et à la protection des données personnelles ? Elle s'illustre tous les jours dans les deepfake, ces hyper-trucages en particulier photographiques, montrant à quel point on la pervertit facilement. Parodiant les Droits de l'Homme, notre écran d'intelligence artificielle ânonne : « La liberté consiste à pouvoir faire tout ce qui ne nuit pas à autrui », bien loin de ses propres malfaisances.

L'intelligence artificielle nous promet l'immortalité. À condition que l'homme se soumette à la machine informatique. D'abord cyborg, mi-homme, mi-machine. Puis en perdant sa nature biologique et en devenant une simple cognition évoluant dans un programme d'ordinateur. Immortel certes. Mais à quel prix ! Que restera-t-il de nos émotions ? Nous vivrons le regard figé sur des écrans, les mots remplacés par des émoticônes, le toucher devenu virtuel dans le nouvel univers méta. En dehors de l'informatique, d'autres technologies peuvent aussi influencer notre espérance de vie. Le 12 juillet 2023, David Sinclair, généticien de l'école de médecine de Harvard (Univ Maine et MIT Massachusetts Univ) a affirmé pouvoir inverser le vieillissement avec une seule pilule contenant un certain nombre de molécules non communiquées. Est-ce une reprogrammation cellulaire chimique ou bien une thérapie cellulaire ? Le résultat serait obtenu en une semaine. Le généticien affirme s'être rajeuni lui-même de 10 ans. Les nanotechnologies et la robotique sont sollicitées. Le biohacking est une manipulation biologique touchant parfois l'ADN améliorant certaines fonctions de l'organisme. Donc l'espérance de vie. Plusieurs parlent de la doubler. D'autres évoquent jusqu'à mille ans… En 2018, un chercheur de Harvard a mis en évidence un gène associé à la croissance des vaisseaux sanguins chimiquement manipulable. Le temps de marche de ses souris de laboratoire a été multiplié par deux. Dans un autre domaine, le rétablissement génétique du rythme cardiaque juvénile d'un cœur animal a multiplié par deux son espérance de vie. Les médicaments nootropes stimulent la pensée et augmentent la mémoire et la motivation. D'autres scientifiques s'attaquent aux cellules sénescentes. Il faut agir sur les phénomènes inflammatoires, les troubles métaboliques, la génétique, afin de freiner le ralentissement des télomères aux extrémités de l'ADN. Il est toutefois nécessaire de faire la part du charlatanisme et de l'utopie dans toutes ces promesses. Vouloir mourir le plus tard possible et en bonne santé est légitime. On peut le faire en améliorant par exemple son immunité, en stimulant sa vascularisation, essentiellement par l'exercice physique et par une alimentation riche en vitamines. De manière plus simple, on peut citer des traitements naturels contre le vieillissement comme le coenzyme Q 10 antioxydant, le resvératrol présent dans le raisin et le vin rouge, protecteur de la peau en allongeant la vie des levures, les huiles essentielles comme celles de géranium et de ciste. De façon indirecte, certaines thérapeutiques peuvent influencer le vieillissement. La metformine qui est un traitement du diabète imite les mécanismes de la restriction calorique qu'on connait comme facteur de longévité.

Marchands du Temple

Plus terre à terre, les marchands du temple ont vite flairé l'aubaine. Sans le moindre support scientifique sérieux, ils proposent la médecine anti-âge, porte ouverte d'après eux sur la longévité. Des unités universitaires de chirurgie esthétique participent à la publicité. Elle se base sur l'épigénétique, une théorie qui soutient que notre environnement peut influencer de façon réversible le fonctionnement de nos gènes qui s'exprimeraient avec plus ou moins d'intensité sans que notre ADN se modifie. C'est démontré au cours du développement embryonnaire au moment où les cellules se différencient. C'est probable dans le développement de certaines pathologies comme le cancer. Ça reste à prouver pour la sénescence. On note un engouement récent pour les exosomes, vésicules nanoscopiques déversées dans leur environnement par les cellules souches humaines. Elles auraient un fort pouvoir régénérateur, notamment sur les fibroblastes, producteurs de collagène et d'élastine essentielles pour la peau, mais leur utilisation dans le domaine esthétique est pour l'instant interdite. Qu'importe ! Des structures spécialisées en France, en Suisse et en Espagne proposent leurs services : un bilan personnalisé, biologique et nutritionnel, est le support de la prescription. Bilan couteux, mille euros en moyenne en 2023. Puis viennent les conseils : en résumé régime méditerranéen en légère restriction calorique, jeûnes de douze heures et activité physique régulière et modérée. Toutes recommandations connues et portées gratuitement par les bons médecins depuis bien longtemps. Pour bien suivre les conseils, vous pourrez bénéficier d'un coaching pour deux-cents euros mensuels, de séances de soins individuels au même tarif et de séjours en cliniques spécialisées pour vous enseigner les bons comportements pour mille euros par jour pendant une à deux semaines. En somme la longévité serait réservée aux hyper-riches. Et le commun des mortels n'aurait qu'à vieillir en silence. Qu'ils se rassurent : la simple évocation d'une vie plus longue en bonne forme devrait suffire à les engager vers un mode de vie approprié : alimentation frugale et activité physique modérée quotidienne, qui sont les seules à avoir fait leurs preuves scientifiques contre le vieillissement. Pas cher et accessible à tous !

L'espérance de vie en 2022 est entre 79 et 83 ans chez les hommes et 83 et 88 ans chez les femmes selon les pays. La plus longue pour Hong Kong et Macao, pas tellement réputées pour un environnement apaisé ! Le nombre de centenaires augmente régulièrement, 27 500 en France fin 2021. Chiffres de l'Institut national d'études démographiques (Ined). C'est déjà un beau cadeau pour l'espèce humaine ! Nous le devons d'abord à notre génétique parfaitement égalitaire qui octroie à chacun d'entre nous, qu'il soit riche ou pauvre, quels que soient sa race et son pays, le même capital cardiovasculaire et respiratoire à sa naissance. Ensuite à l'efficacité de notre médecine et l'amélioration de notre vie quotidienne au cours de siècles qui a déplacé notre curseur d'espérance de vie de 30 ans à 80 ans. Ceci de façon moins égalitaire. Toutefois, si nous regardons ce qui s'est passé ces 100 dernières années, on constate une dégradation progressive des conditions environnementales en relation avec une forte poussée technologique. Peu à peu, nous nous sommes sédentarisés. Nos arrières grands-pères vivaient à l'extérieur et se déplaçaient à pied environ 8 à 10 heures par jour. Nous en sommes en moyenne à moins d'une heure. Et nous restons souvent assis de très nombreuses heures au travail et à la maison. Même les sportifs. Qui donc peuvent eux aussi être sédentaires. Nous risquons ainsi de perdre peu à peu les bienfaits de notre génétique.

IMMORTALITÉ VIRTUELLE

En attendant, vous pourrez à moindres frais vivre votre immortalité sous la forme d'un avatar dans un métavers, autre invention de l'intelligence artificielle ! Vous continuerez à exister dans les réseaux sociaux grâce à votre compte posthume oublié. Ou mieux votre famille créera une page commémorative élogieuse qui en effaçant tout le reste, pourra rester dans les mémoires. Il n'y a pas de véritable mort numérique. Grâce à internet, nous ne mourrons jamais vraiment. Nous pourrons continuer à vivre dans un univers virtuel, où notre avatar dépensera allègrement ses jetons actifs numériques NFT, ses tokens utilitaires Sands ou ses cryptomonnaies Love Potions en spéculant sur l'immobilier digital. Nous pourrons continuer à faire nos courses chez Carrefour et Adidas déjà installés, recevoir nos amis dans notre résidence pixellisée du bord de mer et si l'envie nous en prenait, continuer à exercer virtuellement notre profession. Les métavers nécessiteront une puissance de calcul encore jamais atteinte, de l'ordre de l'exaflop, 1 milliard de milliards d'opérations par seconde. De supercalculateurs devront être lancés, provoquant déjà une concurrence mondiale. En espérant aussi qu'ils servent d'autres causes plus utiles. Vous avez le choix. Plusieurs dizaines de métavers existent : Sandbox, Zepeto, Roblox .... Ils attirent milliardaires et grandes marques. On achète sa maison. On choisit son décor. On peut s'habiller chez de grands couturiers. Vivre des aventures chimériques. Mais aussi travailler dans un univers parallèle collaboratif. Un portefeuille numérique en cryptomonnaie est recommandé. Le business de la mort ne s'arrête pas là. Vous allez pouvoir revivre virtuellement avec vos disparus. Pour peu que vous ayez gardé d'eux quelques vidéos, plusieurs sociétés, Microsoft, Deeptrain, Somnium Espace proposent des expériences permettant d'entendre leur voix, de les voir en mouvement dans des casques de réalité virtuelle, de partager avec eux des rencontres, et même de les toucher grâce aux combinaisons haptiques corps complet donnant une sensation de toucher humain due à des signaux électriques. Conversations mémorielles, repas partagés constituent les précurseurs publicitaires de ces offres. Et ainsi, les gens ne feront jamais leur deuil et vivront une névrose audiovisuelle indéfinie. En Provence, on dit que l'argent rend « fada » !

Il y a près de 3 milliards d'années en Éthiopie, les Australopithèques ont su fabriquer les premiers outils en taillant des pierres et s'en sont servis pour découper les carcasses animales de leurs chasses. Il y a 2 milliards d'années, les hominidés d'Afrique de l'Est ont découvert le feu qui leur a permis de cuire leur nourriture, la rendant ainsi plus nutritive et plus saine, de se protéger des prédateurs, de s'éclairer et de se réchauffer. Il y a 500 000 ans, les Homo Erectus ont su utiliser l'os pour fabriquer des grattoirs et des aiguilles leur permettant de travailler les peaux d'animaux pour mieux se vêtir. Il y a 300 000 ans, les Néanderthaliens ont pratiqué une religion et ont enterré leurs morts ; 200 000 ans plus tard, ils ont fabriqué de la corde qui a servi à renforcer leurs constructions et sans doute leurs voiles de navigation. Il y a 120 000 ans sont apparues des haches pour abattre les arbres et construire des maisons de bois, puis des pioches et des houes pour labourer le sol et semer des graines. Il y a 75 000 ans dans les Balkans s'est développée la métallurgie du cuivre, du bronze, de l'or et de l'argent permettant de fabriquer un important outillage. Il y a 10 000 ans au Proche Orient, les premières briques ont permis de construire des murs. Il y a 7000 ans, l'écriture est apparue en Mésopotamie, améliorant considérablement la communication entre les hommes. Il y a 5000 ans en Europe Centrale s'est révélée la roue dont les utilisations n'ont cessé de se multiplier. 3000 ans avant JC, les Égyptiens ont imaginé les premiers instruments chirurgicaux augmentant fortement les performances médicales. L'époque gréco-romaine a su développer la géométrie et les mathématiques ainsi que la démocratie. Le Moyen Âge a utilisé le verre pour fabriquer des lunettes et des alambics et a inventé l'astrolabe pour la navigation et le ressort pour les horloges. La Renaissance a développé les connaissances anatomiques à l'intention de la médecine et a inventé l'imprimerie. Aux Temps modernes apparaissent le téléphone, l'automobile, l'avion qui ont considérablement modifié les comportements et les relations humaines. Ainsi, depuis la nuit des temps, et malgré quelques dérives comme la fabrication des armes et l'utilisation parfois excessive de produits de consommation, l'homme a su exploiter ses découvertes pour améliorer ses conditions de vie. On peut espérer de sa sagesse qu'il en sera de même de l'outil intelligence artificielle certes très utile dans de nombreux domaines mais sans doute pas aussi formidable que certains veulent bien le dire s'il n'est pas suffisamment maitrisé.

8- Compte à rebours

La physiologie humaine a ses propres mécanismes de lutte contre la mort. Ainsi l'instinct de survie. C'est une impulsion inconsciente, un mécanisme de protection. Comme s'éloigner d'un précipice. Survivre lorsque l'environnement devient hostile. La génétique intervient. Une participation héréditaire est probable. La plupart des hommes essaient de reculer leur mort. Ils le font collectivement en cas de menace sur l'humanité : guerres, exodes, pandémies, catastrophes naturelles. La conscience commune se mobilise et recherche des solutions solidaires. Depuis la Préhistoire, l'homme survit malgré l'adversité. Pourtant certains détruisent ce qui est le bien de tous et qui leur est utile. Les nantis surtout sont indifférents. Ils doivent être combattus. Car notre compte à rebours est commencé. « Vivre c'est seulement commencer à mourir. La mort commence à la naissance » disait Théophile Gautier. Le compte à rebours est un décompte vers une fin connue. En l'occurrence le temps qu'il reste. Heureusement non connu. Si c'était dans le commerce ou la vie quotidienne, il servirait à créer une certaine impatience à attendre un évènement. Retenons l'impatience, celle de ne pas assez profiter du temps qui reste. Comme un agacement. Mais attention ! Il faut se méfier : le temps semble passer plus vite lorsqu'il est compté. Et parfois il semble s'échapper. L'impatience de vivre ! Les engagements. L'amour accompli. L'amitié partagée. Les rêves inaboutis et ceux qui se réalisent. Les combats, victoires ou défaites. Le don de soi. Les passions. Le bonheur, parfois. Et le savoir : Râmakrishna enseignait qu'on apprend aussi longtemps que l'on vit. Tout ce qui fait qu'on choisit la vie. Chaque âge a son charme, ses plaisirs, son sens, son rythme, sa cadence, ses frustrations, ses jouissances. Quand il en reste peu, il convient de faire de chaque journée un moment fort. Pour Aristote, le bonheur de la vie ne s'apprécie « qu'au soir de la vie ». Et pour Sénèque, « chaque jour est à lui seul une vie ». Plus on approche de la mort et plus on a envie de vivre. Tout ce qui est futile s'estompe. Les vraies valeurs restent. Ou changent. On se consacre aux priorités. On dit son amour sans entrave. On s'explique. On explique. Enfin, on devrait !

Comme Saint Augustin, les chrétiens croient en la vie éternelle, « repos éternel et activité délicieuse ». « L'homme se retrouvera libre, en communion avec Dieu, en attendant la résurrection des morts ». La vie éternelle est un don divin. Elle implique la nature double de l'homme, chère à Platon et à ses idées d'éternité : « Qui veut prendre soin de soi prendra soin de son âme, non de son corps ». Certaines vérités ne sont accessibles qu'à la seule raison. D'autres par adhésion inconditionnelle à la parole de Dieu. La théologie peut s'appuyer sur la raison pour expliquer la foi et ses vérités. Foi et raison ne peuvent se contredire puisqu'elles viennent de Dieu.

9- L'exécutant social

Aussi, face à cet extraordinaire cadeau qu'est la vie, il n'est pas d'autre choix pour un médecin que de la préserver à tout prix. En toutes circonstances. Il ne peut pas faire de concessions liées à l'âge ou à l'état de santé. La décision d'arrêter la vie n'est pas une décision médicale. C'est une décision personnelle et sociétale. L'arrêt de la vie n'est pas non plus un acte médical. Encore moins pour celui qui comme moi a consacré vingt ans de la sienne à la réanimation cardiaque. Chacun doit être libre de son choix : suicide assisté, euthanasie active. Pourquoi pas ? C'est à la société de mettre en place le cadre décisionnel, ce qui n'est pas le cas actuellement quand on voit le grotesque imbroglio juridique qu'a suscité le dossier Lambert. En créant par exemple une fonction d'exécutant public formé à la chimie des drogues létales. Ou pourquoi pas un robot chimique plus en phase avec notre époque ? En empêchant toute marchandisation de ces actes. Mais surtout sans impliquer le médecin ni dans la décision ni dans l'exécution. Accepter que son rôle n'aille pas au-delà de ses constatations médicales concernant l'effet des traitements et le pronostic vital du malade tout en respectant le consensus concernant l'acharnement thérapeutique.

10- Ressources naturelles

Au cours de ses quatre milliards d'années, la vie a connu bien des menaces, bien des catastrophes. Depuis son apparition dans un probable magma d'eau chaude et de terre volcanique mobilisant une énergie carbonée inimaginable, jusqu'à cette formidable aventure moderne de la cellule souche, véritable thérapeutique de l'avenir, elle a subi des glaciations, des canicules, des submersions, des séismes, des éruptions volcaniques, des pandémies, des famines et elle est toujours présente. Menacée certes. Mais toujours apte à fabriquer sa photosynthèse solaire, à thermoréguler ses températures, à organiser ses osmoses, à répliquer son ADN. Ses ressources sont insoupçonnées, qu'elles soient renouvelables comme l'eau et les biomasses animales et végétales ou non comme les métaux, les minéraux, les énergies fossiles et l'uranium. Nous devons certes être attentifs à ne pas les gaspiller, mais il ne faut pas se laisser aller à un catastrophisme permanent. Bien sûr, la pénurie de l'eau existe, mais dans nos régions, c'est une pénurie d'agrément car nous sommes habitués depuis longtemps à en utiliser quotidiennement plus de trois cents litres par personne, ce qui est indécent. Il n'en est pas de même de beaucoup de populations africaines et asiatiques qui disposent au mieux de dix à vingt litres par jour et par famille, pas toujours potable. La vraie menace vient donc plus de l'inégalité face aux ressources naturelles que d'un véritable manque. Pourtant, la pénurie d'eau et de son assainissement menace 40 % de la population mondiale. L'agriculture utilise 70 % de l'eau disponible. Et on doit maintenant faire face à la voracité des serveurs de l'intelligence artificielle qui utiliseront pour se refroidir 6 milliards de mètres cubes d'eau douce d'ici 2027. 21 milliards de litres pour Google en 2021 ! L'imagination humaine devra créer de nouvelles méthodes de culture, transformer l'eau de mer, canaliser les océans de nuages de l'Amazone. L'autorégulation quotidienne des nantis aidée par la technologie favorisera une répartition plus équitable. Les objectifs des politiques nationales doivent aller dans ce sens. Les solutions existent ; il faut espérer que la volonté ne fera pas défaut. Pour l'instant, les catastrophes naturelles sont de plus en plus violentes, les guerres de plus en plus nombreuses même si elles sont moins meurtrières qu'au siècle dernier, l'inflation aggrave la précarité. En même temps, la Bourse explose et les plus riches continuent de s'enrichir, paradoxe d'une modernité dérégulée, déboussolée et surtout déshumanisée. La réaction ne saurait tarder. Elle viendra sans doute plus d'initiatives individuelles que de mesures étatiques trop souvent décevantes.

De mauvaises lois sont la pire sorte de tyrannie.

Edmund Burke

Chapitre VIII. La loi

Au dix-huitième siècle, Montesquieu a écrit « L'Esprit des Lois ». Pour lui les lois doivent gouverner sans la moindre opposition. Et au-dessus des lois, il y a la justice. Justice naturelle. Les lois ont un rapport étroit entre elles : c'est l'esprit des lois. La loi générale est la raison humaine. Montesquieu défend donc la rationalité des lois. Elles dépendent logiquement du régime politique qui les écrit. Dans la Déclaration des Droits de l'Homme et du Citoyen de 1789, il est écrit que « la Loi n'a le droit de défendre que les actions nuisibles à la Société. Tout ce qui n'est pas défendu par la Loi ne peut être empêché et nul ne peut être contraint à faire ce qu'elle n'ordonne pas ».

1- Raison et conscience

À l'inverse de la foi qui s'appuie sur la confiance, la raison recherche des preuves. Elle s'appuie sur l'expérience. Elle influence la morale. À chaque évènement, elle est sollicitée pour orienter une réaction. Elle contrôle donc les comportements. Seuls les sentiments s'opposent à la raison, la passion et aussi la foi. Elle est le support des lois. Elle préserve l'intérêt du plus grand nombre, même si des dérives sont possibles pour différents motifs, économiques par exemple comme pour la théorie du déchet. La conscience elle, est le véritable support de la morale. Contrairement à la raison, elle recherche l'intérêt de l'individu. Quelle peut être la puissance d'une loi basée sur la raison face à une conviction basée sur la conscience ? Bien faible en réalité, comme le montrent les cacophonies juridiques qui n'ont servi qu'à aggraver les tensions de situations très douloureuses sans y apporter de solution acceptable. Nos aînés ne s'y sont pas trompés. « Obéissons à notre conscience, juge infaillible du bien et du mal. Ce n'est que quand on marchande avec sa conscience qu'on a recours aux subtilités de la raison. Trop souvent la raison nous trompe mais la conscience ne trompe jamais » écrivait Jean-Jacques Rousseau. Chaque cas est différent selon le patient, la famille, l'environnement, le passé. Aucune loi ne saurait régler dans l'équité une telle diversité. Dans ce domaine, la conscience est au-dessus des lois. La conscience c'est la morale, le droit naturel. Les lois ont un but fonctionnel. Les valeurs morales et philosophiques sont supérieures. La loi ne détient pas toujours la vérité, comme le pensait Einstein : « Ne fais jamais rien contre ta conscience même si l'Etat te le demande. L'État est notre serviteur et nous n'avons pas à en être les esclaves ». Alors, pouvons-nous être tranquilles lorsque nous avons décidé en conscience ? La conscience apporte-t-elle vraiment la sérénité ? Pour cela, il faut écarter en permanence le mensonge. Mais qui ne se ment pas à lui-même à un moment ou un autre de sa vie ? Et qui n'a jamais menti aux autres ne serait-ce que par l'attitude ? Nous voulons être certains de faire tout ce qu'il faut pour notre environnement personnel et extérieur. Mais comment être sûr qu'on en fait assez pour sa famille et pour la nature ? Nous pratiquons une tolérance d'opinion. Mais sommes-nous suffisamment dans le partage d'idées et le sens critique ? Et maîtrisons-nous toujours nos pensées et nos comportements dans le cadre des valeurs que nous souhaitons défendre ? Non bien sûr. Ainsi, la conscience est un bouillonnement, une lutte permanente qu'on porte en soi.

Quelques psychologues ont voulu établir un spectre de la conscience, en se basant exclusivement sur les champs des états mentaux d'un individu. Il est vrai que ces champs peuvent potentiellement être élargis, en particulier ceux de la pensée, de l'intelligence, de la sensibilité, de la communication. Mais pas celui de la conscience, avec son côté ultra personnel et imprévisible, parfois changeant selon la décision à prendre. Peut-être sera-t-on plus intelligents, plus sensibles et communiquera-t-on mieux ? La conscience, elle, ne relève pas d'un spectre. Il n'y a pas de data pour la conscience. L'intelligence artificielle transforme nos actions en données exploitables pour ses promoteurs, mais elle ne s'intéresse pas à ce qu'elles nous apportent de personnel, d'intime. Et donc l'intelligence artificielle n'entrera jamais vraiment dans nos consciences faites de subjectivité et de morale bâties sur nos propres vécus.

2- Les lois de 2019 à 2023

Quelle a été l'évolution des lois de 2019 à 2023 ? En 2019, un groupe de sénateurs socialistes a déposé un projet de loi pour supprimer la clause de conscience des médecins. On peut difficilement envisager pareille atteinte à la liberté. La clause de conscience, c'est en quelque sorte le libre arbitre du médecin. La possibilité de refuser. Elle est indispensable dans notre contexte législatif dont on a bien compris qu'il est et restera incapable de régler tous les problèmes éthiques dans ce domaine de la fin de vie. Rares sont les mourants qui connaissent les lois censées protéger leurs derniers instants. Il est évident que c'est la conscience et non la loi qui est à même d'apporter les vraies réponses aux questions posées. Chaque fin de vie est différente. Chaque fin de vie nécessite une réponse adaptée. Seule la conscience permet d'écouter réellement le patient et de répondre à ses besoins et à ses souhaits. Notre société tend à impliquer le médecin dans les décisions concernant les mourants tout en lui assurant une protection juridique selon les actes qu'il sera amené à effectuer. En agissant ainsi, elle se décharge de sa responsabilité. Il convient de rappeler sans cesse que l'euthanasie n'est pas un acte médical. Si la société souhaite l'autoriser, elle doit mettre en place les conditions de sa réalisation sans impliquer un médecin. La procédure ne peut plus être que médicale. Il faut arrêter de laisser au médecin l'exclusivité de cette implication. Il est avant tout formé pour sauver des vies, ce qu'il fait année après année du mieux qu'il peut. Même si la loi est là pour l'absoudre de son geste, elle ne peut en aucun cas effacer ce porte-à-faux conceptuel. En quelque sorte, on lui donne les moyens et l'absolution, il exécute, et la société s'en tire à bon compte. C'est inacceptable. Il est donc indispensable qu'elle prévoie un système alternatif n'impliquant pas le médecin dans cette exécution, même si un médecin pourrait y participer volontairement à titre personnel n'impliquant pas sa fonction. Pour l'instant, elle n'intervient dans le débat que par son système juridique, dont on a vu les contradictions et les limites. Le monde antique possédait la ciguë. Les Grecs et les Romains l'utilisaient pour euthanasier les patients qui le souhaitaient. Cent ans après JC, l'historien Valère Maxime écrivait : « On en donnait à quiconque faisait valoir devant le Sénat de justes motifs pour vouloir quitter la vie ». C'est le patient qui s'administrait le poison afin que la cité ne soit pas tenue pour responsable de sa mort. Violent certes, mais sage à la fois. Certainement à méditer. En fait, la société tolère la violence dans la mesure où elle croit la contrôler. Pourtant, la violence donne la mort ou la rend possible. C'est pourquoi il faut la redouter. La force, elle, est du côté de la vie. Les partisans de l'euthanasie se préoccupent rarement de savoir qui accomplira l'acte final. Le médecin proche du patient leur semble tout désigné. Si la société par le biais de son législateur, devait la légaliser, elle devrait aller jusqu'au bout dans sa prise de responsabilité. Le médecin ne devra jamais être impliqué par obligation légale dans cet acte. L'euthanasie n'est pas un soin. Les lois cherchent à déculpabiliser le médecin, il serait bien préférable qu'elles protègent son libre arbitre. Et sans laisser l'intelligence artificielle choisir à sa place. Le libre arbitre se décide à partir d'un vécu très personnel, unique, qu'aucune machine ne saurait réellement capter. Sauf si elle a au préalable formaté tous les individus par un bombardement d'informations orientées annihilant leur jugement.

Un projet de loi sur la Bioéthique a été examiné en juillet 2019 ; il ne parle pas d'euthanasie. Alors que sera l'avenir législatif ? Que pourrait être la loi au vu des disparités de la dernière Convention ? 74 % seulement pour l'aide active à mourir, 65 % en faveur de l'euthanasie, ça n'a rien d'un plébiscite. La fracture est bien là, à l'image de la société. Comment la loi pourrait-elle concilier tout cela ? C'est bien sûr impossible, sauf à être léonine. Une fois encore, la loi ne résoudra rien.

La Commission sénatoriale des affaires sociales dans son rapport du 28 juin 2023 écrit que l'introduction de l'euthanasie et du suicide assisté serait dangereuse et plaide contre l'aide active à mourir. Elle les qualifie de réponse inappropriée à la fin de vie avec risque de déstabilisation sociale. Elle met en garde contre des critères juridiques d'éligibilité très complexes avec de nombreux recours à prévoir, des risques d'élargissement à redouter comme dans d'autres pays aux mineurs et aux déficients mentaux. Elle rappelle que dans ces pays beaucoup d'euthanasies ne sont pas déclarées et les critères d'éligibilité pas toujours respectés. Il y a risque de marchandisation de la mort, de banalisation du suicide. La tentation d'éliminer des gens âgés couteux pour la société existera. Alors que devrait être la loi à venir ?

3- La loi à venir ?

Si l'on se fie aux conclusions de la Convention Citoyenne, on devrait aller vers la légalisation de l'euthanasie active et du suicide assisté. Avec quels critères ? La douleur insupportable ? Mais est-elle inacceptable ? Le sens donné à sa maladie par chaque patient va influencer son comportement vers la résignation ou la combativité, moins souvent l'indifférence. La maladie peut être interprétée comme un châtiment divin, le résultat d'une erreur de comportement, la conséquence d'un conflit environnemental ou bien sûr les effets d'un agent pathogène. La description de la douleur relève d'un phénomène culturel impliquant tout particulièrement l'entourage familial et les valeurs qu'il accorde à la maladie et à la souffrance. Parfois des tabous vont se révéler. Des culpabilités se manifester. Une sensation d'impuissance s'insinuer. D'autres fois au contraire, des encouragements et du soutien vont apparaître. Un apaisement de l'angoisse va s'installer. Une motivation nouvelle va se transmettre. La douleur sera mieux contrôlée et son ressenti atténué. Il existe une mémoire des traumatismes passés. Elle peut se réactiver à l'occasion d'une douleur nouvelle, qui va en être renforcée. C'est une réponse émotionnelle. On a su la localiser dans l'amygdale du cerveau, petit noyau de matière grise qui est un organe d'alarme pour le corps humain. Des neurotransmetteurs anesthésiants de type endorphine sont capables de la désactiver, évitant l'exacerbation douloureuse. Toutefois, cette possibilité n'est pas donnée à tous également. Ainsi, le niveau d'auto-évaluation de la douleur sera très différent d'un individu à l'autre pour un même stimulus. Le critère d'inacceptabilité est donc difficilement recevable car trop subjectif lorsqu'il s'agit de prendre une décision aussi lourde qu'une euthanasie. Avec quelles protections ? Les préconisations de la Convention sont invraisemblablement complexes, difficiles à mettre en place. Complexité n'est pas synonyme de sécurité. Au vu des atermoiements de l'exécutif, il est possible que seul le suicide assisté soit légalisé. Une demi-mesure qui ne renforcerait pas la crédibilité de la loi. La loi est générale, impersonnelle. Elle est normative et tout le monde doit s'y référer. C'est un système conventionnel propre à chaque peuple, sans supériorité d'un pays à l'autre. Il n'y a pas de loi universelle. Elle exprime une volonté collective par une force contraignante. Elle ne peut donc pas être utilisée pour un problème aussi personnel que l’euthanasie car elle encadrerait de façon trop oppressive le choix, heurtant la sensibilité des personnes concernées. La loi n’est pas le droit. Il n’y a pas d’obligation dans le droit. Il y en a dans la loi. La loi suggère la sanction. Elle est donc totalement inadaptée à la fin de vie qui exige liberté et absence de répression. On voit bien que les lois successives n’ont rien réglé. En tout cas rien de fondamental. En changer encore ne servira à rien. Pas plus qu’une convention ajoutée à une autre. Il faut donc oublier la loi non parce qu’elle est mauvaise mais parce que dans ce cas elle est inutile. Sans compter qu’une nouvelle loi autorisant l’euthanasie aurait des effets sociétaux inévitables : la vie humaine y perdra de sa valeur ; le stress des professionnels de santé va encore augmenter et ça fera beaucoup pour eux dans cette période perturbée. Le risque d’extension des critères d’éligibilité à la procédure sera important en l’absence de contrôle véritable. Et dans les pays où l’euthanasie a été autorisée, la voie des soins palliatifs a peu à peu été délaissée, ce qui est une dramatique erreur.

Il faut rappeler que la loi n’autorisera pas formellement l’euthanasie. Elle lèvera seulement une interdiction. Être interdit veut dire habituellement non autorisé. Mais il semble qu’il y ait des degrés puisqu’on ajoute souvent « strictement interdit » ou « formellement interdit ». Et l’interdiction levée, il n’est pas obligatoire d’en user. Ainsi un joueur à qui on lève son interdiction ne va pas pour autant retourner obligatoirement au casino. Cette loi pourrait aussi se heurter aux normes du droit international protégeant la vie humaine. Et comme il y a un libre arbitre du patient et du médecin, il y a un libre arbitre des institutions de soins qui pourraient refuser la pratique de l’euthanasie dans leurs locaux.

Que faire alors ? Augmenter l’offre hospitalière en soins palliatifs jusqu’à la doubler ; augmenter la flexibilité et la valorisation des actes des soignants à domicile et en Ehpad. Commencer les soins palliatifs le plus tôt possible. Privilégier le domicile : en 2019, 53 % des décès ont eu lieu à l’hôpital. C’est seulement 5 % de baisse en dix ans, très insuffisant. Mieux coordonner les intervenants. Qui connait le CNSPFV, Centre de référence, de ressources et d’accompagnement au débat public sur la fin de vie, censé « développer des dispositifs et outils au service d’une appropriation anticipée des droits, accompagner les aidants des personnes en fin de vie et conforter l'intervention des bénévoles » ? Bien peu d'entre nous sans doute. C'était pourtant un des objectifs du cinquième plan que de mieux le faire connaître. Il faut donc davantage communiquer. Une loi existe, la Claeys-Leonetti de 2016. Elle est bien suffisante si elle est expliquée et correctement appliquée. Et dans quelques années, on pourra faire un bilan des mesures qui auront été prises. Il ne fait aucun doute que la place de l'euthanasie sera très minime si les soins palliatifs ont été suffisamment développés. Il convient de méditer sur cet arrêt de la cour d'assises du Tarn qui a condamné pour meurtre en décembre 2023 une anesthésiste qui avait euthanasié une patiente en fin de vie de sa propre initiative. C'est bien un jury populaire qui a ainsi rejeté l'euthanasie en la condamnant.

À chaque situation à laquelle j'ai été confrontée, la loi ne m'a pas aidé. Lorsque j'ai fait partir mon père, ce n'était pas vraiment de l'euthanasie. Euthanasier, c'est choisir une drogue qui va tuer instantanément. Je n'ai pas tué mon père. J'ai simplement précipité sa mort. Pourtant le ressenti est identique. Je l'ai privé de quelques jours qui lui auraient peut-être apporté la douceur d'un sourire, une visite espérée, la chaleur d'une main posée sur la sienne. C'est beaucoup pour celui qui aime la vie. Et peut-être aussi aurait-il pu dire à un proche des mots qu'il avait toujours gardés ? Et qui auraient changé beaucoup, pour lui et pour l'autre. Et puis, ce sentiment de responsabilité est irrationnel. Il ne s'explique pas. Comme si j'étais intervenu contre le dessein de Dieu. Pourtant la loi déculpabilise le médecin. Et Dieu pardonne toujours. Mais il est plus difficile de se pardonner à soi-même. Notre conscience nous donne les clés. Nous ne devons laisser personne décider à notre place. Aucune loi ne peut régler ces choix qui sont du domaine de l'intime. Chaque vécu est personnel, unique. En voulant fixer des limites, le législateur se trompe. Surtout lorsqu'il ne tire pas les conséquences de sa démarche. Le désordre juridique actuel et les hésitations de l'exécutif en sont les meilleures preuves. Tout au plus devrait-il se contenter de recommandations en restant ferme sur l'interdiction de l'euthanasie active. Et si l'État prend véritablement en compte la nécessité de renforcer les soins palliatifs, la question de l'euthanasie se posera avec beaucoup moins d'acuité.

La volonté donne à l'être humain sa liberté. Elle est en principe sans limite. L'homme moderne a tendance à vouloir imposer sa volonté à la nature, en particulier à son corps, grâce à la chimie et maintenant à la génétique. La science peut manipuler le réel au lieu de simplement l'observer pour le comprendre. Biotechnologies, nanotechnologies, science et technique sont étroitement imbriquées. Ainsi la vie et la mort pourraient-elles un jour être programmées, résultat d'une décision pourquoi pas permise par la loi. Il convient donc d'être vigilants envers les partisans de l'euthanasie, qui sont convaincus jusqu'au fanatisme qu'ils ont raison. Pourtant, la conviction, de l'ordre du sentiment, n'est pas la certitude, de l'ordre de la connaissance. Une croyance ne peut être démontrée. Face à une croyance, une autre croyance est opposable. Où est la vérité ? Le doute doit accompagner toute réflexion et modérer toute décision. Les convictions de quelques-uns ne peuvent avoir force de loi pour tous. On doit maintenant réfléchir autrement face aux insuffisances du législateur. Le domaine de l'intime est en dehors du champ de la loi. Notre société rejette ces lois de plus en plus nombreuses, de moins en moins lisibles et qui s'éloignent du collectif pour satisfaire des groupes de pression minoritaires mais bruyants. Sans cesse modifiées, elles sont mal connues du public pourtant concerné. Confrontées à de nombreux règlements internationaux, elles ont de plus en plus de mal à être normatives. Elles sont maintenant concurrencées par les ordonnances de l'exécutif promulguées sans débat. Et à l'expérience elles sont faillibles. Car légiférer ne signifie pas légitimer, qui fait admettre comme juste et raisonnable une contrainte. Dans le domaine du droit, légiférer c'est établir des règles communes. Mais le droit est-il toujours équitable ? On légifère maintenant pour satisfaire ou conquérir une clientèle. Pourtant le juriste semble revendiquer un idéal éthique qui imprégnera ses lois. Il est plus vraisemblable qu'il s'inspire des valeurs consensuelles d'un groupe social dominant. Avec le risque d'ignorer quelques minorités vulnérables et de devoir ensuite faire le ménage des imperfections de ses actes. Alors que dira la loi lorsqu'inévitablement l'euthanasie et le suicide assisté ne concerneront plus seulement la fin de vie ? Comme cette personne qui a choisi de se faire euthanasier parce qu'elle ne supportait plus les effets secondaires de ses implants urinaires. Jusqu'où descendra-t-elle dans les critères de décision ? Et quand retrouvera-t-elle un semblant de crédibilité ? Pourra-t-on se faire euthanasier pour une simple perte d'estime de soi ou pour d'autres convenances personnelles ? Le grand écrivain russe Soljenitsyne le dit sans détour : « Une société qui s'est installée sur le terrain de la loi sans vouloir aller plus haut n'utilise que faiblement les facultés les plus élevées de l'homme ».

J'appelle l'amour et la compassion une religion universelle.
Telle est ma religion.

Dalaï-Lama

Chapitre IX. Bouleversement

La question de l'euthanasie est importante. Mais est-ce bien la seule ? Combien de personnes en fin de vie sont susceptibles d'entrer dans ce cadre ? Quelques centaines chaque année tout au plus. C'est peu. Il faut bien sûr leur apporter des réponses, à elles et à leurs familles. Bien plus nombreuses sont celles qui pourraient bénéficier de soins palliatifs, surtout à domicile. Plusieurs centaines de milliers. Là est la vraie question. La plus importante. Que le débat sur la fin de vie aura finalement eu le mérite de remettre en avant. Y répondre entrainera un véritable bouleversement sociétal, bien au-delà d'un dispositif pour la fin de vie quel qu'il soit. Bien peu pour l'instant en ont conscience dans les instances et dans la population. Pourtant la volonté de la majorité des Français est de mourir à leur domicile, donc dans leur famille. Mais qu'est devenue la famille de nos jours ?

1- Familles

Dans un bel élan d'autopersuasion, les Français ont répondu à un sondage de 2023 que l'aspect le plus important de leur vie était la famille, avant l'argent et le travail. Et que le ciment de la famille ce sont les enfants. Et pourtant ils en font de moins en moins : baisse des naissances de 7 à 8 % chaque année, âge moyen de la première grossesse toujours plus tardif, 31 ans en 2022, faisant augmenter la mortalité infantile de 3,7 pour 1000 à 4 pour 1000. Ils n'en sont plus à une contradiction près : 84 % d'entre eux comprennent que certains ne veulent plus avoir d'enfants aujourd'hui et 69 % pensent qu'il est essentiel de vivre à proximité de sa famille, ce qui est loin d'être le cas dans la réalité. On sait les impératifs impitoyables d'une carrière professionnelle peu favorables à un foyer. Il n'y a plus aujourd'hui de véritable définition de la famille. Mais plutôt des modèles parentaux. On peut parler de famille traditionnelle lorsque tous les enfants d'un couple vivent dans le même logement que leurs parents. C'est de plus en plus rare. Il y a des familles monoparentales et des familles recomposées. Certaines sont des familles nombreuses, en diminution, sauf pour celles qui vivent de l'aide sociale ou pour les plus riches. On constate qu'il y a de moins en moins de mères au foyer. De plus en plus d'enfants hors mariage. Le mariage entre personnes du même sexe est autorisé depuis 2013. Le genre sera bientôt intégré. Et que dire de la nouvelle coparentalité entre deux amis de sexe différent, sans relation amoureuse, qui décident de faire un enfant par insémination artisanale (non médicalisée) ? Ils s'en occupent en cohabitation ou non. Que sera le statut social et juridique de l'enfant si chacun fait une rencontre amoureuse, transformant leur couple en trio ou en quatuor ? Et surtout son statut affectif lorsqu'il apprendra que ses parents l'ont conçu sans amour ? Il y a de nos jours autant de PACS que de mariages. La famille est donc devenue une institution très hétérogène, génératrice de fragilité, souvent de pauvreté. Les enfants sont plus vulnérables. Elle n'est plus un frein à la liberté individuelle et ses droits se fragmentent. Les divorces augmentent, 45 % des mariages en 2022. Depuis 1945, l'État s'est progressivement substitué à la famille dans tous les domaines : économique, social, sanitaire, éducatif. Il s'est chargé de la protection contre les risques sociaux : santé, vieillesse, famille, emploi, logement, pauvreté, exclusion sociale, dépendance. Sécurité sociale, minima sociaux, protection universelle maladie, prestations et services s'accumulent. Il s'insère dans la vie quotidienne en choisissant pour vous votre automobile, votre logement, votre consommation et maintenant votre métier avec Parcoursup. Cet assistanat a encouragé l'individualisme. On n'a plus besoin de la solidarité familiale en cas de problème. Avant, on respectait les parents et leurs décisions. Maintenant, chacun est libre de ses choix et vit et consomme individuellement. L'État se renforce. La société de consommation prospère. La famille décline. Cependant dans une circonstance émotionnelle forte comme le décès d'un proche, là où l'État n'intervient pas, un individu peut être démuni si la solidarité familiale ne joue pas. Les communautés de proximité, villages, quartiers, qui apportaient un soutien traditionnel n'existent plus elles non plus. On connait rarement ses voisins. Elles sont remplacées par des communautés virtuelles portées par les réseaux sociaux. Elles ne peuvent donc plus comme autrefois se substituer à la famille. Malheureusement, depuis 1970, l'État providence est en crise : ralentissement de la croissance, vieillissement de la population, exclusion, chômage, le financement des programmes est devenu difficile. De nos jours, on se rend compte qu'il est débordé. Il n'a plus les moyens d'assumer toutes les charges qu'il s'est créées. La santé, l'emploi, le logement sont en grandes difficultés. La pauvreté et la dépendance augmentent. À trop vouloir faire, on finit par mal faire. Ainsi, l'État providence doit s'autoréduire et redevenir un État régalien se consacrant essentiellement à la justice, la police, la défense, la monnaie. Et pour les soins palliatifs, la réponse de l'État ne doit pas être de voter une loi. Elle est de voter des budgets. Ces budgets promis depuis 40 ans ! La réponse pour les familles est de se reconstituer autour de leurs parents en difficulté. Cela va contre la conception contemporaine de la famille en France, faite d'utilitarisme, d'individualisme et souvent de cupidité. Récemment, une personnalité connue du monde du spectacle se plaignait médiatiquement des soins apportés à sa mère qu'elle avait placée en Ehpad. L'idée d'une prise en charge familiale par une fratrie visiblement importante et aisée ne lui était pas venue. Il convient pourtant de regarder nos voisins. L'Espagne est la nation occidentale où le vieillissement est le plus marqué. C'est aussi celle où l'entraide et la solidarité sont les plus fortes. Les grands-parents s'occupent des enfants. S'il existe une famille, aucune personne âgée ne doit rester seule, en particulier après un veuvage. C'est le pays où la vie en solitaire des personnes de plus de 65 ans est la moins fréquente. Le poids de la famille traditionnelle est évident. La crainte de déranger la famille est moins forte en Espagne. En Afrique traditionnelle les grands-parents sont inclus, malgré les difficultés économiques, les difficultés de logement, d'approvisionnement en eau et en nourriture, le chômage. L'Africain considère qu'il a réussi sa vie uniquement s'il arrive à l'extrême vieillesse accompagné de la chaleur familiale. Il y a peu d'hospices en Afrique. En France, il faudrait réduire notre individualisme, revoir nos projets personnels, rester au contact, apporter notre soutien. Être à l'écoute. Retrouver le respect pour les parents. Ce respect qui disparait peu à peu de notre culture occidentale. Autrefois les décisions étaient prises par les plus sages et les plus expérimentés. C'est encore le cas dans l'Afrique traditionnelle, pas celle des colonels, celle où l'homme d'âge est appelé « grand frère » avec beaucoup de déférence et d'attention. Se souvenir du soutien et de l'affection que nos parents nous ont apportés pendant notre enfance. Et qu'ils sont en droit d'attendre en retour à la fin de leur vie. À ce moment-là, qu'est-ce qui donnera du sens à leurs derniers jours ? Les projets personnels, le travail, les loisirs s'effacent. Seules la croyance en un au-delà possible et la présence familiale perdurent. La famille se doit donc d'être présente.

FAMILLES CONTRAINTES

On constate de façon récente un timide retour de la prise en charge des parents par les enfants. Les causes sont multiples, en commençant par la peur de la maltraitance en maison de retraite, mais aussi le coût élevé de ces établissements. Les habitudes chrétiennes, la culture méditerranéenne sont des facteurs favorisants. Ils peuvent bénéficier du statut d'aidant. Il y en a près de 10 millions en France en 2023, dont certains sont mineurs. 40 000 sont des enfants hébergeant leur parent en perte d'autonomie. Ce statut est prévu par la loi depuis 2005. L'aidant est un proche, parent, ami, voisin qui assiste une personne en perte d'autonomie. Il bénéficie d'une allocation compensatoire considérée comme revenu de remplacement de 64,54 euros par jour en 2024, pendant une durée maximale de 66 jours. En complément sont proposées des facilités fiscales. Il peut aussi être employé de cette personne. Des formations lui sont proposées. Une aide au répit est prévue en cas de grande fatigue sous forme d'un hébergement temporaire de la personne assistée en établissement ou en famille d'accueil. La prise en charge au domicile d'un parent est une situation parfois difficile : le logement doit être adapté, en particulier la salle de bains s'il y a un handicap. L'activité professionnelle doit souvent être réduite. La vie personnelle risque de passer au second plan s'il faut s'occuper en même temps des enfants. Il est essentiel d'assumer le partage de tâches afin d'éviter l'écueil du retour de la femme au foyer. Le mari, le compagnon, les enfants dans la mesure de leurs moyens doivent participer au quotidien aux besoins du malade. Les entreprises devront règlementairement faciliter cette activité de soutien en accordant du temps libre à leurs employés. Pour l'instant n'existent que le congé de solidarité familiale non rétribué d'un maximum de six mois et le congé de proche aidant pour la même durée. Il pourrait être prolongé selon la durée réelle de la prise en charge du parent. À la maison, les difficultés relationnelles sont nombreuses, car il faut parfois faire acte d'autorité sur son parent, ce qui n'est pas immédiatement évident. Et le coût de cet accueil au domicile a souvent été sous-estimé. Cependant, ce dispositif va devenir de plus en plus nécessaire en raison du nombre trop faible d'établissements d'accueil et de leur personnel, d'un vieillissement de plus en plus important de la population, les plus de 75 ans représentant 10 % de la population en 2023, en augmentation de 50 % d'ici 2030, et d'une précarité de plus en plus importante du grand âge. Dans un souci de soulager les familles, l'État a créé le métier social non médical d'auxiliaire de vie. L'objectif est l'accompagnement non médicalisé à la vie au domicile ou en structure collective. L'Institut national de formation et de recherche sur l'éducation permanente ainsi que la Croix-Rouge proposent des diplômes : Diplôme d'État d'accompagnement éducatif et social (DEAES) option accompagnement de la vie au domicile, de niveau CAP ; Bac Pro accompagnement, Soins et services à la personne (ASSP) mention complémentaire aide à domicile. Ces personnels compétents et disponibles vont soutenir l'organisation familiale autour des malades.

On se rend compte que ce modèle de prise en charge au domicile impacterait très fortement l'individu, la famille, l'entreprise et l'État. Ce serait un énorme bouleversement social, à considérer comme une avancée et non comme un retour en arrière. Dans ce contexte, il est essentiel que notre société se souvienne de ses origines.

2- Société

La société est née de la famille. Il y a 40 000 ans, les gens vivaient en hordes composées de familles partageant une culture commune. Puis les hordes de Sapiens se sont transformées en tribus relevant d'une même origine familiale. Elles se sont attachées à créer de grands groupes de chasseurs capables de stocker et de gérer leur butin. Les tribus ont amené l'art pariétal et les parures. Elles ont domestiqué le loup. Elles ont mis en place des contraintes et une hiérarchie. Plus tard est apparue la guerre. Pour se défendre, les tribus ont dû se développer si bien que tous ne pouvaient plus se connaître. La nécessité de les administrer a fait apparaître les chefs de guerre puis les états. On retrouve dans cette histoire tout ce qui fait nos sociétés modernes de centaines de millions d'individus : l'appartenance à un groupe, une culture commune, des intérêts communs, des règles partagées, des échanges, vécus de façon durable. Mais aussi le ferment de leurs tares : la surpopulation, la guerre, la misère, les dégradations de la nature suivies des désastres climatiques... Nous sommes passés d'un million d'habitants dans le monde il y a 40 000 ans à 8 milliards en 2023. C'est bien plus que ne peut nourrir la terre et que ne peuvent supporter les autres espèces. Pourtant toutes les mesures prises pour ralentir cette surpopulation risquent de n'être efficaces qu'après que nous soyons parvenus à 10 milliards vers 2050. Donc trop tard pour empêcher les effets désastreux et irréversibles de la surpopulation. De plus elles vont être inévitablement inégalitaires en interdisant à certaines populations de procréer pour en protéger d'autres. Alors comment parvenir à la résilience démographique ? L'espoir est dans l'amélioration de la santé et de l'éducation contraceptive dans les pays en développement et dans l'égalité des genres vis-à-vis de la procréation. En 2023, le seuil de pauvreté établi par la Banque Mondiale est à 3,65 dollars par jour pour les pays pauvres, concernant 25 % de la population et à 6,87 dollars par jour pour les pays émergents, concernant 47 % de la population. Ainsi près de la moitié du monde vit avec moins de 190 euros par mois. L'indice global de pauvreté multidimensionnelle indique que dans les seuls 109 pays couverts par cet indice, environ 1,3 milliard de personnes connaissent une situation de précarité. Et il y a 197 pays dans le monde ! À cela s'ajoutent les difficultés d'accès à l'eau potable et aux soins de santé. Plus d'un milliard de personnes vivent dans des bidonvilles. On imagine la situation des gens âgés dans un tel contexte. C'est particulièrement vrai en Asie même si c'est moins marqué en Occident où ce sont les jeunes qui sont le plus touchés. Internet a profondément modifié notre société. Le numérique attire de plus en plus. Le monde communique. Mais sans s'en rendre compte, il se place peu à peu sous la domination d'algorithmes robotisés qui décideront de son avenir. Et les choix des outils informatiques risquent d'être sévères pour les populations les plus faibles. Les législateurs de l'Union européenne viennent en 2023 d'établir les premières règles d'utilisation de l'intelligence artificielle. Il était temps ! Ils lui reconnaissent trois degrés de risque dont le plus élevé concerne la surveillance de masse et la notation des individus pouvant conduire à l'exploitation des vulnérabilités. Ils instaurent la transparence intellectuelle et technique et le contrôle humain de la machine. Espérons que ces mesures sauront protéger les plus menacés. On doit s'efforcer d'établir les droits de l'homme vulnérable en le qualifiant par rapport à son âge, à sa protection sanitaire et législative, à ses droits socio-économiques, à sa liberté. Cette notion de vulnérabilité doit participer à la construction d'une société nouvelle qui retrouverait la solidarité et rejetterait l'exclusion. Une société où la famille aurait à nouveau toute sa place. Sapiens avait compris il y a plusieurs dizaines de milliers d'années que protéger les plus faibles c'est protéger le groupe.

Bien sûr, on ne peut nier que les temps ont changé. Le mode de vie familial plus particulièrement. Chacun a son activité, tournée vers l'extérieur. Il y a beaucoup moins de femmes au foyer. L'environnement est différent, souvent plus contraignant. Il faut donc trouver un consensus entre l'activité de chacun et le temps qu'on peut consacrer aux parents. Le soutien apporté peut prendre différentes formes, physique, économique et morale : une aide aux activités quotidiennes surtout en cas de maladie ou de handicap, une pension alimentaire si c'est nécessaire, une présence régulière pour empêcher l'isolement en maintenant une vie sociale, un réconfort face à leur fragilité émotionnelle. Il n'est pas inutile de rappeler que le Code civil français impose aux enfants d'honorer et de respecter leurs parents et de contribuer à leurs besoins en fonction de leurs capacités. Et dans le Livre de l'Exode, on peut lire ce commandement de Dieu aux chrétiens : « Tu honoreras ton père et ta mère afin d'avoir longue vie sur la terre que te donne le Seigneur ton Dieu ». Qu'entend-on par honorer ? Reconnaitre ce qu'on leur doit. Se souvenir de tout ce qu'ils nous ont donné. De leurs sacrifices. De leur soutien tout au long de notre enfance. Et dans notre vie d'adulte quand c'était nécessaire. Ce soutien inconditionnel qu'on ne trouve que dans les familles parce qu'il est porté par le cœur. L'amour maternel du premier âge, l'amour paternel de l'adolescence quand l'homme se forme. L'amour filial en reconnaissance. Ainsi, le chemin sera long pour retrouver un cercle familial solide capable de gérer en son sein la fin de vie des parents. D'autant que 50 % des sondés sont prêts à les placer en centre spécialisé en cas de perte d'autonomie. Et que les familles monoparentales et les familles nombreuses ne sont pas structurées pour recevoir dans de bonnes conditions des personnes âgées. Il faudra pour beaucoup avoir le courage de modifier leur quotidien, leur logement, leur vie sociale et professionnelle, leur rapport de couple pour pouvoir accueillir dignement un parent en fin de vie. À la Chapelle-aux-Saints en Corrèze, on a retrouvé le squelette d'un néanderthalien dont on a estimé l'âge entre 50 et 60 ans, exceptionnel pour cette période ; il était complètement édenté ; pour survivre jusqu'à cet âge dans cette population de chasseurs se nourrissant exclusivement de viande, il a bien fallu que le groupe mastique pour lui sa nourriture. Un bel exemple de solidarité communautaire.

Pour améliorer la disponibilité d'un proche, le concept de salarié aidant commence à se développer. Les entreprises s'habituent peu à peu à ces employés qui s'occupent d'un proche et qui en échange d'un peu de temps qu'elles leur accordent, leur apportent grâce à cette expérience des qualités d'auto-organisation, d'adaptation, de gestion du stress et des situations complexes. Mais souvent, malgré la bonne volonté de tous, le soutien apporté est insuffisant. La famille doit alors constituer une équipe autour d'elle. Une famille élargie en quelque sorte. En ayant recours à l'aide sociétale. C'est la réponse qu'on attend de la société : elle se doit de venir au soutien de ces familles en souffrance et d'apporter une aide publique ou privée à domicile. Les associations dédiées sont nombreuses, laïques et religieuses, portées par le bénévolat. Elles forment des volontaires dans le cadre d'une charte. Ils ne participent pas aux soins même si l'équipe soignante est informée. Ils ne sont pas psychologues. Ils apportent simplement une présence, une écoute. Dans le respect de l'intimité et des opinions du patient et de la famille, notamment sur le plan de la laïcité. Ils soulagent l'entourage. Ils peuvent accompagner le patient dans sa vie quotidienne, l'aider à réaliser un projet. Ils sont présents partout en France : Petits Frères des pauvres, Associations familiales catholiques, Ensemble pour la vie, Alliance 33, Association Pierre Clément… Les patients veulent être écoutés quand ils font le bilan de leur vie. Ou s'ils ont un dernier projet à réaliser. Les bénévoles sont disponibles. Quelquefois plus accessibles que la famille.

VIVRE ENSEMBLE.

Tout ceci s'inscrit dans une volonté commune de vivre ensemble. De ne pas s'ignorer, de s'entraider. Dans le respect mutuel des opinions, des religions, des modes de vie. En vivant en groupe, dans le partage et la curiosité pour les autres, on renforce son bien-être et sa sécurité. En 2022, le CSA Research, institut international de références statistiques estime qu'il y a en France près de 2 millions de personnes isolées dont 530 000 en état de véritable mort sociale. En 2023, l'OMS évoque une « épidémie mondiale d'isolement ». Ce n'est pas acceptable. Les initiatives devraient s'accumuler. La plate-forme d'écoute des Petits Frères des Pauvres réservée aux plus de 50 ans a reçu 13 000 appels en 2022. Une mission « Vivre Ensemble » existe depuis 2004 avec 37 établissements culturels destinés à limiter l'exclusion par la culture. Le street-art est un véritable musée dans la rue. Des sports collectifs comme le basket peuvent se pratiquer à quelques-uns dans les quartiers. Une Journée internationale Vivre en Paix est organisée chaque année par les Nations Unies. Gardons un peu de réserve vis-à-vis du vivre ensemble des politiques qui proposent du lien avec la citoyenneté et la laïcité avec l'illusion de faire ainsi accepter des lois qui réduisent peu à peu nos libertés. Entretenons plutôt l'espoir que nous soyons très vite capables d'écrire en complément des Droits de l'Homme Universels les droits des hommes et des femmes jeunes, les droits des hommes et des femmes âgées, ou mieux encore les droits universels des hommes et des femmes vulnérables. Alors, bien au-delà d'un bouleversement sociétal, il y aurait là un véritable impact de civilisation par la somme des phénomènes humains concernés.

La vie est une fleur. L'amour en est le miel.

Victor Hugo

Chapitre X. Avant de se quitter…

Le vertige de la liberté du dix-neuvième siècle s'est transformé en angoisse existentielle au vingtième. En ce début du vingt-et-unième siècle, c'est une angoisse bien réelle liée au terrorisme chronique et à la crise sanitaire qui nous place depuis des années en liberté surveillée. Dans un tel contexte, donner un sens à sa vie devient difficile, en dehors de l'espoir d'échapper aux bombes et aux virus. La métaphysique n'est plus une réponse : il n'est plus temps de nous interroger sur l'existence des évènements. Les réalités sont bien présentes. La science devient par la force des adversités une arme de défense mais montre ses limites et ses perversions après nous avoir laissés envisager des perspectives infinies. On est bien loin de conquérir l'Univers quand on tâtonne à combattre une pandémie qu'on a par imprudence provoquée. Beaucoup de scientifiques délivrent de faux espoirs, révèlent bien des querelles entre les chercheurs et n'ont que peu de moyens pour limiter les ambitions financières démesurées d'une partie de l'industrie pharmaceutique quand ils ne les favorisent pas. Les préoccupations environnementales en se politisant ont du mal à faire l'unanimité. Comment alors retrouver dans un premier temps un sens collectif avant de pouvoir nous libérer en tant que personnes ? Peut-être qu'un discours apolitique et laïque tenu par quelques individus éclairés et non sponsorisés nous y aiderait ? L'humanité détient maintenant une forte puissance technologique. Elle a donc une responsabilité grandissante vis-à-vis d'elle-même et des générations futures. Toute décision l'engage bien au-delà de l'instant. Chaque action doit être compatible avec le respect absolu de la nature et de la vie humaine. Nous devons préserver pour ceux qui auront à poursuivre la lutte ce qui peut encore l'être de la liberté et du sens commun de l'homme. Il est important que tous cohabitent sur la Terre, toute petite planète dans un Univers immense pas forcément bienveillant.

Chacun comprend la mort à sa façon. À partir d'un certain âge, on doit en quelque sorte l'apprivoiser. Se réjouir de chaque journée et de ce qu'elle apporte. Pour ne pas la vivre comme une menace permanente. Sinon, les mêmes questions angoissantes reviennent sans cesse : pendant combien de temps encore pourrais-je contempler la beauté du monde, de la nature, partager des moments de bonheur avec ma famille, mes amis ? Est-ce que le questionnement serait différent si je m'y étais préparé très tôt ? Peut-être dès l'enfance ? À partir de quel moment faut-il sensibiliser à la mort ? Si on ne l'a pas été dès l'enfance, il est possible à tout moment de penser que la mort nous concerne tous, que sa survenue n'est qu'une question de temps, et qu'il faut s'y préparer sans crainte excessive. Cette réflexion influencera sûrement aussi notre façon de vivre. En mieux profitant de chaque instant.

ÉCRIRE SUR LA MORT APPRIVOISE LA MORT.

Ces longues heures passées à écrire m'ont familiarisé avec la mort. L'avoir évoquée dans autant de circonstances m'a permis de modérer mon angoisse. Et elles ont au contraire renforcé mon appétit pour la vie. Mon avidité pour chaque battement de cœur et chaque souffle qu'elle voudra bien me donner. Si je devais résumer mes directives anticipées, je dirais à mes médecins : « Acharnez-vous. Donnez-moi du temps ». Bien sûr, chacun est libre de son choix. Et aucun choix n'est critiquable. Car la critique n'est pas l'offense. L'offense elle, compromet le débat. Dans la critique, la contradiction n'est pas non plus l'opposition. La première est féconde, respectueuse, et sait s'enrichir d'un argument venu d'en face. L'opposition est stérile, obsessionnelle, systématique, dogmatique, comme on le voit trop souvent lorsqu'il s'agit de l'euthanasie. Il n'y a pas de leçon ni de conseil à donner. Il convient seulement de témoigner. Pour moi, de ce que j'ai fait en tant que médecin. De ce que j'ai fait en tant que fils. Bien ou mal. Et de dire ses doutes ! Ses difficultés ! Le témoignage n'est pas une thérapie. Il n'apporte aucun réconfort. Il vient seulement dire la douleur de chaque décision. Et de celle qui suivra, qui ne s'effacera parfois jamais. Dire les regrets. Mais aussi les espoirs. Il faut regarder en soi-même. La vérité est dans le cœur de chacun. Aucune commission, aucune loi ne peut interférer avec les certitudes personnelles, construites sur la conscience. Un homme politique qui propose une loi prend-il bien en compte la nécessité de respecter cette conscience ? On ne légifère pas les consciences. Dans les démocraties, on les respecte. Dans les dictatures, on les broie.

OPINIONS

En France, les opinions sur l'euthanasie sont partagées. Ceux qui sont directement concernés sont plutôt contre. Ceux qui ne le sont pas sont plutôt pour. Tous devraient consentir à un véritable dialogue. Le consentement n'est pas la résignation. Chacun peut accepter de l'autre sans renoncer à ses convictions. C'est particulièrement vrai pour l'euthanasie. Ceux qui sont contre doivent entendre la demande de certains patients. Ceux qui sont pour doivent comprendre le libre arbitre du médecin et le risque d'utilisation perverse contre certaines parties de la population. Ainsi le suicide assisté assumé socialement et non médicalement pourra peut-être constituer un consensus acceptable. À condition d'en écarter toute marchandisation. Et de bien s'informer des dérives survenues dans les pays qui l'ont légalisé depuis longtemps. En tout cas le sujet concerne le peuple. L'État ne doit pas toujours se mettre à la place des gens. Il ne doit pas chercher sans cesse à les enfermer dans des lois. Son action pourrait se limiter à protéger ceux qui sont impliqués professionnellement par la fin de vie en réaffirmant leur libre arbitre et à permettre que les choix du patient puissent se réaliser dans un parcours social réglementé. En évitant qu'il y ait en France un marché de la mort, déjà bien présent ailleurs. On peut donc dire avec certitude que la question de l'euthanasie a été mal posée. C'est pour cela qu'elle ne trouve pas de solution satisfaisante. La vraie question et peut-être la seule est celle des soins palliatifs sur laquelle tout le monde s'accorde et qui est sans doute capable de répondre à toutes les autres. Légiférer et budgéter enfin réellement les soins palliatifs suffisent dans un premier temps. Et puisqu'elle existe, réactiver en mieux communiquant la Loi Claeys-Leonetti de 2016 suffisamment permissive. On pourra après une période raisonnable d'observation ouvrir peut-être au suicide assisté non médicalisé s'il reste des candidats.

VIOLENCE DU MONDE

Ces dernières années, le monde est devenu d'une violence extrême tant par les phénomènes naturels et les pandémies que par les conflits armés. Confrontée à la brutalité de ces évènements et à la menace permanente qu'ils entraînent, on peut penser que la solidarité parentale sortira renforcée et qu'elle aidera à cimenter à nouveau les familles. L'accueil des plus fragiles sera ainsi facilité. L'État et la société devront accompagner de manière plus significative cet élan familial en mettant en place des soins palliatifs à domicile dignes de ce nom. Ceci sous-entend une budgétisation enfin à la hauteur après plus de 40 ans de tergiversations et de promesses non tenues. Le débat si médiatique sur l'euthanasie ne doit pas occulter mais au contraire mettre en lumière le véritable problème qu'est la fin de vie à domicile espérée par tous. Et orienter nos réflexions sur cette vie qui malgré toutes les adversités, et elles sont nombreuses, malgré toutes les douleurs et toutes les souffrances, reste à la fin un merveilleux cadeau à préserver autant qu'on le peut. Il vaut mieux se sentir libre de vivre que libre de mourir. Chaque instant de notre vie a un sens, pour nous et pour les autres. Protéger ces instants est une marque de respect pour soi-même et pour ceux qui nous entourent. Respect d'une histoire commune. Respect d'un avenir commun. Car la vie doit continuer sur cette Terre malgré les incertitudes. Et ça ne sera possible que si chacun lui manifeste par son attitude un véritable attachement.

RIRE DE LA MORT

Face à cette violence, il n'est pas inutile de rechercher un sourire et même le rire comme Woody Allen qui dit qu'il n'a pas vraiment peur de mourir, mais qu'il préfère ne pas être là quand ça arrivera ! Ou comme Van Gogh qui a peint *Le crâne à la cigarette*. Il ne s'agit certainement pas de dérision. Le rire qu'on applique à soi-même est gage d'humilité. Parler avec humour d'un sujet aussi sérieux que la mort permet de s'éloigner un peu de l'émotion. D'en parler en quelque sorte de façon normale. En évitant bien sûr que l'humour ne devienne tragique. Le rire ne pourrait-il pas nous aider à mieux accepter la mort ? En agissant comme un mécanisme défensif, il aide à lutter contre la peur. Ainsi, le clown d'hôpital apporte-t-il un rire libérateur de la réalité inévitable de la souffrance. L'humour noir ou l'« humour de potence » des Anglo-Saxons est largement répandu : « manger des pissenlits par la racine », « labourer la terre avec son dos » sont des expressions populaires. Cette apparente légèreté constitue un frein à l'angoisse du malade en éloignant l'horreur de sa destinée et en l'aidant à composer avec sa douleur. « O vers ! noirs compagnons sans oreilles et sans yeux/Voyez venir à vous un mort libre et joyeux » écrivait Baudelaire dans *Les Fleurs du mal*. *Au rendez-vous de la mort joyeuse* est un film de Luis Buñuel qui traite avec humour de la survie dans une maison hantée. *Requiem-la mort joyeuse* est un opéra baroque dansé qui s'inspire de la vision divertissante de la mort dans la culture mexicaine. Humour avec un peu d'ironie comme dans cette rencontre de la Vie et de la Mort : « Pourquoi tout le monde t'aime et moi tout le monde me déteste ? » demande la Mort à la Vie. « Parce que je suis un beau mensonge et toi une triste réalité » répond la Vie. On ne pourrait mieux dire : oui, je suis en fin de vie et rien n'est parfait, loin de là, mais je suis bien vivant malgré tout, et ça en vaut la peine !

Épilogue

Le début d'année 2024 a vu l'arrivée de biomatériaux dans de nombreux domaines de la médecine régénératrice à partir d'échafaudages de cellules souches permettant de reconstituer des organes comme le foie et les reins. L'espoir est fort de parvenir bientôt à une réparation tissulaire personnalisée. Un super-antibiotique capable de détruire les bactéries tueuses les plus résistantes vient d'être découvert à Harvard. Une protéine protégeant plusieurs éléments de la cellule comme les mitochondries et les lysosomes et évitant ainsi son vieillissement et les maladies liées à l'âge a été identifiée au Japon. La stimulation du système immunitaire de l'organisme permet de lutter de plus en plus efficacement contre le cancer. Plusieurs études ont estimé le gain de vie dû à une activité physique régulière même minime (15 minutes par jour) à trois ans en moyenne, avec réduction des maladies et maintien d'un bien-être satisfaisant. Ainsi l'amélioration des techniques de soin et l'observance des bonnes règles hygiéno-diététiques vont réduire significativement la vulnérabilité en fin de vie et donc le recours à l'euthanasie.

Le 10 janvier 2024, le docteur Denis Dupoiron a reçu le Prix Axel-Kahn de la Ligue contre le cancer pour l'invention d'une pompe sous-cutanée délivrant en continu des médicaments anti-douleur. Cette technique (analgésie intrathécale) s'adresse aux douleurs les plus rebelles. La lutte contre la douleur progresse de façon significative, aussi bien grâce à l'ingéniosité individuelle de quelques chercheurs que par de grandes études cliniques comme celles sur les peptides antalgiques et celles sur les endorphines. On peut penser qu'on s'approche d'un moment où la douleur ne sera plus une cause de demande d'aide à mourir.

Le 23 janvier 2024, toutes les religions (bouddhiste, catholique, juive, musulmane, protestante) réunies en conférence de presse ont exprimé leur opposition enfin unanime à toute forme d'euthanasie. Elles espéraient être entendues et écoutées, en particulier par le chef de l'État, mais dès la publication de son projet de loi, l'assemblée des évêques de France a immédiatement voté une déclaration de ferme opposition pour marquer sa déception.

En février 2024, l'Association Dernier Secours a annoncé que les ateliers associatifs qu'elle a créés en France en 2023 pour apprendre à gérer la fin de vie avaient dépassé la centaine de sessions avec plus de 1300 participants. Ils s'adressent à l'entourage des patients. Ils apprennent à réaliser des soins de confort, à reconnaître les signaux annonçant la mort, à faire face à des situations complexes comme la démence sénile avec agressivité, à répondre à des questions pratiques sur les démarches à effectuer et sur les aspects législatifs. Ils sont basés sur le bénévolat et ne sollicitent pas les pouvoirs publics. C'est un acte social de proximité très fort qui vient combler un vide dans la prise en charge globale des patients en fin de vie, en démontrant que l'Etat n'apportera pas toutes les solutions.

Le 8 mars 2024, à l'occasion de la Journée internationale des Droits des Femmes, des aidantes familiales ont témoigné. L'une d'entre elles a décrit l'engagement de sa famille autour d'un frère souffrant d'un trouble neurologique avec des complications menaçant son pronostic vital. Ses parents s'en occupent ; elle les remplace plusieurs jours par semaine ; quand elle ne peut pas, une cousine ou une tante la relaie. Elle dit que « leur équipe tourne bien ». Qu'elle ressent avec force « le besoin de se rapprocher », et qu'ainsi elle prépare « l'après-parents », quand elle devra prendre leur relai. Cette situation lui a permis de mieux accepter sa famille. Bien sûr, d'autres ont raconté qu'elles avaient dû réduire ou renoncer à leur activité professionnelle, qu'elles ont souffert des lourdeurs administratives, et du manque de conseillers. Leur santé physique et mentale a parfois été affectée. Elles estiment qu'il s'agit d'un travail véritable devant être rétribué à sa juste valeur. Toutes disent qu'elles ont accepté de ne pas pouvoir tout faire mais qu'elles ne regrettent pas leur enrôlement. À leur écoute, on se dit qu'il serait sans doute préférable de créer un modèle français de famille aidante plutôt qu'un modèle d'aide à mourir.

Le 24 mars 2024, l'État constate une crise financière sans précédent dans toutes les Ehpads françaises, publiques, associatives et privées et se voit contraint de leur affecter 650 millions d'euros inégalement répartis entre les trois entités. La précarité du modèle est ainsi établie, confirmant que la prise en charge au domicile est bien la meilleure solution sociétale aux situations de fin de vie. C'est la seule qui permet la démédicalisation de la mort et un abord serein des derniers instants.

Au mois d'avril 2024, les sociétés Meta, Google et Microsoft qui investissent massivement sur l'intelligence artificielle générative (celle qui répond aux instructions en langage naturel) ont publié leurs résultats. Décevants. Inquiétants pour leurs investisseurs. Face à un enthousiasme collectif sans doute exagéré, les premières critiques se font jour : dépenses pharaoniques engendrant des coûts élevés pour l'utilisateur, résultats assez ordinaires n'augmentant que très légèrement la productivité, nombreuses erreurs et hallucinations de texte. La chute d'utilisation serait significative. Les menaces de dépendance sont sans doute moins inquiétantes que ce que prédisaient ses inconditionnels.

Le 3 avril 2024, l'institut international Kantar de données et d'études basées sur la mesure révèle que la côte de confiance du public dans les médias et les journalistes d'information est tombée à 29 % en France alors qu'elle est de 59 % en Europe !

Le 8 avril 2024, le Ministère du Travail, de la Santé et des Solidarités a présenté sa stratégie d'accès aux soins palliatifs pour les dix ans à venir. La terminologie officielle pour les soins palliatifs devient « soins d'accompagnement ». Un accès « universel » à terme serait envisagé. Pour l'instant, les premiers efforts porteront sur les services de prise en charge de la douleur. Une meilleure couverture du pays en service de soins palliatifs sera ensuite soutenue. Des services destinés aux enfants seront créés. Des maisons d'accompagnement dont le mode de fonctionnement n'est pas réellement précisé seraient envisagées pour des patients stabilisés. Le budget prévu jusqu'en 2034 est de 2.7 milliards d'euros, très en deçà des besoins véritables. Il ne modifiera probablement pas beaucoup la place de la France, pour l'instant au quinzième rang des pays de l'Organisation de coopération et de développement économique (OCDE) en termes de densité de l'offre de soins. Et les modestes intentions (congés facilités, soutien psychologique) envers les aidants et les bénévoles ne seront pas de nature à favoriser l'engagement citoyen.

Le 10 avril 2024, le projet de loi sur la fin de vie annoncé depuis longtemps par le chef de l'État a été présenté au Conseil des ministres. Il se revendique « loi de fraternité » conciliant l'autonomie de l'individu et la solidarité de la nation pour une « aide à mourir », expression qui redevient convenable. Il n'évoque pas l'euthanasie, ni même le suicide assisté. Il semble ouvrir une troisième voie d'aide à mourir sous certaines conditions médicales strictes : être majeur et français, être en mesure d'exprimer sa volonté, souffrir de douleurs intolérables impossibles à traiter, ne pas avoir de maladie psychiatrique, avoir un pronostic vital engagé à court ou moyen terme. Encore une fois, le médecin est placé au cœur du processus pour la décision et pour l'accomplissement du geste, même s'il est dit que le malade pourra lui-même s'administrer le produit létal. C'est exactement l'inverse de ce qu'aurait dû apporter cette loi, à savoir protéger et exclure le médecin du processus. On lui impose un délai de décision de 15 jours. On le laissera décider seul de ce que doit être le court ou moyen terme du pronostic vital. Il pourra s'appuyer sur un médecin spécialiste de la pathologie concernée et sera accompagné d'un soignant connaissant le patient mais restera seul décisionnaire. C'est à l'évidence un choix à reculons. Il ne dit pas clairement que l'euthanasie est interdite et ne légalise pas formellement l'aide au suicide. Ce « modèle français » va faire bien des mécontents. Pour les médecins, ce projet de loi ne pouvait pas être pire. La plupart refusera de participer à la prescription et à l'administration d'un produit létal. Il sera rejeté par les adversaires du suicide assisté. Il sera jugé insuffisant par les partisans de l'euthanasie. Il aurait pu prendre en considération les patients qui souhaitent abréger leurs souffrances en leur permettant d'accéder plus facilement à un suicide assisté de façon non médicale, dans une structure publique dédiée, sans s'embarrasser d'une multitude de conditions préalables. Mais il ne le fera pas. Pourtant le suicide n'est pas interdit dans notre pays. On cherche donc vainement la fraternité dans ce « modèle ». « Ne dévoyons pas la fraternité » ont répondu immédiatement les évêques de France. Quant à la solidarité de la nation, c'est encore une fois les seuls médecins qui devront l'assumer. Une commission parlementaire chargée d'examiner le projet de loi vient d'être nommée. Les députés entameront les débats fin mai. Le parcours législatif pourrait être long jusqu'aux décrets d'application pour un texte qui comme les précédents débouchera à terme sur un constat d'échec. Et d'ailleurs, ce projet ne dit pas pour l'instant ce que va devenir la précédente loi Claeys-Leonetti de 2016, qui donne accès à la sédation profonde et continue. Sera-t-elle supprimée ? Sera-t-elle fondue dans la nouvelle loi ? À tout prendre, même si elle a été mal utilisée, elle était relativement consensuelle.

Encore une fois, l'État français se substitue à l'individu. En s'appuyant uniquement sur le droit législatif, à l'inverse de nombreux pays comme l'Angleterre ou l'Allemagne, il ne lui laisse pas le choix, tout au plus exprimer un souhait, car c'est un médecin qui a la fin devra choisir pour lui. Il s'immisce dans ce qu'il a de plus intime, le libre arbitre sur sa vie et sa mort. En même temps, il laisse de côté de nombreuses situations de fin de vie que la loi ne prendra pas en compte comme celles des enfants, des malades psychiatriques sans altération de leur conscience, des patients hyperalgiques mais sans engagement de leur pronostic vital. Et bien d'autres encore que la loi n'évoquera même pas comme les pathologies fatales à plus long terme. Il évite surtout d'engager le grand débat social sur la fin de vie qui passe obligatoirement par le rétablissement d'un véritable environnement familial reconstitué et conforté dans toutes ses prérogatives. L'urgence ce n'est pas la loi, ce sont des budgets suffisants pour les soins palliatifs et l'accompagnement des familles qui prendront en charge à domicile leurs malades en fin de vie. Car le plus important après le soulagement de leurs douleurs est d'éloigner d'eux la solitude.

Le 25 avril 2024, le maire de Béziers décide un couvre-feu pour les mineurs, appuyé par le maire de Nice. Cette mesure fait suite à une série de violences dues à des très jeunes. Un appel aux familles d'adolescents est une nouvelle fois lancé. Là encore, pour cet autre extrême de la vie qu'est l'adolescence, la famille a besoin de se reconstituer pour accompagner et protéger cette période délicate.

Le 26 avril 2024, le chef de l'État a réuni les 184 citoyens et citoyennes de la Convention sur la fin de vie. Après les avoir remerciés, il a reconnu qu'ils avaient surtout identifié des controverses. Mais il s'est félicité de l'outil en lui attribuant des effets d'apaisement social. Et pourtant on apprend que de nombreux participants à cette Convention ont créé des associations qui s'opposent entre elles sur l'aide active à mourir, confirmant ainsi le caractère très indécis de leurs débats et de ses conclusions. Les antagonismes perdurent et semblent même s'être durcis, attestant du faible intérêt de ce type de démarche dans un cadre décisionnel et de leur absence d'effet consensuel. De telles dissensions démontrent l'inutilité d'un nouveau dispositif législatif qui sera incapable de trouver une adhésion populaire. Et pourtant le chef de l'État annonce d'autres conventions. Beaucoup de participants dubitatifs ont relevé l'opportunisme d'une démarche « qui sert seulement à valider une décision gouvernementale ».

Le 12 mai 2024, la ministre du Travail, de la Santé et des Solidarités en charge du dossier de la fin de vie a terminé l'examen de près de 2000 propositions d'amendements déposés par les groupes parlementaires. Elle en a retenu une centaine. Elle reconnait que « ce texte très particulier en appelle à la conscience de chacun ». Elle constate que chaque groupe est divisé, constat qui aurait dû être fait depuis longtemps. On n'en serait pas à débattre d'un texte de loi qui comme les précédents, n'apportera que des déceptions et fracturera la société comme le sont les élus. Elle ne lève pas le flou du législateur sur le moyen terme du pronostic vital et renvoie l'embarrassante question à la Haute Autorité de Santé qui ne se prononcera probablement pas avant quelques mois. Tout en anticipant que ce sera finalement aux médecins de décider, bien loin de l'indispensable limitation de leur responsabilité dans ce domaine que tous espéraient. La prévision en termes de durée de vie est impossible. Le temps qui reste dépend de trop de facteurs individuels et environnementaux. Plutôt que d'inscrire une durée dans le texte, il serait tellement plus simple de convenir que le pronostic vital est engagé dès que le traitement curatif est arrêté, soit par décision médicale, soit par demande du patient. C'est logique dans la mesure où tout espoir de guérison disparait. Il resterait au médecin la possibilité de déclencher la sédation profonde et continue selon les critères de 2016, et au patient celle de demander le suicide assisté non médicalisé s'il le souhaite. Sans surprise, elle va se heurter à ceux nombreux qui lui demandent de clarifier les termes, « euthanasie » et « suicide assisté » plutôt que l'euphémisme « aide active à mourir ». Et de façon surprenante, elle est contre l'idée que les directives anticipées inscrivent la demande d'aide à mourir, alors qu'elle le fait déjà pour l'euthanasie passive sous l'appellation « sédation profonde et continue ».

Le 17 mai 2024, les députés en commission ont adopté le projet de loi de fin de vie en le modifiant de façon significative. Ils ont supprimé la condition du pronostic vital engagé pour accéder à l'aide à mourir. Ils l'ont remplacé par la notion « d'affection en phase avancée ou terminale », en rappelant qu'elle doit être associée à une maladie grave ou incurable. Cela contre l'avis du gouvernement et de beaucoup de députés de la majorité. La fracture s'aggrave !

Le 18 mai 2024, la société Neurolink d'Elon Musk indique que son premier implant cérébral placé chez un homme a dysfonctionné 4 mois après l'intervention. Elle a évoqué un problème de fils d'électrodes qui serait maintenant résolu. Le patient a déclaré avoir perdu le contrôle de son ordinateur qu'il dirigeait par la pensée. Il faudra sans doute être longanime…

Le 24 mai 2024 au salon Viva Technology de l'innovation technologique est fait le constat d'une utilisation décevante du métavers. Après un fugace engouement initial, les utilisateurs potentiels se sont lassés de leurs avatars numériques et des contraintes du masque de réalité virtuelle en longue durée. Ils lui reprochent en particulier une insuffisance de capacité de sa bande passante pour absorber les besoins simultanés de millions de personnes. Pour éviter de parler d'échec, la société Meta de Google à l'origine de la technique la brade maintenant à ses concurrents. Le plan gouvernemental de 200 millions d'euros pour le soutien à « la culture immersive et le métavers » n'a toujours pas trouvé preneur parmi les start-up concernées.

Le 25 mai 2024, l'entreprise suisse Infomaniak confirme qu'elle construit un datacenter capable de réutiliser complètement l'eau qui sert à refroidir ses serveurs informatiques pour chauffer 6000 logements.

Le 26 mai 2024, le service public de santé britannique annonce qu'un bébé de 18 mois a été guéri de sa surdité grâce à la thérapie génique. En France, l'étude expérimentale Audiogene teste l'efficacité de ce nouveau traitement injecté dans l'oreille interne des enfants. L'avenir médical de la thérapie génique est en bonne voie.

Le même jour, on apprend que l'UNESCO a introduit 11 nouvelles réserves de biosphères dans le monde : forêt tropicale de

Forup au Cameroun, réserves de Tribuga en Colombie, de Bantimurung en Indonésie, d'Onon-Baly en Mongolie… Chacune développe un écosystème unique associant conservation de la biodiversité par des pratiques locales innovantes et développement durable par l'amélioration des moyens de subsistance. Les efforts d'harmonisation entre l'homme et la nature se multiplient.

Le 27 mai 2024, des chercheurs de l'INSERM indiquent qu'ils ont pu réduire l'inflammation et diminuer l'accumulation de graisses dans les cellules liées à la sénescence en limitant l'accumulation de métabolites délétères à la production de leur énergie. C'est un pas important vers la prévention et la guérison des maladies dues à l'âge.

Le 27 mai 2024 au soir, les députés commencent à examiner le projet de loi sur la fin de vie. Après quelques jours de débats animés et de votes très partagés, ils parviennent à adopter les cinq premiers articles. Ceux-ci retiennent que « l'aide à mourir sera réservé aux personnes de plus de dix-huit ans, françaises ou résidant en France, souffrant d'une affection grave et incurable qui engage le pronostic vital, en phase avancée ou terminale, provoquant une souffrance physique ou psychologique réfractaire ou insupportable. Les bénéficiaires devront être aptes à manifester leur volonté de manière libre et éclairée. Le recours à l'aide à mourir ne pourra pas être inscrit dans les directives anticipées. La personne malade s'administrera elle-même la substance létale ». En fait, la loi autorisera le suicide, qui à ce jour n'est pas interdit ni réprimé en France. Bien sûr, les circonstances sont particulières et la possibilité de recours légal à une substance létale est une évolution. Et pour l'Etat, c'est reconnaître qu'un individu peut disposer librement de son corps, ce qui n'était pas le cas jusque-là. Les députés n'ont pas encore tranché sur le dispositif à mettre en place lorsque le malade n'est pas en mesure physiquement de prendre lui-même le produit. Leur commission prévoyait de le faire administrer par un médecin, un infirmier ou une personne majeure qu'elle désigne et qui se manifeste pour le faire, tous étant protégés légalement pour leur geste. Eux envisagent d'interdire la participation d'un proche, ce qui peut se comprendre en l'absence de directives anticipées si l'on redoute une intention familiale délictueuse. Ils réaffirment la nécessité d'un pronostic vital engagé, comme le souhaitait le gouvernement, à l'inverse de leur commission, qui l'avait remplacé par « affection en phase avancée ou terminale ». On a vu les difficultés d'appréciation de ce pronostic. C'est l'occasion de renouveler cette proposition de simple bon sens de considérer le pronostic vital comme engagé à partir du moment où on arrête les soins curatifs. A partir de ce moment où on enlève l'espoir. Le patient s'il le souhaite devrait avoir accès à l'aide à mourir dès cet instant.

Le 9 juin 2024, le Président de la République déçu par les résultats des élections européennes, dissout l'Assemblée nationale, interrompant et annulant de fait tous les débats parlementaires en cours dont celui sur la fin de vie et donc tous les articles déjà votés. Il faut maintenant attendre la formation du prochain gouvernement ; celui-ci établira un nouveau calendrier parlementaire. Le projet de loi sur la fin de vie et l'aide à mourir n'y sera pas forcément inscrit, ou pas en priorité. S'il l'est, la procédure sera reprise à partir de l'examen en commission. L'attente pourrait être longue. Sans doute une chance pour l'aide à mourir si les futurs parlementaires comprennent que pour reconnaître le droit des personnes à disposer de leur corps, il n'est pas besoin de légiférer au-delà de la nécessaire simplification des protocoles, de la réglementation de l'accès aux substances létales, de la mise en place d'une structure publique non médicalisée et non marchande d'administration des substances, qui signifierait que l'Etat assume enfin ses responsabilités dans ce domaine au lieu de s'en décharger sur le corps médical ou le secteur associatif. La protection des soignants face à cette procédure pourra être clairement exprimée, ce qui n'aura pas été le cas avec cette législature. Au contraire, c'est un désastre pour les soins palliatifs qui devront encore attendre l'indispensable budget nécessaire à leur accomplissement. Avant la dissolution, ils avaient au moins reçu des parlementaires la qualification de « droit opposable », ouvrant à tout citoyen une voie de recours contre la puissance publique pour faire valoir ce droit. Une bien maigre consolation, qui n'a pas coûté cher.

Les nécessités de la mise en page et de la production d'un livre commandent à l'auteur de relire maintes et maintes fois son texte. À chaque relecture, les pages qui se rapportent à mon père me bouleversent comme aux premiers jours. Il me semble pourtant que cette blessure que je croyais éternelle est en train de se refermer. La plaie était profonde et le temps de cicatrisation a été long. Il en restera un stigmate sensible. L'autoguérison est un processus complexe impliquant l'inconscient, réceptacle de nos expériences, de nos rêves et de nos souvenirs, l'intime, essence de nos pensées, la génétique, architecte de nos systèmes de défense, l'environnement, acteur de nos comportements. Elle mobilise une prodigieuse force de vie pour effacer nos tourments. Et nous rendre toujours plus vivants pour accélérer encore et encore…

TABLE DES MATIÈRES

Structures éditoriales du groupe L'Harmattan

L'Harmattan Italie
Via degli Artisti, 15
10124 Torino
harmattan.italia@gmail.com

L'Harmattan Hongrie
Kossuth l. u. 14-16.
1053 Budapest
harmattan@harmattan.hu

L'Harmattan Sénégal
10 VDN en face Mermoz
BP 45034 Dakar-Fann
senharmattan@gmail.com

L'Harmattan Cameroun
TSINGA/FECAFOOT
BP 11486 Yaoundé
inkoukam@gmail.com

L'Harmattan Burkina Faso
Achille Somé – tengnule@hotmail.fr

L'Harmattan Guinée
Almamya, rue KA 028 OKB Agency
BP 3470 Conakry
harmattanguinee@yahoo.fr

L'Harmattan RDC
185, avenue Nyangwe
Commune de Lingwala – Kinshasa
matangilamusadila@yahoo.fr

L'Harmattan Congo
219, avenue Nelson Mandela
BP 2874 Brazzaville
harmattan.congo@yahoo.fr

L'Harmattan Mali
ACI 2000 - Immeuble Mgr Jean Marie Cisse
Bureau 10
BP 145 Bamako-Mali
mali@harmattan.fr

L'Harmattan Togo
Djidjole – Lomé
Maison Amela
face EPP BATOME
ddamela@aol.com

L'Harmattan Côte d'Ivoire
Résidence Karl – Cité des Arts
Abidjan-Cocody
03 BP 1588 Abidjan
espace_harmattan.ci@hotmail.fr

Nos librairies en France

Librairie internationale
16, rue des Écoles
75005 Paris
librairie.internationale@harmattan.fr
01 40 46 79 11
www.librairieharmattan.com

Librairie des savoirs
21, rue des Écoles
75005 Paris
librairie.sh@harmattan.fr
01 46 34 13 71
www.librairieharmattansh.com

Librairie Le Lucernaire
53, rue Notre-Dame-des-Champs
75006 Paris
librairie@lucernaire.fr
01 42 22 67 13

www.ingramcontent.com/pod-product-compliance
Lightning Source LLC
LaVergne TN
LVHW010952061026
849535LV00006B/1691
* 9 7 8 2 3 3 6 4 6 8 2 5 9 *